STORIA E STORIE

I MEDICI DI AUSCHWITZ

Bruno Halioua

STORIA E STORIE

VIAGGIO OLTRE LE PORTE DELL'INFERNO

GIUNTI

Titolo originale: *Les médecins d'Auschwitz*

Prefazione di Claude Quétel
L'edizione originale è stata pubblicata con il sostegno della Fondation pour la Mémoire de la Shoah

Traduzione: Ondina Chirizzi
Consulenza per l'edizione italiana e apparati finali: Studio Newt, Firenze
Mappa del campo di Auschwitz: © Mémorial de la Shoah

www.giunti.it

Via Bolognese 165 – 50139 Firenze – Italia
Via G.B. Pirelli 30 – 20124 Milano – Italia
Prima edizione: giugno 2024

Giunti Editore si impegna per uno sviluppo sostenibile con l'utilizzo di carta certificata FSC® proveniente da fonti gestite in maniera responsabile.

INDICE

10. MEDICI OBBLIGATI A PARTECIPARE ATTIVAMENTE AGLI OMICIDI

APPENDICI

In memoria del padre di mia madre,
Abraham Tajszydler,
arrivato in Francia nel 1930, arruolatosi volontario
nell'esercito francese il 1° settembre 1939,
deportato ad Auschwitz con il convoglio del 5 giugno 1942
e ucciso l'11 agosto 1942 all'età di trentasette anni.

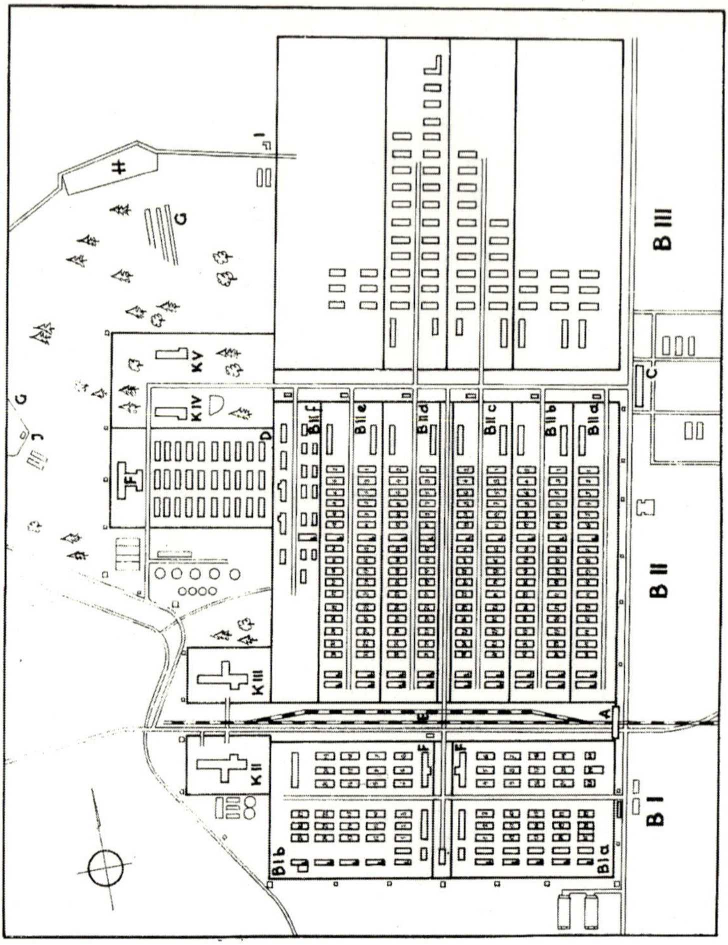

MAPPA DEL CAMPO DI CONCENTRAMENTO DI AUSCHWITZ II (BIRKENAU)

A	torre di guardia principale
BI	primo settore del campo
BII	secondo settore del campo
BIII	terzo settore del campo in costruzione (*Mexico*)
BIa	campo femminile
BIb	all'inizio campo maschile,; a partire dal 1943, campo femminile
BIIa	campo di quarantena
BIIb	campo per le famiglie ebree di Terezín (Theresienstadt)
BIIc	campo per gli ebrei ungheresi
BIId	campo maschile
BIIe	campo degli zingari (*Zigeunerlager*)
BIIf	ospedale dei detenuti
C	*Kommandantur* e alloggi delle SS
D	deposito degli oggetti sottratti ai detenuti uccisi (*Kanada*)
E	rampa di scarico dei convogli, dove avvenivano le selezioni
F, G	roghi dove si bruciavano i cadaveri
H	fosse comuni dei prigionieri di guerra sovietici
I	prima camera a gas provvisoria
J	seconda camera a gas provvisoria
KII	camera a gas e crematorio II
KIII	camera a gas e crematorio III
KIV	camera a gas e crematorio IV
KV	camera a gas e crematorio V
L	latrine e lavatoi

«Nel conflitto tra il Bene e il Male durante la Seconda guerra mondiale, i famigerati medici nazisti hanno svolto un ruolo cruciale. Hanno preceduto i torturatori e gli assassini in quella scienza della crudeltà organizzata che chiamiamo Olocausto.
C'è un adagio talmudico, piuttosto inquietante, che ben si adatta loro: Tov she-barofim le-gehinom, *"I migliori medici sono destinati all'inferno".*
I medici nazisti hanno creato l'inferno.»

Elie Wiesel, «Without Conscience»,
in *New England Journal of Medicine*, 352 (15), 2005

PREFAZIONE
GENESI DELLA SOLUZIONE FINALE

di Claude Quétel

All'inizio del 1924, quando Hitler inizia a scrivere il *Mein Kampf* nella prigione di Landsberg, in Baviera, prigione in cui viene trattato molto bene, i paesi di lingua tedesca sono permeati da una forte tradizione *völkisch*. Questo movimento, nato alla fine del XIX secolo, coltiva l'ossessione per le radici del *Volk* germanico così come per la «purezza della razza». Il razzialismo[1] considera la razza germanica superiore alle altre e autorizza quindi un'egemonia storica. La sopravvivenza del più adatto implica l'eliminazione del meno adatto e a razza superiore corrisponde razza inferiore: il pangermanismo «razzialista» si poggia su di un antisemitismo non solo sociale, con il «programma di Linz» che nel 1882 prescrive di sbarazzarsi dell'influenza ebraica «se si vogliono portare a compimento le riforme previste», ma anche razzialista, sulle orme dell'austriaco von Schönerer, secondo cui bisogna «proteggere il sangue tedesco».

Nei suoi anni di peregrinazioni a Vienna, Hitler, di istruzione grossolana e intelligenza media, ha fatto proprie queste idee, soprattutto attraverso le chiacchiere nei caffè, dove passa la maggior

[1] Neologismo da preferire al termine «razzismo», troppo generico. Il razzialismo *völkisch* aggiunge al concetto politico di «nazione» una concezione biologica del popolo (*Volk*) tedesco.

parte del tempo. Legge avidamente e discute gli articoli del viennese Guido von List, che annuncia l'arrivo di tempi nuovi con il risveglio dello spirito germanico-ariano. Legge anche Jörg Lanz von Liebenfels, monaco cistercense spretato divenuto teorico e fondatore della rivista razzialista ed eugenista *Ostara*, che glorifica la razza ariana e gli uomini-dei (*Gottmenschen*), contaminati fin dai tempi biblici dagli «uomini-bestie dalla pelle scura». Gli ariani accederanno alla «divinità» solo dopo una «pulizia razziale».

All'indomani della Prima guerra mondiale, Hitler, profondamente segnato dalla sconfitta e dal trattato di Versailles imposto alla Germania (*Diktat*), fa sue le idee di Dietrich Eckart, cofondatore nel 1919 del Partito tedesco dei lavoratori (presto Partito nazionalsocialista) e primo editore del *Völkischer Beobachter* («L'osservatore popolare»). Eckart, un virulento antisemita, nel 1919 scrive che «la questione ebraica è il problema principale dell'umanità e contiene in sé tutti gli altri problemi».

L'elenco dei teorici e propagandisti che hanno influenzato Hitler a monte e ancor più a valle della Prima guerra mondiale sarebbe lungo e senza dubbio incompleto. Molti di loro auspicano un Führer («guida») che realizzi la rivoluzione *völkisch*. Perché non dovrebbe essere lui? È con questo spirito che vuole farsi conoscere pubblicando il *Mein Kampf*, il cui primo volume esce nel luglio 1925. Le vendite, seppur sostenute dai militanti, sono inizialmente modeste, per crescere poi di pari passo con il partito prima di impennarsi con l'ascesa al potere di Hitler nel 1933. Così, fino al 1936 erano stati venduti 2,5 milioni di copie e 12,5 milioni fino al 1945 (senza nessun calo delle vendite durante la guerra). A partire dal 1933, secondo lo slogan pubblicitario del «Ministero del Reich per l'Istruzione Pubblica e la Propaganda» animato da Joseph Goebbels, il *Mein Kampf* è la «pietra fondante della costruzione tedesca, per sempre il libro del popolo tedesco». Durante la guerra, Alfred Rosenberg, «delegato del Führer per l'educazione intellettuale e filosofica del Partito nazionalsocialista tedesco dei lavoratori», redige un programma in trenta punti di come dovrà essere, dopo la vittoria finale, la «Chiesa nazionale del Reich». Nel programma è stabilito che in

Germania saranno interrotte pubblicazione e distribuzione della Bibbia per essere sostituite da quelle del *Mein Kampf.* «Sugli altari non deve esserci altro che il *Mein Kampf*, il più sacro di tutti i libri per i tedeschi e quindi per Dio» (punto n. 19).

Ma i tedeschi hanno davvero letto il *Mein Kampf*, quel lungo libro nebuloso e indigesto? Lo storico tedesco Eberhard Jäckel sostiene sia stato il «meno letto dei best seller della letteratura mondiale». È probabile. In occasione del suo processo a Gerusalemme, Eichmann stesso ha dichiarato di non avere mai letto il *Mein Kampf.* Forse, anzi sicuramente, la vera domanda non è se i tedeschi abbiano letto il *Mein Kampf*, ma se abbiano, nel complesso, aderito alla sua ideologia. E cosa dice il *Mein Kampf* a proposito degli ebrei? La Bibbia del Partito nazista, confusa e oscura per la maggior parte del tempo, non lo è però sugli ebrei (il termine «ebreo» figura 466 volte nel libro). Nelle sue pagine si ritrovano le antifone *völkisch* del sangue e della razza. Hitler non dice molto, e a ragione, sugli ariani, popolo mitico per antonomasia. Mentre al contrario l'autore del *Mein Kampf* sostituisce all'antisemitismo in fin dei conti piuttosto teorico della tradizione *völkisch* un antisemitismo da battaglia: un solo sangue, una sola razza opposta alla sua anti-razza, la razza ebraica, la «razza contaminante», il «popolo corruttore». Si prospetta una «lotta cosmica»: «è certo che il nostro mondo si avvia verso una rivoluzione radicale. La questione è di sapere se si farà per la salvezza dell'umanità ariana o a beneficio dell'eterno ebraico». Questo è il prezzo per l'avvento di un «Reich idealista». «Non ci sono compromessi possibili con gli ebrei, ma solo l'implacabile o noi o loro!»

A differenza dell'odio per così dire statico dei teorici *völkisch* (che Hitler paragona a una «banda di sonnambuli»), quello del *Mein Kampf* è omicida e preannuncia i futuri crimini del Terzo Reich. Il *Mein Kampf* è il primo anello della catena fatale che porterà alla guerra e al genocidio degli ebrei. Le due cose sono collegate: i tedeschi possono trionfare sul nemico esterno solamente se quello interno è sradicato. Il 30 gennaio 1939, mentre si avvicina l'entrata in guerra, Hitler torna su questo dogma in un discorso solenne di fronte al Reichstag: «Oggi sarò di nuovo profetico. Se la finanza ebraica internazionale dentro e fuori dall'Europa dovesse riuscire ancora una volta a precipitare i popoli in una guerra mondiale, allora il risultato non sarebbe la bolscevizzazione del mondo e quindi la vittoria del giudaismo; al contrario, sarebbe l'annientamento della razza ebraica in Europa».

Nel *Mein Kampf*, Hitler evoca anche «l'igiene razziale» e tutto quello che comporta, ispirandosi quindi, anche in quest'ambito, a vecchie tesi razzialiste. Alla fine del XIX secolo, Alfred Ploetz, fondatore della Società per l'igiene razziale, propone una divisione tra individui sani e individui degenerati. A questi ultimi è inutile prestare delle cure che permetterebbero loro «di sopravvivere e riprodursi». Diversi autori *völkisch* sviluppano quest'idea, come per esempio Willibald Hentschel che, in un racconto utopico (*Il Giardino umano*), descrive una comunità interamente governata secondo i principi dell'igiene razziale.

Nel 1920, due accademici tedeschi, lo psichiatra Alfred Hoche e il giurista Karl Binding, pubblicano un manifesto «scientifico»: *Die Freigabe der Vernichtung lebensunwerten Lebens* («Il diritto di sopprimere la vita indegna»). Si tratta di un testo che promuove l'eliminazione medica dei «ritardati», definiti dai due dottori «involucri vuoti dal volto umano». E che non si parli di omicidio, avvertono gli autori: «Siamo all'alba di una nuova era che non si preoccuperà più, grazie alla sua moralità superiore, di sopravvalutare la vita in quanto tale».

Hitler dice la stessa cosa. Prima di tutto non si deve lasciare ai malati incurabili e ai «difettosi» (*Defekten Menschen*) la possibilità di riprodursi. Tuttavia, la sterilizzazione non è sufficiente: «Se necessario, si arriverà all'isolamento spietato degli incurabili, misura barbara per chi avrà la sfortuna di esserne colpito ma benedizione per i contemporanei e i posteri. La sofferenza passeggera di un secolo può e deve liberare dal male i secoli seguenti».

Ed ecco che arriva, senza usarne il termine, l'eutanasia, ultimo stadio di un'eugenetica che non è appannaggio solamente dei tedeschi. Negli Stati Uniti, verso il 1920, venticinque Stati consentono la sterilizzazione forzata di «criminali e altre persone ritenute inferiori sul piano genetico». In Francia, Alexis Carrel, premio Nobel per la medicina nel 1912 ed eugenista sostenitore della biocrazia, scrive nel 1935 nel best seller *L'Homme, cet inconnu* («L'uomo, questo sconosciuto»): «C'è ancora un problema irrisolto in relazione all'immensa folla di deficienti e criminali. Il costo delle prigioni e dei manicomi, della protezione del pubblico da banditi e folli è, come sappiamo, diventato enorme. [...] Perché la società non dovrebbe occuparsi dei criminali e dei pazzi in maniera più economica? [...] Una struttura per l'eutanasia, provvista di gas appropriati, consentirebbe di disporne in modo umano ed economico». Un premio Nobel per la medicina scriveva così negli anni Trenta, aggiungendo: «I sistemi filosofici e i pregiudizi sentimentali devono sparire di fronte a questa necessità». Non si era fatto prendere la mano nello scrivere, checché ne dicano ancora oggi i suoi difensori.[2]

L'austriaco Konrad Lorenz, futuro premio Nobel per la medicina e autorità internazionale in materia di etologia, una nuova disciplina della biologia che aveva contribuito a creare, aderisce al Partito nazista nel 1938, forse per ottenere una cattedra da professore presso l'Università di Königsberg. Ciononostante rimane un razzialista convinto e nel 1940, quando il Regno Unito dichiara guerra alla Germania, scrive: «Dal punto di vista biologico della razza, è un disastro vedere i due migliori popoli germanici al mondo farsi la guerra mentre le razze non bianche, nera, gialla, ebraica e miste restano lì a sfregarsi le mani».

E gli ebrei tedeschi in tutto ciò? Salito al potere, Hitler non se ne dimenticherà. Subiscono campagne discriminatorie, misure vessatorie e violenze. Tutti, inclusi i veterani della Prima guerra mondiale, sono privati della nazionalità tedesca secondo le leggi di Norimberga del 1935. Vengono banditi dall'amministrazione,

[2] Va precisato che la posizione di Alexis Carrel fu di gran lunga minoritaria in Francia. Il regime di Vichy introdusse solamente una legge esplicitamente eugenetica: quella del 16 dicembre 1942 sull'esame prematrimoniale obbligatorio (il medico, in ogni caso, non aveva l'autorità di impedire il matrimonio).

dall'avvocatura, dall'università, dal corpo medico, dalla stampa, dalla radio, dal teatro. I matrimoni e le relazioni extraconiugali con cittadini «di sangue tedesco» sono proibiti, i matrimoni contratti in precedenza sono dissolti. Queste leggi, dette di «protezione del sangue e dell'onore tedeschi», mirano a separare «biologicamente» gli ebrei dal popolo tedesco.

Il 9 novembre 1938, usando come pretesto l'assassinio di un segretario dell'ambasciata tedesca a Parigi da parte di un giovane ebreo di origine polacca, i nazisti organizzano la «Notte dei cristalli» (*Kristallnacht*), un gigantesco pogrom durante il quale centinaia di negozi ebraici e sinagoghe vengono saccheggiati o incendiati. Ufficialmente vengono uccisi novantuno ebrei, in maggioranza piccoli commercianti, ma la *Kristallnacht* è soprattutto il pretesto per l'internamento di 30.000 ebrei nei sei campi di concentramento all'epoca già esistenti e sotto l'amministrazione e la sorveglianza delle SS dal 1934.

Tuttavia l'assassinio organizzato in nome della razza non inizia contro gli ebrei, ma contro i malati di mente, con il programma di eutanasia detto *Aktion T4*.[3] Come preludio, la legge del 14 luglio 1933 ha introdotto la sterilizzazione forzata degli individui colpiti da malattie ereditarie (l'anno seguente, un nuovo decreto parla di «esseri inferiori»). Nell'ottobre del 1933, il ministero della Giustizia ha annunciato l'intenzione di autorizzare i medici a praticare l'eutanasia su pazienti diagnosticati come incurabili. Nonostante le reticenze negli ambienti religiosi e in una parte del mondo medico, l'opinione pubblica si fa l'idea che i malati di mente costino troppo, aiutata in questo da una straordinaria propaganda nazista. Quest'ultima mostra nelle riviste e al cinema casi spaventosi di ritardo mentale e malformazioni, con la domanda: «Continuerete a pagare per loro?». Vengono organizzate delle visite per la stampa e per il pubblico nei manicomi. Nel film del 1937 *Opfer des Vergangenheit* («Vittime del passato»), molto amato dal Führer, si spiega che «la razza ebraica è particolarmente rappresentata tra i malati di mente». Così in-

[3] Dall'indirizzo della sede centrale, al n. 4 della Tiergartenstrasse a Berlino.

coraggiate, alla Cancelleria arrivano delle domande individuali di eutanasia. All'inizio del 1939, i genitori di un bimbo atrocemente malformato, ferventi nazisti, si rivolgono direttamente al Führer. Non è forse il padre supremo del popolo tedesco? Nasce così, a partire da un decreto personale del Führer, il «dossier K», che prelude all'eutanasia: «I malati ritenuti incurabili potranno beneficiare di una morte misericordiosa (*Gnadentod*)». Un'iniezione mortale di Luminal (un fenobarbiturico) somministrata da un medico è il primo atto di una *Kinder-Aktion* con cui si procede all'uccisione di bambini con malformazioni congenite o ritardi mentali. Gli adulti non tardano a seguire. Nel corso dell'estate 1939, mentre la guerra è imminente, viene lanciata l'*Aktion T4*. Vengono scelti sei centri di eutanasia[4] per il loro isolamento. Bisogna sostituire l'iniezione letale individuale con un'uccisione collettiva. Il procedimento scelto è la gasazione con monossido di carbonio (CO), incolore, inodore, insapore, non irritante, che agisce in modo relativamente rapido privando il sangue di ossigeno. Si muore «per soffocamento interno», perdendo conoscenza senza sentire nulla. Ogni centro per l'eutanasia ha la propria camera a gas capace di «accogliere» una ventina di persone mentre un forno crematorio completa il dispositivo. Si usa il pretesto di una doccia. Si somministra una puntura di morfina ai più agitati o ai più curiosi. Tuttavia, i camici bianchi rassicurano la maggior parte delle vittime, affermando anche il carattere biomedico dell'omicidio.

Perché è così, i medici, che hanno ricevuto uno pseudonimo per l'*Aktion T4*, sono davvero presenti. Sono loro ad azionare la valvola mortale («È il medico a dover tenere la siringa»). Sono loro ad aver effettuato in precedenza uno pseudo-controllo medico, non psichiatrico quanto piuttosto di identità, durante il quale è possibile verificare la presenza di denti d'oro. Questi medici, tutti volontari, o

[4] Il castello di Grafeneck (a sud di Stoccarda), il carcere di Brandeburgo (a ovest di Berlino), il castello di Hartheim (a ovest di Linz, in Austria), il centro di Sonnenstein (a sud di Dresda), il centro di Bernburg (a sud di Magdeburgo), il centro di Hadamar (a nord di Francoforte sul Meno).

appartengono alle SS o sono in ogni caso ferventi nazisti. La medicina è la professione più nazificata del Reich. Il resto del personale, a partire da quello che si occupa dei trasferimenti, è anch'esso delle SS, con un nucleo iniziale di sottufficiali provenienti dai campi di concentramento di Dachau, Sachsenhausen e Buchenwald. Per *Aktion T4*, sono in abiti civili.

Tutto deve svolgersi nel più grande segreto perché la popolazione e a maggior ragione le famiglie delle vittime di eutanasia sono tenute nell'ignoranza. Nulla fa pensare che l'opinione pubblica nella Germania dell'anteguerra (che nonostante tutto esiste) sia pronta ad accettarlo. I medici devono spremersi le meningi per indicare una causa di decesso naturale (spesso una tubercolosi). Si invoca il contagio per giustificare la cremazione, evitando il rischio di un'autopsia rivelatrice. Alle famiglie che lo richiedono viene inviata, a loro spese, un'urna funeraria riempita di ceneri prese dal mucchio comune. Più aumenta il numero delle vittime, più il segreto di Stato tende a divenire un segreto di pulcinella. Il personale dei manicomi di provenienza si mostra sempre più riluttante. Nei dintorni dei centri per l'eutanasia si comincia a mormorare. Il 19 dicembre 1940, Himmler scrive a proposito del centro di Grafeneck: «La popolazione riconosce gli autobus delle SS e pensa di sapere cosa succede là dentro, con il forno crematorio che fuma costantemente». Le famiglie si preoccupano apertamente. A quella data, il termine di eutanasia è ormai solo un eufemismo e bisogna parlare piuttosto di centri di eliminazione biomedica in cui i pazienti ebrei hanno la priorità. Il 31 gennaio 1941 Goebbels scrive nel suo diario: «40.000 sono già partiti; 60.000 sono ancora in attesa. È un compito gravoso ma necessario». Nell'agosto 1941, il centro per l'eutanasia di Hadamar «festeggia» con delle bevute la decimillesima persona gasata.

Nel sermone che pronuncia il 3 agosto 1941, il vescovo di Münster, Clemens August von Galen, denuncia l'assassinio dei malati mentali: «È una dottrina spaventosa quella che cerca di giustificare l'omicidio di innocenti». Quando la popolazione cattolica comincia a mobilitarsi, la decisione di mettere fine all'*Aktion T4*, almeno ufficialmente, è già stata presa di fronte alla crescente indignazione dell'opinione pubblica. Il programma viene sospeso il 24 agosto 1941, dopo aver messo fine a 70.273 «vite indegne di essere vissute».

In realtà si continua a praticare una «eutanasia selvaggia», anche solo lasciando intenzionalmente morire di fame i malati. Ma, soprattutto, un nuovo «trattamento speciale» introduce il programma *T4* nei campi di concentramento con il nome in codice di *14f13*.[5] Le SS non dirigevano l'*Aktion T4*, gli fornivano semplicemente del «personale». Non dovevano quindi fare altro che importare quel tipo di operazione speciale nei propri campi di concentramento. In effetti, a quella data, nei campi di concentramento hanno luogo esecuzioni puntuali e numerose, ma con *14f13* si tratta di tutt'altra cosa: si selezionano scientificamente coloro che devono essere eliminati.

È così che alcuni medici dotati di una solida esperienza in *T4* vengono inviati come esperti nei campi. Il dottor Friedrich Mennecke, un medico iscritto al Partito nazista e alle SS dal 1932, è uno dei principali attori di *T4*. In una lettera del 4 aprile 1941, mentre è responsabile della selezione al campo di Sachsenhausen, scrive alla moglie: «Il nostro lavoro è davvero molto interessante». In quel «campo modello», dove hanno sede l'Ispettorato dei campi di concentramento (IKL) e la polizia criminale (*Kripo*), vi sono soprattutto ebrei tedeschi, in larga parte internati dal 1938, ma vi si trovano anche un migliaio di omosessuali, deportati in accordo al «Paragrafo 175», l'articolo del codice penale tedesco che criminalizza l'omosessualità maschile. Questi ultimi sono assegnati ai «Kommandos» dei lavori più duri e subiscono un tasso di mortalità particolarmente elevato.

Le selezioni svolte nell'ambito del programma *14f13* sono ancora più sommarie che per il *T4*: non c'è nessun esame individuale, ma solamente quello dei dossier con questionari prestabiliti che la maggior parte del tempo non contengono alcuna informazione medica ma solo il nome del deportato, la razza, il passato politico, la capacità o meno di lavorare, le colpe commesse... I medici del programma

[5] Sui documenti dell'Ispettorato dei campi di concentramento, *14f1* indica le morti naturali; *14f2* le morti accidentali; *14f3* i prigionieri uccisi durante un tentativo di fuga.

T4, sempre in camice bianco, devono concentrarsi solo sui dossier presentati dalla direzione e dai medici del campo. I selezionati vengono allora indirizzati verso i tre centri per l'eutanasia *T4*, dove le camere a gas avevano smesso di funzionare solo temporaneamente. Non si tratta più di malati di mente.

Durante la primavera e l'estate del 1941, 575 deportati di Auschwitz e 450 di Buchenwald sono gasati nel centro di Sonnenstein, e 1000 del campo di Mauthausen nel centro di Hartheim. Mennecke è uno degli undici esperti che si spostano da un campo all'altro per svolgere le selezioni. Il 1° dicembre 1941 scrive alla moglie da Ravensbrück: «Sebbene io abbia cominciato con mezz'ora di ritardo, oggi ho battuto il record. Sono riuscito a compilare 230 formulari, cosicché ce ne sono ora 1192 pronti».

Il «trattamento speciale» *14f13* mira ben presto sempre meno ai singoli casi e sempre più a intere categorie, stabilendo in qualche modo delle «diagnosi collettive». Ed «ebreo» diventa di per sé una diagnosi, al punto da istituire dei convogli separati per ariani o ebrei. Lo stesso Mennecke scrive il 25 novembre 1941: «È arrivato un secondo lotto di 1200 ebrei ma non è stato necessario esaminarli». Lo psico-storico americano Robert Jay Lifton considera il trattamento speciale *14f13* «un mezzo fondamentale per collegare l'uccisione medica diretta [...] con l'uccisione inserita in una visione medica attuata nei campi di concentramento, ossia per collegare la versione nazista dell'"eutanasia" col genocidio».[6]

Nel frattempo, la guerra ha fatto il suo corso e introdotto la propria logica di morte. Dall'occupazione della Polonia, gli ebrei (circa 3,5 milioni, ossia l'11% della popolazione) sono stati espulsi in massa dalle loro abitazioni e raggruppati nei ghetti, dove il sovraffollamento e le privazioni non hanno tardato a fare strage. Le forze di occupazione, SS ma anche *Wehrmacht*, hanno compiuto massacri di ebrei. Ma è soprattutto l'invasione dell'Unione Sovietica ad accelerare e radicalizzare il processo, con la creazione, sotto il

[6] Robert Jay Lifton, *I medici nazisti: storia degli scienziati che divennero i torturatori di Hitler*, BUR Rizzoli, Milano 2016. Traduzione di Libero Sosia.

comando delle SS, di unità mobili di intervento (*Einsatzgruppen*) incaricate di garantire la «sicurezza politica dei territori conquistati». Accalcati in ghetti improvvisati, gli ebrei sono uccisi in massa (33.771 in due giorni, il 29 e il 30 settembre 1941, nel burrone di Babi Yar, a Kiev).

Per Himmler e il suo numero due, Reinhard Heydrich, si tratta allora di razionalizzare quella che è diventata in pratica la «Soluzione finale della questione ebraica». Prima dell'autunno 1941, intorno al Führer c'era chi valutava soluzioni come la deportazione di massa degli ebrei d'Europa in Palestina o in Madagascar, ma ormai non se ne parla più. Il 12 dicembre 1941, Hitler, furioso per la sconfitta nella battaglia di Mosca, riunisce i dirigenti del Partito nazista e dichiara: «I nostri soldati muoiono nella campagna dell'Est. Gli ebrei, istigatori di questo conflitto, devono pagare con la vita».

Il 20 gennaio 1942, quando Heydrich riunisce una trentina di rappresentanti dei ministeri e dei territori occupati in una villa di Wannsee, vicino Berlino, non è, come ancora si dice, per decidere della Soluzione finale (dal momento che è già in atto) ma per valutare il compito da svolgere: 22 milioni di ebrei in Europa (senza dimenticare nessuno, neanche gli ebrei del Regno Unito!), di cui 5 milioni nell'area conquistata all'Unione Sovietica. Le esecuzioni per fucilazione non bastano più. Paradossalmente, la questione dei mezzi da utilizzare non si pone a Wannsee, dove in sostanza non si è detto molto. Si pone invece dall'inizio dell'occupazione della Polonia. Nel Wartheland, la zona polacca direttamente collegata al Reich e destinata alla germanizzazione, sono già stati messi in funzione dei camion ispirati al programma *T4*, che asfissiano le vittime con il monossido di carbonio dei gas di scarico.

Tre mesi prima della conferenza di Wannsee, viene decisa la creazione di un campo di sterminio a Bełżec, sempre in Polonia. È il primo campo dotato di camere a gas permanenti. Per questo si ricorre agli esperti dei programmi *T4* e *14f13*, a partire da Christian Wirth, già responsabile del centro per l'eutanasia di Grafeneck prima di essere promosso a ispettore generale di tutte le strutture per l'eutanasia. È del tutto logico che Wirth venga nominato comandante del campo di Bełżec, così come che diventi, all'inizio di agosto del 1942, ispettore generale dei campi di sterminio dell'operazione Reinhard (Bełżec, Sobibór, Treblinka).

Il primo sistema fisso di gasazione è installato a Bełżec il 17 marzo 1942. In precedenza, un primo centro di sterminio dotato solamente di camion a gas era stato stabilito a Chełmno, a 60 chilometri da Łódź e dal suo ghetto sovraffollato. Anche in questo caso il collegamento con il *T4* passa per i suoi attori. Qui si tratta dell'ufficiale delle SS Herbert Lange, che nella Polonia di recente occupata è stato inizialmente a capo di un *Sonderkommando* («squadra speciale») di ottanta SS incaricato di rastrellare malati mentali e handicappati fisici nei manicomi e negli istituiti per inviarli poi ai camion a gas itineranti.

A Chełmno, entrato in funzione nel dicembre 1941, si tratta di «liquidare» gli ebrei del ghetto di Łódź e, più in generale, quelli del Wartheland. A essi si aggiungono dei prigionieri di guerra sovietici, degli zingari, dei rom. Tre camion aspettano alla fine di un tunnel prima del quale le vittime hanno dovuto spogliarsi. In molti sono riluttanti a entrare nel camion funesto. Peraltro l'esecuzione, sempre effettuata attraverso il monossido di carbonio, richiede un tempo molto lungo (più di venti minuti) e alla fine di questo spaventoso calvario ci sono ancora dei sopravvissuti da finire a colpi di pistola. Adolf Eichmann, di passaggio a Chełmno per un'ispezione, rileva tutto, annotando con cura i tempi di esecuzione e valutandone l'efficacia.

La Soluzione finale degli ebrei si declina ormai attraverso gli zeri: 10.000, 100.000, 1.000.000... La macchina genocida prende forma e Auschwitz è il suo anello forte.

INTRODUZIONE

16 agosto 1944. Un convoglio di 1777 ebrei provenienti dalla Grecia entra nel recinto del campo di Auschwitz-Birkenau. Tra di loro, 94 sono originari di Kos, la piccola isola del Dodecaneso, nel mar Egeo, dove conducevano un'esistenza tranquilla fino all'arresto e alla deportazione del 23 luglio 1944. I deportati, sconvolti ed esausti dopo un viaggio in nave e poi in treno durato tredici giorni, devono lasciare bruscamente le carrozze. La folla viene indirizzata verso un medico delle SS che compie una selezione spietata, al termine della quale 346 uomini e 254 donne sono considerati idonei al lavoro e diretti verso il campo.[1] Gli altri, in particolare le donne con bambini, i malati e gli anziani, vengono mandati verso le camere a gas: ignorano che quelli saranno i loro ultimi istanti di vita. Come potrebbero immaginare che il medico delle SS li abbia appena condannati a morire asfissiati in mezzo ad atroci sofferenze in una camera a gas? Sulla sua uniforme c'è il caduceo che Ippocrate,[2] originario proprio dell'isola di Kos, aveva reso il simbolo della medicina nel IV secolo a.C.

I medici delle SS sono direttamente coinvolti nell'assassinio di 1,1 milioni di persone, in maggioranza ebrei provenienti da tutta Europa,

[1] Di quel convoglio resteranno solamente 12 sopravvissuti.

[2] Ippocrate, medico greco e filosofo del IV secolo a.C., ritenuto il padre della medicina e dell'etica medica, è il più celebre tra i nativi di Kos. Nell'antichità, Kos possedeva una rinomata scuola medica: la «confraternita di Asclepiade».

e svolgono un ruolo fondamentale nel massacro di uomini, donne e bambini compiutosi ad Auschwitz-Birkenau tra il 1940 e il 1944.[3] Intervenendo in ogni tappa del processo di sterminio, dall'uscita dalle carrozze dei treni fino all'entrata nelle camere a gas, contribuiscono a rendere Auschwitz un'impresa di industrializzazione della morte che il medico delle SS Friedrich Entress[4] compara a un «nastro trasportatore» (*am laufenden Band*)[5] e di cui vanta efficienza e rapidità.

Il compito dei medici delle SS è tanto quello di assicurare che lo sterminio avvenga a un ritmo infernale quanto svolgere una selezione efficace degli individui in grado di lavorare per l'industria bellica, secondo i desideri del ramo economico dell'organizzazione.[6] Incaricati di mantenere l'equilibrio all'interno della popolazione dei deportati nel campo secondo un processo a cui lo psichiatra americano Robert Lifton ha dato il nome di «ecologia di Auschwitz», hanno un potere considerevole: «Ogni giorno un semplice gesto di questo personaggio che ha un potere superiore a quello degli imperatori romani decide della vita di migliaia di individui».[7]

Precisiamo che il numero di medici in attività presso quello che è stato il più importante dei campi di concentramento (*Konzentrationlager*), il più produttivo dei campi di lavoro (*Arbeitslager*) e il più micidiale dei campi di sterminio (*Vernichtungslager*) è relativamente basso, poiché non supererà mai un effettivo di sette o otto medici in servizio.[8] Inoltre, contrariamente a un'opinione ampiamente diffusa, questi uomini non sono mossi da pulsioni sadiche. Sono medici

[3] Sheldon Rubenfeld, «Healing by Killing: Medicine in the Third Reich», in *Houston Medicine Magazine*, 2003.

[4] *Hauptsturmführer* nato a Posen nel 1914. Viene trasferito al campo di Auschwitz-Birkenau tra il dicembre 1941 e l'ottobre 1943, dopo essere stato assegnato a Gross-Rosen.

[5] Raul Hilberg, *La distruzione degli ebrei d'Europa*, Einaudi, Torino 2017. Traduzione di Frediano Sessi e Giuliana Guastalla.

[6] L'Ufficio centrale di amministrazione ed economia delle SS (*SS-Wirtschafts-Verwaltungshauptamt* – *SS-WVHA*).

[7] Joseph-Désiré Hafner, «Birkenau», in *Témoignages sur Auschwitz*, Amicale des déportés d'Auschwitz, Paris 1946.

[8] Come paragone, il numero delle SS incaricate della sorveglianza del campo è, nel 1940, di 700; diventerà di 4481 nel gennaio 1945.

ordinari e obbedienti, convinti che un ordine sia un ordine («*Befehl ist Befehl*»). Realizzano sperimentazioni mediche commissionate dalle più prestigiose istituzioni di ricerca universitarie e sostenute da grandi case farmaceutiche tedesche senza interrogarsi davvero sulle azioni abiette che commettono. La loro pratica medica rientra nel progetto di salvaguardia e sviluppo della razza ariana e di sterminio degli ebrei creato da Adolf Hitler, al quale hanno giurato fedeltà: i medici di Auschwitz svolgono freddamente la loro missione mentre l'appartenenza alle SS e l'adesione politica al progetto nazionalsocialista hanno il sopravvento sulla loro identità professionale e la sua etica.

Come spiegare il percorso intellettuale di questi uomini che hanno abbracciato la professione medica per curare il prossimo? In che modo questi uomini istruiti e raffinati hanno potuto partecipare a un simile massacro? Sono domande che lo scrittore Isaac Bashevis Singer si poneva già nel 1957: «Che cosa passa per la testa a una persona quando spinge un bambino in un forno? Deve pur pensare a qualcosa; deve addirittura trovarsi una giustificazione. Ma cosa gli passa per la testa? E poi che cosa racconta a sua moglie, alla sua fidanzata, ai suoi genitori? Come fa un uomo a tornare a casa e dire alla moglie e ai figli: "oggi ho bruciato cinquanta bambini"? Cosa gli rispondono? A cosa pensa quell'individuo quando la sera appoggia la testa sul cuscino? Vorrei semplicemente sapere come funziona la mente di quei demoni».[9]

I primi a interrogarsi a riguardo sono i medici deportati che li osservano ad Auschwitz. È probabile che condividano i sentimenti di Primo Levi: «Invece erano fatti della nostra stessa stoffa, erano esseri umani medi, mediamente intelligenti, mediamente malvagi: salvo eccezioni, non erano mostri, avevano il nostro viso, ma erano stati educati male».[10] Ma dal 1946, il dottor Joseph-Désiré Hafner,[11]

[9] Isaac Bashevis Singer, *Ombre sullo Hudson*, Adelphi, Milano 2021. Traduzione di Valentina Parisi.

[10] Primo Levi, *I sommersi e i salvati*, Einaudi, Torino 2014.

[11] Medico ebreo francese di origine rumena nato il 1° luglio 1918 a Galatz, in Moldavia, e deportato con il convoglio n. 8 partito da Angers il 20 luglio 1942.

deportato nel campo di Auschwitz, ha compreso la reale portata e il vero significato delle loro azioni: «Il gigantesco massacro di Auschwitz non aveva la passione, la brutalità, il carattere imprevisto degli altri massacri della Storia. Era qualcosa di calmo, ponderato, studiato a lungo e con metodo... Il più titanico dei massacri di esseri umani è stato caratterizzato dall'utilizzo di dati scientifici aggiornati e dall'organizzazione razionale e moderna... Coloro che hanno ideato, premeditato ed eseguito questo lungo massacro si sono dimostrati non solo notevoli psicologi, ma anche ricercatori ingegnosi al corrente delle ultime scoperte scientifiche, organizzatori di talento che hanno saputo alimentare per anni con regolarità i forni crematori con milioni di uomini, donne e bambini venuti da ogni parte d'Europa... Auschwitz pone in maniera angosciante il problema dell'uomo».[12]

Nello stesso momento e nello stesso luogo, ma con un movimento esattamente opposto, i medici deportati danno prova di ostinazione e impegno nel curare a ogni costo, con i mezzi limitatissimi di cui dispongono, i malati, a volte morenti, che li circondano. Svolgono le loro funzioni facendo parte di quella «zona grigia»[13] in cui era necessario fare compromessi e collaborare con i medici delle SS. Numerose testimonianze parlano di un consiglio, un aiuto o un supporto che hanno consentito il sollievo o la sopravvivenza. La dottoressa deportata ebrea ungherese Olga Lengyel,[14] i cui genitori e due figli sono stati uccisi alcuni giorni prima, spiega che in quel tipo di impegno ha ritrovato una forma di dignità e di senso della vita, citando la «sensazione di fare qualcosa di utile [che bastava a] ridare delle forze».[15]

[12] Joseph-Désiré Hafner, *Aspects pathologiques du camp de concentration d'Auschwitz-Birkenau* (tesi in Medicina dell'Università di Parigi, dedicata alle patologie dei detenuti nel campo), Imprimerie Union coopérative, Tours 1946.

[13] Il concetto di «zona grigia», che designa la «classe ibrida dei prigionieri-funzionari che ha avuto un ruolo importante nel funzionamento del sistema di concentramento [...] che insieme separa e lega i campi di padroni e schiavi», è stato elaborato e formulato da Primo Levi. (Primo Levi, *I sommersi e i salvati*, *cit.*)

[14] Ebrea ungherese, nata nel 1908 (viveva a Cluj, in Transilvania), è deportata con il marito, i figli e i genitori nel 1944.

[15] Olga Lengyel, *Souvenirs de l'au-delà*, Éditions du Bateau ivre, Paris 1946.

Bisogna provare a presentare questa pagina di storia, la più nera della medicina, riunendo le testimonianze dei medici deportati, quelle dei loro pazienti nel campo e anche dei medici SS, ricordando il fatto ovvio che le testimonianze dei deportati sono solamente quelle dei sopravvissuti e in particolare di chi, tra di loro, è riuscito a mantenere intatto il proprio spirito di osservazione in mezzo al caos. I «salvati», per usare le definizioni di Primo Levi, parlano per tutti quelli che sono stati «sommersi» al termine di innumerevoli e orribili sofferenze in quel gigantesco complesso concentrazionario che è, come ben sottolineato dallo storico della Shoah Tal Bruttmann, «il più grande cimitero ebraico, come pure polacco e zigano al mondo».[16]

[16] Tal Bruttmann, «La centralité d'Auschwitz-Birkenau dans les représentations de la Shoah», in *Les Cahiers Sirice*, 2011/1 (n. 7).

PRIMA PARTE
I MEDICI CRIMINALI

1 · LA CREAZIONE DI UN'ORGANIZZAZIONE MEDICA DELLE SS AD AUSCHWITZ

«Auschwitz aggiunge una dimensione di orrore senza precedenti per il suo carattere mirato, metodico e selettivo.»

Vladimir Jankélévitch[1]

I medici delle SS assegnati al campo di Auschwitz provengono, per la maggior parte, dalle più prestigiose università tedesche. Questi medici giovani ed entusiasti dispongono di una solida base di conoscenze e competenze tecniche, teoriche e pratiche necessarie nell'esercizio della loro arte. Tutti sono convinti dell'importanza della propria missione nell'organizzazione del campo. Inoltre, sanno che non si tratta di dare prova di qualità umane come empatia, pietà, benevolenza o perfino rispetto nei confronti dei deportati. Ma come hanno potuto questi uomini, considerati medici di rilievo prima della loro assegnazione, diventare all'interno del campo dei mostri privi di ogni forma di umanità? Per provare a rispondere a questa domanda è importante sottolineare il ruolo fondamentale dell'impregnazione nel corpo medico tedesco dell'ideologia nazionalsocialista, secondo cui il ruolo dei medici era quello di partecipare attivamente e con vigore allo sterminio dei «degenerati», ossia da una parte gli individui con

[1] Vladimir Jankélévitch, «L'imprescriptible», in *La Revue administrative*, gennaio-febbraio 1965, anno XVIII, n. 103.

disturbi ereditari o con una malformazione, dall'altra quelli non appartenenti alla razza ariana.

I MEDICI NELLA GERMANIA DI HITLER

Gennaio 1933: Adolf Hitler prende il potere. La Germania è a quel tempo il Paese più industrializzato d'Europa, patria della musica e della filosofia, e la nazione più avanzata nella ricerca medica. La medicina tedesca ha raggiunto un livello di eccellenza riconosciuto a livello mondiale. Adolf Hitler ancora non lo sa, ma potrà contare sul sostegno del corpo medico tedesco, che sarà sempre più permeato dall'ideologia nazista sotto l'influenza della Lega nazionalsocialista dei medici tedeschi,[2, 3] che favorisce l'attuazione di una nuova politica di sanità pubblica incentrata sulla promozione dell'igiene razziale e soprattutto sull'esclusione degli ebrei dalla medicina tedesca.[4] In compenso, il regime del Terzo Reich sceglie di valorizzare i medici tedeschi e rispondere alle loro rivendicazioni restaurandone dignità, onore e prestigio, valori che erano stati, a loro dire, alterati dalla preminenza ebraica nella professione. Ma come spiegare un appoggio così massiccio e rapido del corpo medico?

Sostenere attivamente il regime nazista

Quattro anni prima dell'ascesa al potere di Adolf Hitler viene redatto il programma della Lega nazionalsocialista dei medici tedeschi, la punta di diamante ideologica del Partito nazista nella professione medica. Il programma incoraggia i membri a «pervadere il corpo medico tedesco e tutte le professioni legate alla sanità introducendovi i concetti professionali della concezione del mondo

[2] La *Nationalsozialistischer Deutscher Ärztebund* (NSDÄB), presieduta da Gerhard Wagner e fondata durante il congresso di Norimberga il 3 agosto 1929, raccoglie grandi adesioni. Nel 1933 conta 11.000 medici, che diventano 30.000 nel 1938 e 46.000 nel 1942.

[3] Si veda Joel M. Geiderman, «Ethics Seminars: Physician Complicity in the Holocaust: Historical Review and Reflections on Emergency Medicine in the 21st Century», part. I, in *Academic Emergency Medicine*, 9 (3), 2002.

[4] All'inizio del 1933, tra il 13% e il 17% dei medici tedeschi è composto da ebrei, una percentuale che raggiunge quasi il 50%-60% se si considerano i medici di base a Berlino.

[*Weltanschauung*] e di far rispettare queste idee fondamentali dal pubblico».[5] In questo modo, un certo numero di medici idealisti e fanatici che ha compiuto gli studi negli anni Venti aderisce alle SS.[6] Credono di stare «combattendo la lotta biologica suprema» dello Stato hitleriano.[7] Adottano senza riserve la concezione sviluppata da Rudolf Hess, che dichiara nel 1934 che il nazionalsocialismo non è «altro che biologia applicata».[8] La medicina hitleriana è destinata ad assicurare la protezione della purezza della «razza ariana» e quindi l'eliminazione delle «razze inferiori».[9] Ciò implica il rifiuto del principio di carità, come sottolineato dal medico tedesco Arthur Gütt nel suo *Ziel und Weg* («Lo scopo e il cammino»), pubblicato nel 1931: «L'amore per il prossimo, una nozione sterile, deve scomparire. [...] È dovere supremo [...] dello Stato accordare la vita e i mezzi di sussistenza alle persone in buona salute ed ereditariamente sane, al fine di assicurare alla Germania [...] un popolo ereditariamente sano e puro nella razza per l'eternità». Così, secondo Gütt, «la vita dell'individuo ha senso solo alla luce di questo scopo supremo».[10] Pertanto i medici nazisti sono convinti di dover combattere attivamente per la distruzione dei «degenerati», ossia degli individui che presentano disturbi ereditari o soffrono di malformazioni, degli «asociali» e degli individui non appartenenti alla razza ariana.

Così, il corpo medico costituisce una delle categorie socioprofessionali che aderisce con maggiore fervore alle idee nazionalsocialiste. L'adesione dei medici al Partito nazista[11] è sette volte più alta di

5 Yves Ternon, «Les médecins nazis», in *Les Cahiers de la Shoah*, vol. 9, n. 1, 2007.

6 Le SS (abbreviazione del tedesco *Schutzstaffel*, che significa «squadre di protezione») sono un'organizzazione paramilitare e poliziesca nazista fondata nel 1925 per garantire la protezione personale di Adolf Hitler. È una delle principali organizzazioni del regime nazionalsocialista.

7 Robert Jay Lifton, *op. cit.*

8 J. R. Silver, «The decline of German medicine, 1933-45», in *Journal of the Royal College of Physicians* (Edinburgh), 2003, 33(1).

9 Naomi Schaefer, «The legacy of Nazi medicine», in *New Atlantis*, 5, primavera 2004.

10 Robert Jay Lifton, *op. cit.*

11 Il Partito nazionalsocialista tedesco dei lavoratori (*Nationalsozialistische Deutsche Arbeiterpartei*) è indicato anche con la sigla NSDAP.

quella degli altri corpi professionali della società tedesca.[12] In questo modo, nel 1937, il 45% dei medici si unisce al Partito,[13] mentre il 26% è membro delle SA.[14] A titolo di paragone, solamente il 26% degli insegnanti aderisce al primo e l'11% alle seconde.[15] Inoltre, l'80% dei professori della facoltà di Medicina appartiene al NSDAP, ossia il tasso più alto di adesione all'interno del corpo universitario.

Ciò può spiegarsi con il fatto che gli studenti in Medicina e i giovani medici sotto i quarant'anni si sono confrontati con la crisi economica del 1929 e la concorrenza dei medici ebrei. Tra i 520.000 ebrei residenti in Germania quando Hitler sale al potere nel gennaio 1933 ci sono circa 8000 medici,[16] che spesso affrontano l'odio e la gelosia dei colleghi. I medici di origine ebraica sono accusati di occupare un posto troppo di rilievo nel sistema ospedaliero-universitario e di dare prova di spirito commerciale nell'esercizio della professione.

L'esclusione dei medici ebrei tedeschi

A partire dal 1933, sotto l'egida della Camera dei medici del Reich (*Reichsärztekammer*), il corpo medico, come la società tedesca nel complesso, diventa oggetto di un processo di riorganizzazione chiamato *Gleichschaltung*,[17] che elimina ogni opposizione attraverso l'esclusione, l'intimidazione e la violenza. L'interesse collettivo deve ormai prevalere sull'individuo e tutti devono piegarvisi. Ciò modifica in profondità le fondamenta dell'azione medica e il mentore di Josef Mengele, il professore Otmar von Verschuer, può allora

12 Omar S. Haque, Julian De Freitas, Ivana Viani, Bradley Niederschulte e Harold J. Bursztajn, «Why did so many German doctors join the Nazi Party early?», in *International Journal of Law and Psychiatry*, 35 (5-6), 2012 (settembre-dicembre).

13 Michael H. Kater, *Doctors under Hitler*, University of North Carolina Press, Chapel Hill 1989.

14 La *Sturmabteilung* (SA, o Sezione d'assalto) è un reparto paramilitare del NSDAP.

15 Anne Quinchon-Caudal, Hitler et les races. L'anthropologie nationale-socialiste, Berg International, Paris 2013.

16 Il 15% dei medici tedeschi praticanti nel 1933 è di origine ebraica.

17 La *Gleichschaltung* («allineamento») è il termine tedesco usato per descrivere la nazificazione della società tedesca in seguito all'ascesa al potere dei nazisti nel 1933.

affermare che «il paziente non è più un individuo isolato con delle esigenze legate solamente alla sua persona [e che] è piuttosto il membro di un'unità che gli è superiore, [il] membro di una famiglia, una razza, un popolo».[18] Pertanto, come sottolinea nel 1935 il dottor Arthur Gütt, allora capo dell'Ufficio politico e per l'eugenetica della popolazione, «quando un medico prodiga cure a un individuo e prende delle misure che lo riguardano, ha l'obbligo di rimanere sempre cosciente che le necessità vitali dell'insieme del popolo e degli individui sani non devono essere trascurate».[19] L'intenso lavoro di propaganda nazista, d'altronde, paragona molto spesso il popolo ebraico a una malattia, a un agente microbico o a un tumore cancerogeno. Lo storico della medicina Yves Ternon riassume in maniera straordinaria lo stato d'animo del tempo: «Il medico nazista ha ormai solo un malato, il popolo tedesco, sublimato in un corpo di cui si devono preservare le cellule sane ed estirpare quelle malate».[20] In questo contesto, il regime hitleriano adotta delle misure antisemite e i medici di origine ebraica sono esclusi dalla professione, con il sostegno e la collaborazione attiva della quasi totalità dei loro colleghi che traggono beneficio da questa opportunità redditizia. I professori ebrei non sono più autorizzati a insegnare all'università. In seguito alla legge sul ripristino della funzione pubblica promulgata il 7 aprile 1933 sono espulsi dalle cliniche e dagli ospedali diretti dalla Cassa nazionale di assicurazione sanitaria. Molti medici ebrei profondamente integrati nella società tedesca sono costretti a emigrare, principalmente verso gli Stati Uniti e la Palestina.[21] Queste misure sono accolte con soddisfazione da gran parte dei medici tedeschi poiché prestano loro l'occasione di ottenere il posto di un collega ebreo rimosso dall'incarico.[22] A partire dal settembre 1938, ai medici ebrei è vietato trattare pazienti non ebrei e avvalersi del

[18] «Der Erbarzt zur Einführung», Der Erbarzt, n. 1, 1934, citato da Yves Ternon, art. *cit.*

[19] Anne Quinchon-Caudal, *op. cit.*

[20] Yves Ternon, *art. cit.*

[21] Solamente il 5% di loro è rientrato in Germania dopo il 1945.

[22] Sono 138 i membri della facoltà di Medicina dell'ospedale della Carità licenziati o costretti a dimettersi.

titolo di medico (*Arzt*). Sono ormai definiti solamente come «preposti alla cura dei malati» (*Behandler*).

1940-1941: UN CAMPO DI CONCENTRAMENTO AD AUSCHWITZ

Con lo scoppio della guerra, nel 1939, i dirigenti nazisti hanno una visione molto confusa della distinzione tra il diritto di uccidere nell'ambito dei combattimenti e quello di sterminare coloro dei quali il regime hitleriano rifiuta l'esistenza. L'uccisione dei malati che soffrono di disturbi psichiatrici nel quadro dell'*Aktion T4*,[23] lanciato ufficialmente il giorno dell'ingresso delle truppe tedesche in Polonia, è la prima tappa della spirale di sterminio decisa dal regime hitleriano. La sua sospensione nell'agosto del 1941 è seguita dallo sterminio dei deportati malati e inadatti al lavoro nei campi di concentramento, in particolare ad Auschwitz, dove gli viene loro assegnato il nome in codice di *14f13*. Il «trattamento speciale» *14f13* (anche chiamato *Sonderbehandlung 14f13*) è considerato dallo psicostorico Robert Jay Lifton come un mezzo fondamentale per collegare l'uccisione medica diretta (eutanasia) con l'uccisione inserita in una visione medica attuata nei campi di concentramento (genocidio). Gran parte del personale coinvolto nel programma si «riconverte» così nell'attuazione del programma di sterminio degli ebrei, con la stessa fraseologia medica e una logica simile di ripartizione dei compiti che permette di suddividere le responsabilità di ogni partecipante. Il campo di Auschwitz, progressivamente ampliatosi nel corso della sua storia, è ritenuto il culmine dell'orrore della politica di sterminio dell'ideologia hitleriana.

Una piccola città polacca

La storia dei campi di Auschwitz comincia tre mesi dopo l'invasione della Polonia, quando il 25 gennaio 1940 la direzione generale delle SS decide di organizzare un campo di concentramento (*Konzentrationslager*, KL o KZ) in una vecchia caserma dell'esercito polacco costituita da ventidue edifici fatiscenti e infestati dai parassiti,

[23] Si veda la prefazione.

situata nella piccola città polacca di Oświęcim, un tempo chiamata Auschwitz dagli austriaci). Lo scopo, secondo le istruzioni date dal *Reichsführer* delle SS Heinrich Himmler a Richard Glücks, capo dell'Ispettorato dei campi di concentramento, è quello di creare una zona di detenzione per i polacchi arrestati nell'ambito della politica repressiva di ampia portata attuata dall'occupazione nazista. Il posto ha il vantaggio di trovarsi in prossimità di un'importante stazione di snodo ma non dispone di infrastrutture di qualità.[24] Diverse ispezioni lo confermano, ma ciononostante il 27 aprile 1940 Himmler dà l'ordine di costruirvi un campo di concentramento.

I dignitari delle SS affidano la missione a Rudolf Höss, un militante nazista della prima ora e SS modello che ha iniziato la sua carriera nel sistema di concentramento a Dachau nel 1934.[25] Le autorità sanno che si occuperà della missione utilizzando i metodi brutali appresi a Dachau e Sachsenhausen, dove è stato capo della guardia. Il 4 maggio 1940 Höss viene nominato ufficialmente comandante e inizia i lavori di sistemazione del campo. Sedici giorni dopo, l'*SS-Hauptscharführer* Gerhard Palitzsch giunge sul posto con un contingente di 30 «detenuti di diritto comune» tedesco (ossia criminali e ladri),[26] fino ad allora internati a Sachsenhausen. Quei 30 detenuti, che hanno acquisito una solida esperienza nei campi di concentramento, sono incaricati di sostituire le SS nelle loro funzioni nell'ambito di un sistema auto-amministrato. Questi

[24] Il 26 marzo 1941 un rapporto stabilisce che l'acqua non è potabile.

[25] I primi campi sono stati creati a centinaia in tutta la Germania poco dopo la nomina di Hitler a cancelliere, nel gennaio 1933, per incarcerare gli oppositori politici, reali o presunti, della politica nazista. Nel 1934, quando hanno ormai assunto ufficialmente il nome di «campi di concentramento», l'amministrazione viene centralizzata e affidata da Himmler allo *SS-Standartenführer* Theodor Eicke, incaricato dal 1933 del primo di questi, Dachau (creato nel marzo 1933), dove aveva messo a punto una struttura e un'organizzazione servite da modello per il sistema dei campi. Rudolf Höss era tra i suoi primi assistenti. Nel 1937 Eicke soppresse la maggior parte dei campi per conservarne solo quattro: Dachau, vicino a Monaco, Sachsenhausen, vicino a Berlino, Buchenwald, vicino a Weimar, e il campo femminile di Lichtenburg, in Sassonia.

[26] Danuta Czech, *Kalendarium: gli avvenimenti nel campo di concentramento di Auschwitz-Birkenau, 1939-1945*, Mimesis, Milano 2006. Traduzione di Gianluca Piccinini.

uomini adeguatamente nutriti dispongono del diritto di vita e di morte sui deportati e fanno regnare la disciplina nel campo pur essendo perfettamente consapevoli della precarietà della propria situazione, che dipende dalla benevolenza delle SS. Il leader di questi prigionieri, a cui è stato affidato il comando, è un uomo particolarmente noto per sadismo e crudeltà: Bruno Brodniewicz, incarcerato per i propri crimini nel campo di concentramento di Lichtenburg dal 1934. Quello stesso giorno arriva una quindicina di SS integrative per rinforzare la sorveglianza del campo, tra cui due ufficiali esperti delle SS che saranno incaricati della sua gestione: Josef Kramer e Karl Fritzsch, provenienti rispettivamente dai campi di Mauthausen e Dachau.[27]

La creazione del campo

Il 14 giugno 1940, il giorno in cui i tedeschi entrano a Parigi, un primo convoglio di 728 prigionieri politici polacchi provenienti dalla prigione di Tarnów arriva ad Auschwitz. Inizialmente collocati in uno degli edifici della fabbrica di tabacco, nel luglio del 1940 sono trasferiti nelle baracche di una caserma militare situata nelle vicinanze, al livello di quello che sarà in seguito chiamato «Auschwitz I».[28] Si tratta per la maggior parte di giovani di diciotto e diciannove anni che hanno cercato di unirsi all'esercito polacco in Francia. Al loro arrivo, i deportati sono assegnati a lavori di riqualificazione e sistemazione degli edifici, poiché le autorità delle SS desiderano un'organizzazione rapida del campo. I compiti

[27] Josef Kramer, nel 1934 guardia semplice nel campo di concentramento di Dachau, scala rapidamente la gerarchia nei campi di concentramento di Sachsenhausen e poi Mauthausen. Karl Fritzsch, entrato nelle SS nel 1930, era stato assegnato a Dachau nel 1934. Responsabile di torture, diventerà noto per la sua crudeltà e sarà accusato da Rudolf Höss di essere stato il primo a suggerire l'utilizzo dello Zyklon B per l'eliminazione di massa.

[28] Nel 1943 il campo viene suddiviso in tre parti: Birkenau, costruito in una zona paludosa a 3 chilometri da Auschwitz I, diventa «Auschwitz II», con un centro di sterminio e un gigantesco campo di lavoro; e Monowitz-Buna, il campo di lavoro situato a 5 chilometri circa in cui si trova un importante complesso industriale, diventa «Auschwitz III». Auschwitz I sarà allora chiamato «campo base» (*Stammlager*).

di manutenzione sono svolti con pochissimi attrezzi, a un ritmo sostenuto ed estenuante, subendo colpi e vessazioni. La mortalità è fin dall'inizio elevata e aumenta fortemente nei primi mesi;[29] le condizioni di vita sono così dure che in media i deportati sopravvivono solamente tra i tre e i quattro mesi.[30] Le SS incaricate della sorveglianza non si preoccupano in nessun momento di ridurre la morbilità e la mortalità dei deportati ad Auschwitz aumentando le razioni alimentari o migliorando le condizioni dell'alloggiamento. Le autorità del campo non cercano di ottimizzare la forza lavoro perché sanno che possono contare sull'arrivo costante di convogli di nuovi deportati.

IL CORPO MEDICO SI INSEDIA

Appena creato il campo di Auschwitz, uno *Standortarzt* («medico della guarnigione» o «medico capo del campo»), l'*SS-Hauptsturmführer*[31] Max Popiersch, viene designato per occuparsi della gestione dei problemi medici dei deportati, delle guardie incaricate della sorveglianza e di tutta la strumentazione sanitaria e dell'igiene.[32] Il suo ruolo consiste soprattutto nell'attuare delle misure di prevenzione delle epidemie, dal momento che le autorità temono che il tifo, la scarlattina e altre malattie infettive che decimano i deportati contagino la guarnigione delle SS. Come sottolineato da Rudolf Höss nella sua autobiografia, lo *Standortarzt* non dipende dal comandante del campo, ma dal responsabile dell'*Amt DIII für Sanitätswesen und Lagerhygiene* («Dipartimento III responsabile

[29] Si contano 220 morti al mese fino al dicembre 1940, poi circa 700 al mese nel corso del primo semestre del 1941.

[30] Frediano Sessi, *Auschwitz 1940-1945*, BUR Rizzoli, Milano 2016.

[31] Per l'equivalente italiano dei gradi militari, si veda l'appendice B alla fine del volume.

[32] Cinque medici hanno ricoperto successivamente questo ruolo: l'*SS-Obersturmführer* Oskar Dientsbach (dall'autunno 1941 al 2 maggio 1942), l'*SS-Hauptsturmführer* Siegfried Schwela (dal 21 marzo al 10 maggio 1942), l'*SS-Obersturmführer* Franz Freiherr Hermann Johann Maria von Bodmann (dal maggio all'agosto 1942), l'*SS-Hauptsturmführer* Kurt Erich Willy Uhlenbroock (dal 17 agosto 1942 al 1° settembre 1942) e l'*SS-Obersturmbannführer* Eduard Wirths (dal 6 settembre 1942 al 18 gennaio 1945).

della salute e dell'igiene dei campi»).[33] I suoi uffici sono situati nell'*Häftlingskrankenbau-Schreibstube* di Auschwitz I. Dispone di una squadra di *SS-Lagerärzte* («medici del campo») il cui ruolo non consiste tanto nel curare i deportati, quanto nello svolgere funzioni amministrative. La burocrazia è d'altra parte ritenuta importante ad Auschwitz dal momento che l'Ispettorato dei campi di concentramento (*Inspektion der Konzentrationslager*),[34] diretto dall'*SS-Gruppenführer* Richard Glücks (incaricato della divisione «igiene e salute dei campi») e dall'*SS-Obergruppenführer* Ernst Robert Grawitz, medico capo delle SS e della polizia (*Leitender SS-Arzt*), tiene a essere informato regolarmente delle attività dei *Reviere*[35] nei diversi campi. Glücks e Grawitz esigono rapporti mensili con morbilità, mortalità dei deportati e stato di salute del personale SS.[36] Questi rapporti sono in effetti destinati a mascherare i crimini perpetrati nel campo: i medici spiegano i decessi secondo cause fittizie, senza mai menzionare gli omicidi medicalizzati con iniezioni intracardiache di fenolo e nelle camere a gas.

Il Krankenbau del campo di Auschwitz I

Fin dalle prime settimane di esistenza del campo viene creata un'infermeria nel blocco 21. Inizialmente chiamata *Häftlingskrankenbau* (HKB), verrà poi rinominata come *Krankenbau* (KB); i detenuti la indicano generalmente con il termine *Revier*. L'edificio

[33] Questo dipartimento dell'*Inspektion der Konzentrationslager* («Ispettorato generale dei campi»), che si trovava nel campo di Oranienburg, si occupava della gestione amministrativa dei servizi sanitari dei campi di concentramento.

[34] Quest'organismo delle SS, che si trovava a Oranienburg, si occupava della gestione e direzione dei campi di concentramento. L'IKL è diventato nel 1942 il dipartimento D (*Amtsgruppe D*) dello WVHA (*Wirtschafts-und Verwaltungshauptamt*, Ufficio centrale dell'amministrazione e dell'economia delle SS).

[35] Abbreviazione del tedesco *Krankenrevier*, che significa «quartiere dei malati». Per il lessico del linguaggio dei campi di concentramento si veda l'appendice C al termine del volume.

[36] Aleksander Lasik, Franciszek Piper, Piotr Setkiewicz e Irena Strzelecka, *Auschwitz 1940-1945*, t. 1, *La construction et l'organisation du camp*, Musée d'État d'Auschwitz-Birkenau, Oświęcim 2011.

comprende l'ufficio del medico delle SS, un dispensario per le cure esterne, una clinica dentistica, quattro stanze ospedaliere per i malati e una per gli impiegati del blocco.[37] La direzione dell'HKB è affidata a due medici delle SS, Max Popiersch[38] e Robert Neumann,[39] che vengono supportati da infermieri delle SS. Un deportato tedesco di diritto comune senza alcuna formazione medica, Hans Bock,[40] è nominato *Kapo*, poi sorvegliante dell'HKB. Anche alcuni deportati polacchi sono scelti per lavorare presso l'HKB, tuttavia si fa in modo di non nominare nessun medico affinché non possano esservi trattamenti di favore per gli intellettuali, che sono oggetto di un odio feroce da parte delle SS. Ciononostante due medici si uniscono all'HKB: il dottor Stefan Pizło[41] (n. 333) e il dottor Léon Głogowski (n. 1281). Da parte sua, il dottor Eduard Nowak (n. 447) si unisce al *Revier* facendosi passare per un calzolaio.[42] Come abbiamo visto, l'HKB ha come scopo principale quello di proteggere il personale SS dal pericolo di contagio costituito dai deportati; l'assistenza medica a questi ultimi è quindi limitata all'individuazione delle

37 Danuta Czech, «Le rôle du camp d'hôpital pour les hommes au KL Auschwitz II», in *Contribution à l'histoire du KL Auschwitz*, Musée d'État d'Auschwitz-Birkenau, Oświęcim 1978.

38 L'*SS-Hauptsturmführer* Max Popiersch (nato nel 1893 a Pszczyna, in Slesia) è un veterano della Prima guerra mondiale. Dato che parla bene polacco, è assegnato a Flossenbürg prima di prestare servizio ad Auschwitz dal 22 maggio 1940 al 1° ottobre 1941.

39 L'*SS-Obersturmführer* Robert Neumann (nato nel 1902 a Nussdorf in Slesia), membro delle SS dal 1913, è assistente di patologia all'Università di Berlino. Aveva già realizzato studi istopatologici a partire da frammenti di fegato di deportati a Buchenwald. Dopo l'assegnazione al campo di Auschwitz, che dura solo poche settimane, nell'ottobre 1940 diventa direttore dell'Istituto di patologia dell'Università Tongji di Shanghai.

40 Assegnato in precedenza al *Revier* di Sachsenhausen, fa parte del gruppo di 30 criminali di diritto comune mandati al campo di Auschwitz per garantire la sorveglianza dei deportati.

41 Stanislaw Klodziński, «Dr. Stefan Pizlo, prisoner No. 333 of the Auschwitz concentration camp», in *Przegląd Lekarski*, 26 (1), 1970.

42 Irena Strzelecka, «Les hôpitaux dans le camp de concentration d'Auschwitz», in Aleksander Lasik, Franciszek Piper, Piotr Setkiewicz e Irena Strzelecka, *Auschwitz 1940-1945*, t. 2, *Les détenus. La vie et le travail*, Musée d'État d'Auschwitz-Birkenau, Oświęcim 2011.

malattie contagiose e alle cure realmente indispensabili.[43] Cionondimeno, l'HKB si riempie rapidamente di deportati che vi si recano per ricevere cure necessarie, tenuto conto delle sevizie e vessazioni che subiscono. Inoltre, le condizioni igieniche precarie e le carenze alimentari aggravano ogni minima lesione cutanea e i deportati soffrono di ascessi e foruncoli. Nel corso dell'inverno 1940, l'HKB accoglie un numero importante di deportati malnutriti, malvestiti e con calzature insufficienti che soffrono di malattie respiratorie, di diarrea (*Durchfall*) e di geloni che si trasformano a volte in cancrena. Per medicare ferite, lesioni, infezioni e ascessi vengono usate delle strisce di carta. In assenza di medicine, i deportati sono in pericolo di vita (i detenuti che soffrono di *Durchfall* ricevono a malapena una compressa di carbone o di Tannalbin[44]).

L'assenza di forniture di farmaci presso l'HKB riflette la volontà di Heinrich Himmler, che ha dato ordine di lasciar morire i deportati affetti da malattie gravi.[45] I deportati considerano quindi il *Revier* come un ospizio e cercano di curarsi da soli per evitare di andarci, in particolare ingerendo del pane bruciato o del carbone di legna (per combattere la *Durchfall*) o applicando impacchi imbevuti di urina o di calce spenta per trattare la scabbia.[46] Con l'afflusso regolare di carichi di prigionieri e l'aumento del numero di detenuti malati, le autorità mediche del campo decidono di ingrandire il *Krankenbau*. Nell'ottobre del 1940, viene aggiunto un nuovo blocco dove vengono installati un deposito di farmaci e prodotti sanitari nella soffitta e un obitorio (*Leichenhalle*) nel seminterrato. Nel novembre dello stesso anno viene ampliato con l'aggiunta di altri due nuovi blocchi

[43] Aleksander Lasik, «La structure organisationnelle du camp d'Auschwitz», in *Auschwitz 1940-1945,* t.1, *La construction et l'organisation du camp, cit.*

[44] Il carbone medico e il tannino limitano l'intensità della diarrea.

[45] Ruth Jolanda Weinberger, *Fertility Experiments in Auschwitz-Birkenau. The Perpetrators and Their Victims, Sarrebruck*, Südwest-deutscher Verlag für Hochschulschriften, Saarbrücken 2009.

[46] Irena Strzelecka, «Les hôpitaux dans le camp de concentration d'Auschwitz», in Aleksander Lasik, Franciszek Piper, Piotr Setkiewicz e Irena Strzelecka, *Auschwitz 1940-1945,* t. 2, *Les détenus. La vie et le travail, cit.*

(i blocchi 28 e 20), di cui uno è destinato ad accogliere i deportati affetti da malattie contagiose. In seguito, l'ospedale di Auschwitz arriva a occupare cinque blocchi (9, 19, 20, 21 e 28).[47] Nell'HKB i malati giacciono nudi su del paglericcio sporco di feci e secrezioni purulente, e non ricevono praticamente nessun trattamento, come testimoniato da Władysław Fejkiel.[48, 49] Alcuni medici polacchi deportati, Marian Dupont (n. 2186), Władysław Dering (n. 1723), Tadeusz Gąsiorowski (n. 1396) e Stanisław Suliborski (n. 2876), riescono a farsi ammettere all'HKB in qualità di infermieri (*Pfleger*) non potendosi avvalere del loro titolo di medici. In seguito cooptano dei colleghi polacchi che si uniscono loro. Insieme cercano di aiutare i propri compatrioti ricoverati, ma il loro margine di manovra resta estremamente limitato perché i deportati tedeschi di diritto comune che occupano le posizioni più importanti nutrono nei loro confronti un odio tenace. Questi ultimi fanno regnare un clima di terrore all'interno dell'HKB per conservare le proprie posizioni.

La supervisione dei Reviere da parte degli infermieri SS

Il ruolo di supervisione dei *Reviere* viene svolto soprattutto dai *Sanitätsdienstgrade-SDG*[50] («infermieri»).[51] Dipendono ufficialmente dal dipartimento V e hanno un ruolo importante: sono incaricati di assistere i medici nella gestione dei *Reviere* di Auschwitz I e II.

47 Jan Władysław Chojna Znaczenie, «Dla historyka medycyny niektorych archiwaliow konzentrationslager Auschwitz-Birkenau», in *Archiwum Historii I Filozofii Medycyny*, 58, 1, 1995.

48 Nato nel 1911, questo medico polacco è stato arrestato per fatti di resistenza e deportato l'8 ottobre 1940. Viene ammesso all'HKB come trasportatore di feci dopo essere stato ricoverato in uno stato avanzato di denutrizione.

49 Ernst Klee, *Auschwitz, die NS-Medizin und ihre Opfer*, Fischer Taschenbuch, Frankfurt am Main 2004.

50 Aleksander Lasik, «La structure organisationnelle du camp d'Auschwitz», in *Auschwitz 1940-1945*, t.1, *La construction et l'organisation du camp*, *cit.*

51 Ci sono circa 30 infermieri delle SS: due per ogni compagnia della guardia, più qualche altro che lavora nell'ospedale delle SS. Alcuni infermieri SS che fanno parte del *Desinfektionskommando* («Kommando di disinfezione») hanno ricevuto una formazione nella manipolazione di sostanze volatili e tossiche e, di conseguenza, nel loro impiego nelle camere a gas.

Quasi nessuno di loro ha mai esercitato una professione legata alla medicina prima di entrare nelle SS. Per esempio, Herbert Scherpe era macellaio, mentre Emil Hantl era stato bracciante agricolo e poi tessitore. Hanno semplicemente ricevuto una formazione paramedica di alcune settimane a Oranienburg.

Josef Klehr,[52] morfinomane e alcolista,[53] ex assistente infermiere presso l'Istituto di trattamento e cura di Lubiąż, in Alta Slesia, acquisisce ad Auschwitz un'importanza che non si sarebbe mai sognato: dispone di un potere enorme, quello di vita o di morte. All'interno del blocco 20 appaga la frustrazione di non essere medico ed esige di farsi chiamare professore. Un giorno in cui gli viene annunciato che il medico SS non sarà presente nel *Revier*, sembra abbia addirittura risposto: «Oggi sono io il medico, mostratemi il registro dei malati [*Krankenmeldungen*]».[54]

Josef Klehr si comporta come un vero tiranno nei confronti del personale dell'HKB, come testimoniato dal deportato politico polacco Tadeusz Paczula durante il processo di Francoforte: «Per prima cosa un internato doveva subito provvedere a pulire la sua moto con la quale solitamente arrivava. Poi lui si recava in una stanza di qualche medico, si faceva togliere gli stivali da un internato e si faceva lavare i piedi. Contemporaneamente un altro internato doveva spazzolargli e limargli le unghie. Poi si sedeva al centro della stanza, fumava la sua pipa tenendo i piedi in una tinozza e talvolta si faceva servire da sette o otto prigionieri che dovevano leggergli negli occhi qualsiasi desiderio. [...] Tutto questo lo faceva però soltanto quando non c'era il medico del *Lager*».[55] Godeva profondamente del proprio potere e del senso di impunità totale, come spiegherà lui stesso nel corso del processo: «Ero una persona talmente di rispetto che non

[52] Questo *SS-Oberscharführer* (nato nel 1904) è stato infermiere *SS-Sanitätsdienstgrad* (SDG) nel campo di Auschwitz dall'ottobre 1941 al gennaio 1945, dopo essere stato successivamente assegnato a Buchenwald e poi a Dachau.

[53] Lazar Moscovici, *910 jours à Auschwitz*, Éditions du Retour, Paris 2016.

[54] Rebecca Wittmann, *Beyond Justice. The Auschwitz Trial*, Harvard University Press, Cambridge 2005.

[55] Robert Jay Lifton, *op. cit.*

avvertivo in genere alcun bisogno di picchiare».[56] È una menzogna, testimonia Lazar Moscovici:[57] «Il mostro camminava sempre per le stanze con un bastone in mano, colpendo a destra e sinistra i malati, gli infermieri o i medici detenuti».[58]

Punizioni ed esecuzioni in presenza di un medico

Il ruolo delle punizioni corporali è molto importante ad Auschwitz, come nella maggior parte dei campi di concentramento. Ogni sgarro al regolamento, volontario o accidentale, comporta inevitabilmente una fustigazione inflitta sul luogo dell'infrazione dalle SS o dai *Prominenten*.[59] Percosse e maltrattamenti possono portare alla morte. Per intimidire i prigionieri, è frequente che i deportati colpevoli di infrazioni siano convocati durante l'appello e subiscano la flagellazione su un tavolo speciale dove vengono stesi con i piedi immobilizzati, davanti ai propri compagni. Il numero dei colpi di frusta o manganello dipende dall'infrazione.

In conformità con una circolare dell'Ufficio centrale economico e amministrativo delle SS (SS-WVHA), e in particolare a partire dal 1944, le punizioni corporali devono avvenire in presenza di un medico che attesti con una firma la buona salute di tutti i detenuti che devono ricevere delle percosse.[60] Ne testimonia Lazar Moscovici: «Chi doveva ricevere venticinque colpi di manganello era presentato al medico tedesco che doveva giudicare se l'imputato era fisicamente capace di sopportare le bastonate».[61] Un medico SS era

[56] Hermann Langbein, *Uomini ad Auschwitz: storia del più famigerato campo di sterminio nazista*, Mursia, Milano 2013. Traduzione di Daniela Ambroset.

[57] Questo medico ebreo nato nel 1914 a Fălticeni (Romania) è arrestato nella notte tra il 15 e il 16 luglio 1942, poi deportato il 20 luglio 1942 con il convoglio n. 8 diretto ad Auschwitz.

[58] Lazar Moscovici, *op. cit.*

[59] Nei campi, *Prominent* (al plurale *Prominenten*) significa «privilegiato», un termine che designa qualunque deportato occupi una funzione all'interno del campo: *Kapo*, capo-camerata, ecc.

[60] Aleksander Lasik, «La structure organisationnelle du camp d'Auschwitz», in *Auschwitz 1940-1945*, t. 1, *La construction et l'organisation du camp*, cit.

[61] Lazar Moscovici, *op. cit.*

presente anche in occasione delle esecuzioni dei deportati che si svolgevano davanti al *Todeswand* (il «muro della morte») del blocco 11. Così, durante il massacro perpetrato dall'*SS-Hauptscharführer* Gerhard Palitzsch l'11 novembre 1941,[62] giorno di festa nazionale per i polacchi, un medico delle SS era presente per assicurare il buon svolgimento delle operazioni.[63]

LO STERMINIO PER SFINIMENTO O L'ARTE DI DISSIMULARE I CRIMINI

I medici delle SS partecipano attivamente alla politica di mistificazione che ha lo scopo di mascherare le cause dell'enorme numero di decessi quotidiani dovuto al regime di terrore instaurato nel campo di Auschwitz. Ogni giorno diverse decine di deportati sono uccisi e poi cancellati dai registri del campo. Ma i motivi dei decessi indicati dai medici delle SS sono falsi: *Kachexie bei Darmkatarrh* («cachessia da enterite»), *Schwäche des Herzmuskels* («insufficienza del muscolo cardiaco») o *Schwaches Herz und Fleckfieber* («insufficienza cardiaca e tifo»), *Urämie* («uremia»).

Documenti falsificati

I loro rapporti (*Ärztliche Bericht*) sono pieni di descrizioni dettagliate ma fittizie in cui, in generale, si precisa che il detenuto è arrivato ad Auschwitz in cattive condizioni di salute e che non è sopravvissuto nonostante le cure e le medicine somministrate con regolarità.[64] Per esempio sul registro del *Revier* si può leggere che tre deportati politici francesi, Lucien Schaefer (morto il 30 settembre 1942), Georges Collin (26 agosto 1942) e Albert Beaucousin (10 ottobre 1942), sono tutti e tre morti in seguito a una «polmonite bilaterale» (*beidseitige Lungenentzündung*).

62 Quel giorno sono giustiziati 80 polacchi che si trovano nel Bunker, più altri 27 del blocco 11 e 40 della sezione politica.

63 Danuta Czech, *Kalendarium, cit.*

64 Irena Strzelecka, «Les hôpitaux dans le camp de concentration d'Auschwitz», in *Auschwitz 1940-1945,* t. 2, *Les détenus. La vie et le travail, cit.*

Affinché questa politica di mistificazione sia credibile,[65] i medici delle SS esigono che i medici deportati creino per ogni malato una cartella clinica fittizia perfettamente aggiornata, in modo da poter «provare al mondo in seguito, nero su bianco, che, se è morto, è perché era debole e non perché è stato maltrattato».[66] Sempre nell'ambito di questo gigantesco complotto, nel 1943 si chiede ai medici deportati incaricati del campo degli zingari di firmare un documento attestante che al campo E sono in atto gravi epidemie: tifo, scarlattina e così via. L'idea di fondo è quella di poter spiegare in seguito la morte di alcune migliaia di zingari. Quando uno dei medici deportati esprime delle riserve, il medico SS gli propone ironicamente di seguire i deportati zingari nella loro «nuova residenza» o, in altre parole, nelle camere a gas.[67] Alter Szmul Fajnzylberg (Stanislas Feinsilber), membro del *Sonderkommando*,[68] ricorda che dopo aver fatto gasare gli zingari, le autorità del campo di Birkenau richiedono nuovamente ai medici deportati di stilare dei certificati attestanti che soffrissero di malattie contagiose. «Dal momento che i medici non volevano firmare attestati simili, in contrasto con la verità, sono stati assegnati a una compagnia penitenziaria e, in seguito, portati fuori da Birkenau.»[69] Allo stesso modo, i medici delle SS creano dei certificati attestanti che le razioni alimentari sono ampiamente sufficienti.

L'ex deportato politico polacco Jan Olbrycht, che nel 1946 ha esaminato i documenti stilati dai segretariati degli ospedali di Auschwitz, ha insistito molto sulla logica di mistificazione attuata dalle autorità naziste: «Se il nazismo non fosse stato sconfitto, una persona esterna che avesse studiato la storia delle malattie di cui soffrivano i detenuti di Auschwitz e le cartelle relative al loro trattamento avrebbe potuto concludere che, dal punto di vista delle

65 I decessi continueranno a lungo a essere dissimulati.

66 Robert Jay Lifton, *op. cit.*

67 Olga Lengyel, *op. cit.*

68 Il *Sonderkommando* («squadra speciale») è composto da deportati costretti a garantire il funzionamento delle camere a gas dei crematori di Auschwitz-Birkenau.

69 Georges Bensoussan, *Des voix sous la cendre. Manuscrits des Sonderkommandos d'Auschwitz-Birkenau*, Calmann-Lévy/Mémorial de la Shoah, Paris 2005.

condizioni sanitarie e igieniche, come anche delle cure prestate ai detenuti, il campo di Auschwitz fosse esemplare, e che le cure prestate ai malati fossero ispirate ai metodi terapeutici più avanzati. I documenti redatti dopo la morte di ogni detenuto registrato possono servire da esempio di falsificazione della documentazione e costituire un avvertimento per i giovani ricercatori affinché diano prova di spirito critico nell'analisi di questi documenti e di grande cautela nelle conclusioni che potrebbero trarne».[70] Aggiungiamo che i deportati ebrei destinati alla camera a gas appena arrivati non «beneficeranno» mai, da parte loro, di un certificato di morte individuale.

La creazione delle fabbriche annesse al campo

Nel settembre 1940, quando Oswald Pohl,[71] responsabile del ramo economico delle SS, si reca ad Auschwitz, si rende conto dell'enorme potenziale economico rappresentato dal campo. Questo pragmatico sostenitore dello sfruttamento dei deportati incoraggia la costruzione di diverse imprese nelle vicinanze del campo, in modo da utilizzare la manodopera che vi è contenuta e che è, ovviamente, la meno cara di tutta l'economia tedesca. La prima società a insediarsi è la DAW (*Die Deutschen Ausrüstungswerke*), che appartiene alle SS e si dedica a lavori di carpenteria, metallurgia e lavorazione del ferro. Altre aziende come la DEST (*Die Deutschen Erd-und Steinwerke*), impresa tedesca di estrazione di sabbia e ghiaia, la imitano. In totale, trentaquattro aziende saranno in seguito coinvolte nello sfruttamento dei deportati del complesso di Auschwitz,[72] tra cui Siemens, AEG Telefunken, Bayer o Krupp.[73]

[70] Irena Strzelecka, «Les hôpitaux dans le camp de concentration d'Auschwitz», in *Auschwitz 1940-1945*, t. 2, *Les détenus. La vie et le travail*, *cit.*

[71] Oswald Pohl (nato a Duisburg-Ruhrort nel 1892) era *Obergruppenführer* e uno dei responsabili dell'amministrazione dei campi di concentramento.

[72] Frediano Sessi, *op. cit.*; Gerald Posner e John Ware, *Mengele: The Complete Story*, Cooper Square Press, New York 2000.

[73] Queste società sfruttano il lavoro dei deportati versando come controparte alle SS una somma giornaliera in Reichsmark per ogni deportato.

La società ad aver utilizzato più manodopera del campo di Auschwitz è senza dubbio la I.G. Farbenindustrie.[74] Il 6 gennaio 1941, la visita del campo da parte di uno dei dirigenti di I.G. Farben, Otto Ambros, segna il punto di partenza dell'installazione del marchio ad Auschwitz. Due mesi dopo, il 1° marzo 1941, Heinrich Himmler si reca per la prima volta al campo in cui sono imprigionati 10.900 deportati.[75] Colpito dal potenziale economico del campo, il *Reichsführer* dà disposizioni per accelerarne allo stesso tempo lo sviluppo e la collaborazione con I.G. Farben. Alcuni giorni dopo, il 27 marzo 1941, le autorità SS siglano un accordo con la nota società e mettono così i deportati a sua disposizione per assicurare la costruzione e il funzionamento di un immenso complesso industriale vicino a Dwory, a 7 chilometri dal campo base di Auschwitz.[76] Il sito è destinato a garantire la produzione di olio combustibile e gomma sintetica di cui il regime hitleriano ha bisogno in vista di un attacco dell'URSS e di una guerra prolungata contro il Regno Unito. L'ordine di costruire un nuovo campo con una capacità gigantesca di 100.000 detenuti (che diventerà il campo di Birkenau, o Auschwitz II), a 3 chilometri dalla caserma, viene dato il 26 settembre 1941. I lavori di costruzione del complesso di Auschwitz II iniziano nell'ottobre del 1941. A partire da maggio 1942, migliaia di deportati sono assegnati alla costruzione della fabbrica di Buna (che diventerà il campo di Auschwitz III Buna-Monowitz) per conto di I.G. Farben. L'azienda paga l'amministrazione del campo 4 *Reichsmarks* (RM) per operaio qualificato e 3 per la manodopera

[74] La I.G. Farbenindustrie (*Interessengemeinschaft Farbenindustrie AG*) è un gruppo industriale tedesco che riunisce diverse aziende chimiche (tra cui Bayer, Hoechst e BASF) fondato nel 1925. Al tempo del Terzo Reich, I.G. Farben lavora in stretta collaborazione con il governo nazista, cosa che gli permette di impadronirsi di importanti fabbriche chimiche nelle regioni annesse o occupate dai tedeschi. Dopo la Seconda guerra mondiale, la I.G. Farbenindustrie è stata smantellata dalle potenze alleate.

[75] Danuta Czech, *Kalendarium*, *cit.*

[76] F. López-Muñoz, P. García-García e C. Alamo, «The pharmaceutical industry and the German National Socialist Regime: I.G. Farben and pharmacological research», in *Journal of Clinical Pharmacy and Therapeutics*, 34 (1), febbraio 2009.

ordinaria,[77] per undici ore di lavoro al giorno in estate e nove nel periodo invernale.[78]

Le aziende private che impiegano deportati trattano con le autorità SS affinché i non idonei al lavoro o i malati siano rimpiazzati con altri in condizioni migliori. Pertanto i marchi industriali che sfruttano la manodopera di Auschwitz sono direttamente responsabili dello sterminio della maggior parte di loro, non avendo preso nessuna disposizione per limitare i rischi connessi al lavoro o per facilitarne lo svolgimento. I compiti più sfiancanti devono essere effettuati a ritmi frenetici, con una strumentazione rudimentale se non inesistente.

Le autorità SS sostengono cinicamente con i deportati che entrano per la prima volta nel campo che «il lavoro rende liberi» (*Arbeit macht frei*). Al contrario, mentre consente alle SS un guadagno economico, il lavoro distrugge la forza fisica e psicologica dei deportati.

Il campo di lavoro per i prigionieri sovietici

Dopo l'entrata in guerra contro l'Unione Sovietica nel corso dell'operazione Barbarossa, l'avanzata della *Wehrmacht* è fulminante. Il ministro della Propaganda, Joseph Goebbels, è così entusiasta del successo militare che l'8 luglio 1941 scrive nel suo diario: «Nessuno ha più dubbi sul fatto che saremo vittoriosi in Russia».[79] Milioni di soldati russi sono stati imprigionati e trattati con grande crudeltà,[80] in totale violazione della convenzione dell'Aja concernente le leggi e gli usi della guerra e di quelle di Ginevra, di cui d'altra parta l'Unione Sovietica non è firmataria, relative al trattamento dei prigionieri di

77 Yisrael Gutman e Michael Berenbaum (a cura di), *Anatomy of the Auschwitz Death Camp*, Indiana University Press, Bloomington & Indianapolis 1998.

78 Secondo una dichiarazione di Otto Ambros, membro del consiglio di amministrazione della società dal 1938 al 1945, l'azienda ha pagato più di 20 milioni di *Reichsmarks* per il noleggio della manodopera in due anni e mezzo.

79 Laurence Rees, *Auschwitz: i nazisti e la soluzione finale*, Mondadori, Milano 2017. Traduzione di Elisa Banfi.

80 Il 17 luglio 1941 viene dato l'ordine di fucilare tutti i prigionieri russi potenzialmente pericolosi per il nazismo e i commissari politici.

guerra. In un decreto del 27 agosto 1941, il capo della *Sipo-SD*, la polizia di sicurezza delle SS, non lascia alcun dubbio sul futuro dei prigionieri sovietici: «Si procederà a esecuzioni di detenuti solo nei campi di concentramento. Le istruzioni necessarie saranno fornite ai comandanti. Bisognerà trovare dei locali per i prigionieri di guerra sovietici che devono essere sterminati e organizzarne il trasporto in modo da escludere ogni possibilità di evasione».[81]

Il primo contingente di diverse centinaia di prigionieri di guerra sovietici arriva ad Auschwitz il 18 luglio 1941.[82] Nel corso dell'autunno vi vengono trasferiti più di 10.000 altri prigionieri provenienti dai campi di Neuhammer e Lamsdorf. In totale sono internati ad Auschwitz tra i 10.000 e i 12.000 prigionieri di guerra sovietici. L'idea di Himmler è di sfruttare al massimo la manodopera in quel campo in pieno sviluppo. Quando sono feriti o malati, i prigionieri ricevono un'assistenza ridotta al minimo nel *Revier*, la cui responsabilità è affidata a Leo Wietschorek, un deportato tedesco di diritto comune temuto da tutti per il suo sadismo e la sua brutalità.[83]

Assegnati in massa alla costruzione del nuovo campo di Birkenau, situato in una zona paludosa, la maggior parte di loro muore di fame, di freddo, per malattie e per sfinimento durante l'inverno del 1941, effettuando la demolizione delle case, la preparazione del terreno, la costruzione di canalizzazioni e baracche. Il pavimento di queste ultime solleva nuvole di polvere quando il tempo è secco e diventa fangoso durante le piogge a causa di perdite nei tetti. All'interno, in estate c'è un calore soffocante, in inverno fa freddo ed è umido. Nella sua testimonianza, il deportato politico Kazimierz Smoleń spiega che i prigionieri di guerra sovietici sono considerati come la «categoria più infima di esseri umani [...]; le SS li picchiavano più degli altri e gli rendevano la vita più difficile. Dovevano

81 Tadeusz Iwaszka, «Les motifs d'internement dans le camp et les différentes catégories de détenus», in *Auschwitz 1940-1945*, t. 2, *Les détenus. La vie et le travail, cit.*

82 Danuta Czech, *Kalendarium, cit.*

83 Irena Strzelecka, «Les hôpitaux dans le camp de concentration d'Auschwitz», in *Auschwitz 1940-1945*, t. 2, *Les détenus. La vie et le travail, cit.*

essere sterminati. Morivano come mosche».[84] La degenerazione e la ferocia che derivano dall'estrema violenza di cui i prigionieri sono vittime sono una finalità in sé, volta a disumanizzare ancor di più i prigionieri e deresponsabilizzare i carnefici, come sottolineato da Tzvetan Todorov: «L'operazione comporta quindi due tempi: dapprima si provoca un comportamento che appare "animale"; poi, con la coscienza a posto, si trattano gli uomini alla stregua di animali o peggio».[85]

[84] Laurence Rees, *op. cit.*

[85] Tzvetan Todorov, *Di fronte all'estremo*, Garzanti, Milano 2011. Traduzione di Elina Klersy Imberciadori.

2 · 1941: QUANDO IL MEDICO DIVENTA CARNEFICE

«Ora, sappiamo.
Durante quel periodo del secolo appena concluso
che chiamo Notte, la medicina è stata praticata,
in alcuni luoghi, non per guarire ma per nuocere,
non per combattere la morte ma per servirla.»
Elie Wiesel[1]

L'estate 1941 segna un cambiamento importante e radicale nella storia di Auschwitz e in quella dei medici delle SS. A partire da quel momento, l'eliminazione dei deportati malati o inadatti al lavoro diventa sistematica. I medici delle SS, il cui ruolo fino ad allora era stato limitato alla sorveglianza sanitaria e igienica delle strutture del campo, diventano centrali nell'azione di sterminio. Sono ormai incaricati di selezionare i deportati destinati a essere uccisi e scegliere le modalità di esecuzione.

VERSO L'ASSASSINIO DI MASSA

Il 28 luglio 1941 una commissione di medici promossa da Himmler si reca ad Auschwitz per individuare i prigionieri affetti da malattie incurabili e quelli non più in grado di lavorare a causa dello sfinimento fisico o psicologico. L'obiettivo è procedere all'as-

[1] Elie Wiesel, «Without Conscience», *op. cit.*

sassinio delle «bocche inutili da sfamare».[2] Questa misura riguarda in realtà l'insieme dei campi di concentramento ed è stata decisa in seguito a un accordo tra Heinrich Himmler e Viktor Brack, direttore dell'Ufficio centrale II presso il dipartimento di sanità del ministero dell'Interno. Brack è anche il co-direttore di *Aktion T4*,[3] il programma a cui si deve l'esecuzione di un numero tra i 70.000 e gli 80.000 disabili e malati psichiatrici considerati inguaribili tra il 1° settembre 1939 e il 24 agosto 1941. Il massacro di massa deciso nel 1941 rientra nel quadro del programma di eutanasia *14f13* (*Sonderbehandlung 14f13*), è organizzato dall'*SS-Obergruppenführer* e capo della cancelleria Philipp Bouhler, il superiore di Brack, e comporta l'eliminazione di più di 30.000 internati nei diversi campi.

Il programma di eutanasia *14f13* e Auschwitz

La decisione, nel corso dell'estate 1941, di uccidere i deportati giudicati inadatti al lavoro è il vero inizio del processo di sterminio dei deportati ad Auschwitz. In precedenza, i prigionieri morivano di sfinimento fisico e psicologico a causa delle torture subite, per dei lavori pesanti e sfibranti, per delle pessime condizioni di vita. Ormai invece per sterminare i deportati giudicati troppo malati e inadatti al lavoro occorre predisporre un vero e proprio sistema di eliminazione di massa. Ad Auschwitz il programma di eutanasia *14f13* è guidato dal dottor Horst Schumann, direttore dell'Istituto di Sonnenstein, in Sassonia. Questo medico della Luftwaffe, che aveva lavorato in precedenza presso il centro di eutanasia di Grafeneck, nel Württemberg, ha già compiuto massacri di malati affetti da disturbi psichiatrici in diverse occasioni nell'ambito del programma *Aktion T4*.

Il 28 luglio 1941, Schumann seleziona 573 deportati, per la maggior parte pazienti ricoverati o persone individuate dopo che si erano

[2] Frediano Sessi, *op. cit.*

[3] Nome in codice RAG, per *Reichsarbeitsgemeinschaft Heil-und Pflegeanstalten* («Gruppo di lavoro del Reich per i sanatori e le case di cura»).

presentate all'HKB[4] per ricevere delle cure. Tutti i deportati selezionati pensano ingenuamente di essere trasferiti in un campo meno duro, come è stato loro promesso. A questi Schumann aggiunge due deportati criminali tedeschi odiati da tutti:[5] l'*Oberkapo* del *Bauhof* (l'Ufficio delle costruzioni) Johann Siegruth, amputato di un braccio; e il *Blockältester* («sorvegliante del blocco») della compagnia disciplinare e del *Kommando* Strassenbau, Ernst Krankemann.[6]

Il deportato politico polacco Kazimierz Smoleń ha assistito alla partenza: «Erano tutti sfiniti. Nessuno era in buona salute. Una marcia di spettri. In coda alla fila gli infermieri trasportavano alcune persone in barella. Era macabro. Nessuno gridava alcunché, né rideva. I malati erano soddisfatti di lasciare l'inferno di Auschwitz».[7] Il convoglio, agli ordini dell'*SS-Obersturmführer* Franz Hössler, è mandato in treno in una struttura per malati mentali a Sonnenstein, in Sassonia, a 500 chilometri da Auschwitz. Al loro arrivo i deportati sono asfissiati con il monossido di carbonio in una camera a gas mascherata da sala docce. Il dottor Horst Schumann è personalmente al comando e osserva l'agonia dei deportati.

L'idea del medico SS Friedrich Entress

Dopo la morte dei 573 deportati di Auschwitz a Sonnenstein, le autorità SS si rendono conto della lentezza e dei problemi logistici legati al trasporto in treno dei deportati verso i centri per l'eutanasia situati a una distanza tale da richiedere l'impiego di numerose guardie SS per la sorveglianza. Dalla fine del 1941, il medico SS Friedrich Entress decide di sperimentare sui deportati diversi metodi di uccisione, come le iniezioni di idrogeno che causano la

[4] *Revier*, infermeria e dispensario sono termini utilizzati in maniera intercambiabile. Al contrario, HKB indica nello specifico la struttura di Auschwitz I.

[5] Frediano Sessi, *op. cit.*

[6] Nessuno dei due tornerà dal campo: Siegruth si suiciderà e Krankemann verrà ucciso nel corso del trasferimento da altri deportati desiderosi di vendicarsi dei suoi crimini, con la tacita complicità delle SS.

[7] Laurence Rees, *op. cit.*

morte nell'arco di venti minuti.[8] In seguito ha l'idea di testare altre sostanze come la benzina o l'Evipan, un barbiturico. Infine, opta per il fenolo, ritenuto più rapido ed efficace. Inizialmente realizza delle iniezioni endovenose, poi intracardiache, procedimento che in seguito verrà diffuso in altri campi di concentramento. Nel corso del suo processo davanti alla corte di Francoforte, il 14 aprile 1947, Entress si giustificherà spiegando di avere ricevuto l'ordine di «ricorrere all'eutanasia attraverso puntura con i malati mentali inguaribili, i tubercolotici e gli inadatti cronici al lavoro» dal dottore *SS-Standartenführer* Enno Lolling. «Nell'autunno 1942», precisa, «l'ordine è stato esteso ai prigionieri malati la cui guarigione avrebbe richiesto più di un mese.» Fa risalire quest'ordine al 1942 ma è stato stabilito che, come attestato da diverse testimonianze e documenti presentati nel corso del processo di Rudolf Höss,[9] già nell'agosto 1941 erano stati commessi omicidi medicalizzati di non idonei al lavoro o deportati. Quindi, a partire dall'agosto 1941, il dottor Entress uccide regolarmente mediante iniezioni di fenolo dei malati dichiarati inadatti al lavoro o, in altre parole, chi è affetto da malattie ritenute incurabili, chi soffre di disturbi che richiedono un ricovero troppo prolungato e chi è affetto da gravi malattie infettive. Questa modalità di sterminio è utilizzata quando il numero dei deportati da mandare alla camera a gas non è elevato.

Polacco di origine tedesca (*Volksdeutsche*),[10] Friedrich Entress ha studiato presso la facoltà di Medicina di Poznań. Otterrà il titolo di dottore in Medicina nel 1942 senza avere superato la tesi, grazie a un decreto che favorisce i tedeschi provenienti dai territori dell'Est.[11] Ciononostante, nel 1941 è inizialmente assegnato al campo di concentramento di Gross-Rosen, poi ad Auschwitz a partire da dicembre dello stesso anno. Là, in diverse occasioni, incontra dei

[8] Ernst Klee, *Auschwitz, die NS-Medizin und ihre Opfer*, *cit.*

[9] Frediano Sessi, *op. cit.*

[10] Si tratta degli abitanti della minoranza tedesca dei territori dell'Est persi dalla Germania in favore della Polonia in seguito alla Prima guerra mondiale.

[11] Hermann Langbein, *op. cit.*

vecchi amici che sono stati deportati ma li ignora completamente: «Egli non li aiutò né parlò con loro in polacco. Sosteneva di non conoscere la lingua polacca».[12] È descritto dai deportati come: «Una persona fredda, senza espressività. Per esempio non lo vidi mai sorridere»; «Non mi vedeva neppure. Io ero per lui come l'aria, non una persona. Ne ero estremamente spaventato»; «Era un nazista particolarmente fanatico, ligio alla sua ideologia, convinto che il nazismo fosse l'unica via di salvezza e che per quella ragione occorreva sacrificare altri popoli». Hermann Langbein, che ha avuto occasione di frequentarlo, si è chiesto se la sua crudeltà si spiegasse con l'aspetto gracile e malaticcio o per la sua situazione di *Volksdeutscher* che lo spingeva a dare prova di uno zelo più marcato degli altri medici delle SS.[13] In seguito, Entress delegherà le attività omicide ai suoi «assistenti»,[14] gli infermieri SS Josef Klehr, Herbert Scherpe ed Emil Hantl,[15, 16] supportati da due deportati politici polacchi, Alfred Stössel e Mieczysław Pańszczyk.[17, 18] Josef Klehr[19] si distingue in particolare per la totale assenza di scrupoli e per l'elevato numero di omicidi compiuti. Capita talvolta che uccida due persone alla volta senza mostrare alcuna remora, «con lo stesso distacco con

[12] Frediano Sessi, *op. cit.*

[13] Hermann Langbein, *op. cit.*

[14] Come si è visto, prima di prestare servizio attivo nelle SS, gli infermieri SS non esercitano professioni legate alla medicina, ricevono solamente una formazione di alcune settimane presso la scuola degli infermieri SS a Oranienburg.

[15] Altre SS sono coinvolte nelle iniezioni di fenolo, tra cui Andreas Dargelis, Paul Herglotz, Hans Nierzwicki, l'*SS-Oberscharführer* Herbert Scherpe, l'*SS-Rottenführer* Martin Stockert, l'*SS-Rottenführer* Adolf Theuer così come l'*SS-Sturmmann* Georg Wosnitzka.

[16] Aleksander Lasik, «La structure organisationnelle du camp d'Auschwitz», in *Auschwitz 1940-1945,* t.1, *La construction et l'organisation du camp, cit.*

[17] Mieczysław Pańszczyk (n. 667) e Alfred Stössel (n. 435) facevano parte del primo convoglio di deportati politici polacchi arrivato al campo nel giugno 1940.

[18] Sybille Steinbacher, Devin O. Pendas e Johannes Schmidt, *Der Frankfurter Auschwitz-Prozess, 1963-1965*, Campus Verlag, Frankfurt am Main 2013

[19] Questo *SS-Oberscharführer* (nato nel 1904) è stato infermiere *SS-Sanitätsdienstgrad* (SDG) nel campo di Auschwitz dall'ottobre 1941 al gennaio 1945 dopo essere stato assegnato a Buchenwald e successivamente a Dachau.

cui un calzolaio toglie una suola rotta da una scarpa».[20] Hermann Langbein, deportato politico viennese, segretario dello *Standortarzt* Eduard Wirths, lo descrive mentre effettua delle punture lombari su prigionieri scelti per essere uccisi: quando uno di loro grida perché ha maldestramente toccato un centro nervoso, lo picchia prima di finirlo. «In Klehr non riuscii mai a vedere traccia di una emozione umana» dirà il deportato politico tedesco Karl Lill, assegnato al *Revier*.[21] Mentre commette omicidi senza farsi domande, alleva «con amore e dedizione»[22, 23] dei conigli. Verrà descritto come un «uomo comune, con moglie e figli, disposto al male, senza tuttavia essere un sadico o un pervertito».[24] Franz von Bodmann, un altro medico delle SS che ha perpetrato esecuzioni dello stesso tipo, si distingue per la crudeltà nell'eseguire le iniezioni di fenolo intravenose che provocano la morte al termine di atroci sofferenze.[25]

La diffusione delle esecuzioni con iniezioni di fenolo

A partire dalla fine del 1941 le uccisioni si svolgono nei *Reviere*, inizialmente in una piccola stanza discreta, situata vicino all'obitorio, nel seminterrato del blocco 28 e a volte nei dispensari dei blocchi 28 e 21. Questi omicidi di massa avvengono in seguito in una stanza del blocco 20 appositamente adattata e chiamata *Behandlungszimmer* («sala trattamento»).[26]

Le esecuzioni mediante iniezioni di fenolo proseguono fino all'aprile 1943, sia ad Auschwitz sia a Birkenau[27] e in diversi campi

20 Frediano Sessi, *op. cit.*

21 Hermann Langbein, *op. cit.*

22 Il suo zelo gli farà ricevere la Croce al merito militare con spada.

23 Robert Jay Lifton, *op. cit.*

24 Frediano Sessi, *op. cit.*

25 Hermann Langbein, *op. cit.*

26 Irena Strzelecka, «Les hôpitaux dans le camp de concentration d'Auschwitz», in *Auschwitz 1940-1945*, t. 2, *Les détenus. La vie et le travail, cit.*

27 Fino al mese di aprile 1943, le deportate ebree incinte che hanno appena partorito vengono uccise insieme al neonato con un'iniezione di fenolo nelle baracche 25 e 28 del settore BIa del campo femminile di Birkenau.

annessi.[28] Le SS incaricate dell'esecuzione si recano allora in una stanza del blocco 20 del campo principale i cui vetri sono dipinti di bianco affinché nessuno possa vedere cosa succede all'interno. «A sinistra della porta c'era un tavolino con una serie di grosse siringhe e aghi molto lunghi, lì accanto una bottiglia con un liquido giallo-rosato: era fenolo. Nella stanza c'erano anche due sgabelli, su una parete c'era un gancio da cui pendeva un grembiule di gomma.»[29] Due deportati sono incaricati di far entrare la vittima, che non sospetta niente di quello che accadrà. È seduta su una sedia da dentista e deve mettere un braccio sotto la propria nuca e uno sotto la scapola. Tre detenuti vengono allora incaricati di tenerla ferma: «Due prigionieri le tengono le mani mentre un terzo le immobilizza la testa». Subito dopo le viene fatta un'iniezione intracardiaca di fenolo, poi, come riportato da un testimone: «Tutto diventa nero davanti ai suoi occhi. Gli altri detenuti che hanno assistito alla puntura portano via la vittima semi-incosciente in una stanza vicina e la lasciano sul pavimento; soccombe in meno di trenta secondi».[30]

Gli omicidi mediante iniezione di fenolo avrebbero causato la morte di quasi 20.000 deportati, con picchi di 200 uccisioni al giorno.[31] Alfred Stössel e Mieczysław Pańszczyk hanno ammesso di aver ucciso rispettivamente 10.000 e 12.000 persone.[32] Alcuni testimoni come Stanisław Głowa[33] ritengono che il numero delle vittime sia più vicino alle 30.000, mentre Stanisław Kłodziński, infermiere del blocco 20, lo stima tra le 25.000 e le 30.000. Nel febbraio 1943, quest'ultimo assiste all'assassinio per iniezione di fenolo di un gruppo di giovani di Zamość, tra i dieci e i quindici anni, da parte

[28] Irena Strzelecka, «Les hôpitaux dans le camp de concentration d'Auschwitz», in *Auschwitz 1940-1945*, t. 2, *Les détenus. La vie et le travail*, *cit.*

[29] Hermann Langbein, *op. cit.*

[30] Commissione di inchiesta sui crimini di guerra in Polonia, *cit.* da Yves Ternon e Socrate Helman, *Histoire de la médecine SS, ou le Mythe du racisme biologique*, Casterman, Paris 1969.

[31] Frediano Sessi, *op. cit.*

[32] Yves Ternon e Socrate Helman, *op. cit.*

[33] Questo deportato politico polacco è stato assegnato come segretario al blocco 20.

dell'infermiere SS Herbert Scherpe e per ordine del medico delle SS Werner Rohde. Profondamente colpito Scherpe esce dalla stanza, dicendo: «Non ce la faccio più».[34] Si rifiuta di continuare; come rappresaglia l'*SS-Obersturmbannführer* Eduard Wirths lo assegna al campo di Golleschau[35] ed è rimpiazzato dal collega Emil Hantl.

Le prime gasazioni con lo Zyklon B

Dalla fine di agosto 1941, in pratica nel momento in cui iniziano gli omicidi con il fenolo, viene introdotto il metodo di sterminio di massa nelle camere a gas con lo Zyklon B.[36] È l'*SS-Hauptsturmführer* Karl Fritzsch che, in occasione di un'assenza di Rudolf Höss a inizio settembre 1941,[37] ha l'idea di usare questo prodotto ad Auschwitz, nelle celle sotterranee del blocco 11, le cui finestre sono state chiuse ermeticamente con della terra[38] per asfissiare i prigionieri sovietici.

Il dottor Siegfried Schwela è personalmente coinvolto nell'operazione di gasazione nel corso della quale vengono uccisi 600 prigionieri di guerra sovietici giudicati inguaribili e 250 deportati del campo.[39] Dal momento che l'operazione incontra numerose difficoltà, l'obitorio del «vecchio crematorio» all'esterno di Auschwitz I è trasformato in camera a gas: viene utilizzato per la prima volta il 16 settembre 1941 per sterminare un gruppo di 900 prigionieri di guerra sovietici.[40] Nei mesi seguenti, altri contingenti più piccoli, condotti al campo su dei camion, vengono gasati con lo Zyklon B,[41] un preludio alla generalizzazione del sistema sotto la guida

[34] Hermann Langbein, *op. cit.*

[35] Ernst Klee, *Auschwitz, die NS-Medizin und ihre Opfer, cit.*

[36] Lo Zyklon B è un insetticida a base di cianuro di idrogeno prodotto da una società del gruppo I.G. Farben (*Deutsche Gesellschaft für Schädlingsbekämpfung mbH*, Società Tedesca per la Disinfestazione).

[37] Alcuni si chiedono se questa prima operazione di assassinio di massa non sia stata preceduta nel mese di agosto da un tentativo su un numero minore di deportati.

[38] Frediano Sessi, *op. cit.*

[39] Danuta Czech, *Kalendarium, cit.*

[40] Paul Weindling, *Epidemics and Genocide in Eastern Europe, 1890-1945*, Oxford University Press, Oxford 2000.

[41] Christopher Browning, *Le origini della soluzione finale. L'evoluzione della politica an-*

dei medici SS. Questi ultimi si accorgono molto rapidamente che tale modalità di esecuzione presenta il «vantaggio» di evitare il rischio di movimenti di panico lasciando fino all'ultimo le vittime nell'ignoranza della sorte loro riservata.

Allo stesso tempo, a partire dalla fine dell'estate 1941, l'HKB (l'ospedale dei prigionieri) diventa un luogo temuto dai detenuti. Il deportato ebreo slovacco Alfred Wetzler lo considera come il «centro di raccolta per i condannati a morte».[42] Le regole di ammissione, definite nel dettaglio, prevedono che i deportati possano recarsi all'HKB solo dopo avere ricevuto l'autorizzazione del loro capoblocco (secondo il deportato ebreo francese Stanislas Feinsilber, i capi-blocco a volte uccidevano i prigionieri che si ammalavano).[43] Al termine di un esame sommario all'ingresso dell'HKB i medici SS decidono di ricoverarli, rimandarli al lavoro o condannarli se non li ritengono in grado di lavorare di nuovo. I medici deportati dissuadano a volte i malati dal recarsi all'HKB, coscienti dei rischi che vi incontrerebbero.[44]

AVVIARE LA «SOLUZIONE FINALE DELLA QUESTIONE EBRAICA»

Secondo Rudolf Höss, a Berlino[45] si è svolta una riunione fondamentale: Himmler informa Höss che Hitler ha ordinato di procedere alla «Soluzione finale del problema ebraico». Un mese dopo, nell'agosto 1941, Rudolf Höss incontra Adolf Eichmann, il responsabile dello RSHA (*Reichs-sicherheitshauptamt*, «Ufficio centrale della sicurezza del Reich») per le questioni ebraiche. Riferendosi alle modalità del programma di sterminio, Eichmann spiega a Höss il «metodo per uccidere la gente durante il trasporto nei camion, utilizzando residui di gas del motore come si faceva

tiebraica del nazismo. Settembre 1939-marzo 1942, il Saggiatore, Milano 2008. Traduzione di Enrico Basaglia.

[42] Tal Bruttmann, *Auschwitz*, La Découverte, Paris 2015.

[43] Georges Bensoussan, *Des voix sous la cendre…, cit.*

[44] Testimonianza di Foincilber (Feinsilber), in Georges Bensoussan, *Des voix sous la cendre…, cit.*

[45] La data che suggerisce è sbagliata.

fino ad allora nella zona orientale».[46] Si riferisce ai centri di sterminio di Chełmno,[47] di Bełżec, di Sobibór e di Treblinka che sono già stati istituiti nell'est della Polonia durante l'autunno 1941. La decisione di sterminare gli ebrei del continente europeo viene presa ufficialmente durante la conferenza di Wannsee,[48] il 20 gennaio 1942, quindi quasi sei mesi dopo lo scoppio della guerra contro l'Unione Sovietica.[49] La decisione viene presa una volta constatata l'insufficienza dei metodi di massacro utilizzati in Russia dalle *Einsatzgruppen*.[50]

Lo sterminio degli ebrei in un «luogo ideale»

Semplice da isolare e nascondere, Auschwitz sembra subito un «luogo ideale» per realizzare la «Soluzione finale della questione ebraica» (*Endlösung der Judenfrage*), a maggior ragione dal momento che la stazione è collegata all'insieme della rete ferroviaria, cosa che permette l'arrivo degli ebrei da tutta Europa. Due mesi dopo la conferenza di Wannsee, il primo convoglio di ebrei proveniente dalla Slovacchia arriva ad Auschwitz, in conformità all'ordine dell'Ufficio IV dello RSHA. 999 donne ebree slovacche, requisite dal proprio governo per lavorare in fabbrica, inaugurano il campo delle donne (*Frauen-Konzentrationslager*, FKL) il 26 marzo 1942 ad

[46] Aleksander Lasik, «La structure organisationnelle du camp d'Auschwitz», in *Auschwitz 1940-1945*, t.1, *La construction et l'organisation du camp*, *cit*.

[47] Sembra che Rudolf Höss si sia sbagliato sulle date degli incontri con altri dignitari nazisti nel corso della sua deposizione. I primi ebrei sono stati gasati a Chełmno il 7 dicembre 1941 nei camion adattati per lo scopo.

[48] Quest'incontro riunisce quindici alti funzionari del Partito nazista e dell'amministrazione tedesca, nella periferia di Berlino, sulla riva del lago di Wannsee. L'obiettivo è quello di fissare le modalità precise della realizzazione della «Soluzione finale della questione ebraica», in linea con la volontà del Führer.

[49] Alcuni omicidi di massa di ebrei, perpetrati dagli *Einsatzgruppen* (o «squadre speciali»), avevano già avuto luogo nelle regioni dell'Unione Sovietica occupate dalla Germania durante il secondo semestre del 1941.

[50] Le *Einsatzgruppen*, alle quali Raul Hilberg dà il nome di «unità mobili di massacro», affiancano le truppe della Wehrmacht nella sua avanzata e sono incaricate di fucilare a cielo aperto centinaia di migliaia di uomini, donne e bambini.

Auschwitz I.[51] C'è un solo uomo in quel convoglio: un medico ebreo incaricato dalle autorità slovacche di accompagnare le deportate per limitarne la diffidenza facendo credere loro che nel nuovo campo beneficeranno di assistenza medica. All'arrivo, l'uomo viene subito abbattuto da un ufficiale delle SS. Quattro giorni dopo arriva al campo un convoglio di 1112 uomini ebrei provenienti dalla Francia. Il 12 maggio viene sterminato un intero trasporto di 1500 ebrei (uomini, donne e bambini di Sosnowitz). Ormai, e per più di due anni e mezzo, i convogli provenienti da tutto il continente europeo si succedono a un ritmo infernale nel campo di Auschwitz-Birkenau.

Il 4 luglio 1942, all'arrivo di un convoglio di 1000 ebrei slovacchi, le autorità attuano per la prima volta una selezione sulla rampa, alla discesa dal treno. Quel giorno alcuni medici delle SS elaborano una modalità di divisione che in seguito mettono a sistema. Separano 264 uomini e 108 donne considerati «adatti al lavoro» e ammessi al campo.[52, 53] Tutti gli altri deportati (vecchi, donne con bambini, malati...) sono mandati con dei camion verso le camere a gas, dove saranno giustiziati. La selezione si svolge rapidamente alla stazione merci su quella che diventerà la «rampa degli ebrei» (la *Judenrampe*), a più di 2,5 chilometri dalle camere a gas.[54, 55]

Le prime esecuzioni avvengono nelle vicinanze del campo di Birkenau, in camere a gas chiamate Bunker I e II.[56, 57] Heinrich

[51] Dipende dal campo di concentramento di Ravensbrück prima di diventare un sottocampo di Auschwitz nel luglio 1942.

[52] Gli uomini ricevono i numeri da 44.727 a 44.990, le donne i numeri da 8389 a 8496.

[53] Lazar Moscovici, *op. cit.*

[54] Si tratta di una distanza importante che pone problemi logistici legati al trasporto su camion di un numero elevato di future vittime. Di conseguenza vengono intrapresi dei lavori di sistemazione delle ferrovie e, a partire da maggio 1944, la ferrovia è prolungata addirittura all'interno del campo di Birkenau, affinché le vittime possano passare il più rapidamente possibile dalla *Bahnrampe* alle camere a gas.

[55] Danuta Czech, *Kalendarium*, *cit.*

[56] Questi Bunker sono soprannominati «la casetta rossa», perché si tratta di una piccola fattoria in mattoni con il tetto di tegole, e «la casetta bianca», per il tetto di paglia.

[57] Irena Strzelecka, «Les hôpitaux dans le camp de concentration d'Auschwitz», in *Auschwitz 1940-1945,* t. 2, *Les détenus. La vie et le travail, cit.*

Himmler ha l'occasione di rendersi conto di persona del nuovo sviluppo durante la visita ad Auschwitz del 17 e del 18 luglio 1942. In quell'occasione, Höss lo fa assistere alla gasazione di un gruppo «di prova» di ebrei olandesi. Il *Reichsführer* è colpito dall'efficacia e dalla rapidità con cui sono sterminati. Si interessa al metodo di eliminazione dei cadaveri da parte della squadra del *Sonderkommando* («unità speciale») composta quasi esclusivamente da ebrei deportati, poi decide di ordinare la costruzione di strutture gigantesche che uniscano camere a gas e forni crematori.[58] Nella seconda metà del 1942 i convogli ferroviari convergono verso Auschwitz a un ritmo crescente. Durante quel periodo, 175.000 ebrei arrivano ad Auschwitz da Francia, Belgio, Paesi Bassi, Germania, Norvegia e diverse regioni della Polonia.[59] Il centro di esecuzione di Auschwitz-Birkenau diventa gradualmente davvero «operativo» e in grado di uccidere ogni giorno diverse migliaia di uomini,[60] secondo un metodo scientifico di sterminio allo stesso tempo di massa e veloce. Il campo di Auschwitz-Birkenau, allora, diventa tanto un gigantesco centro di sterminio degli «ebrei inadatti» al lavoro quanto un immenso vivaio di «ebrei validi» (ma anche di oppositori politici provenienti da tutta Europa, destinati a essere sfruttati fino allo sfinimento completo).[61]

Birkenau, il più grande dei campi di concentramento, raggiungerà la superficie di 177 ettari, ossia 124 campi da calcio. Perverrà alla sua massima capacità di sterminio durante l'estate 1944, come testimoniato dal dottor Miklós Nyiszli[62] (assegnato in qualità di

[58] Il crematorio IV è completato il 22 marzo 1943, il crematorio II il 31 marzo, il V il 4 aprile e il III il 24 giugno 1943.

[59] La percentuale degli ebrei uccisi ad Auschwitz nel corso della seconda metà del 1942 è «modesta» se paragonata al numero di uccisioni avvenute nello stesso periodo nell'insieme dei centri di sterminio dell'ex Polonia: 140.000 circa su oltre 1,4 milioni di ebrei.

[60] Il processo di sterminio degli ebrei europei (*Endlösung*) su larga scala proseguirà fino alla fine del mese di ottobre 1944.

[61] Quest'immenso campo, la cui costruzione è iniziata nell'ottobre 1941, comprende un insieme di edifici destinati allo sterminio ma anche 300 baracche di deportati.

[62] Robert Jay Lifton, *op. cit.*

medico legale al *Sonderkommando* dopo essere stato reclutato da Josef Mengele all'arrivo a Birkenau il 29 maggio 1944).[63] A suo dire, è «una vera e propria fabbrica che comprende cinque forni crematori, veri capolavori della tecnica. Ognuno di questi forni comporta sei fornaci. A ogni infornata, si mandano sei cadaveri sovrapposti in due file su delle specie di grondaie. La cremazione dura tre quarti d'ora. La temperatura sale a più di 1500 °C e, affinché la fiamma sia alta, sono in funzione 24 ore su 24 dei ventilatori da 15 CV. [...] I crematori di Auschwitz possono arrivare a occuparsi di 5000 corpi al giorno».

L'istituzione dei Reviere a Birkenau nel 1942

Le condizioni di detenzione nel campo sono estremamente precarie, in particolare a Birkenau. D'estate il caldo è soffocante; l'inverno è freddo e umido. Le baracche sono infestate da pidocchi, pulci e ratti che attaccano soprattutto i cadaveri ma anche i malati e i deportati indeboliti, che sono molti. Una volta creato il campo di Auschwitz II-Birkenau, i prigionieri indeboliti sono quindi mandati, dal 1942, nel *Revier* al blocco 7 del BIb[64] (campo maschile), la cui capienza può raggiungere tra i 1200 e i 1300 malati.[65] Le donne invece sono mandate al blocco 25. I due blocchi sono organizzati nello stesso modo, con dei muretti che si estendono fino al blocco vicino, creando così allo stesso tempo sia un cortile sia una separazione fisica con il resto del campo. Queste due baracche occupano un posto particolare perché in pochi ne escono vivi. Del resto il

63 Trasferito a Monowitz il giorno dopo l'arrivo, il 30 maggio, e assegnato a lavori di cantiere, viene inviato il 27 giugno a Birkenau. È condotto nella «squallida sala autopsia» di un'appendice del blocco 12 del campo dei detenuti malati fino alla fine di agosto 1944.

64 Il campo di Birkenau è diviso in diversi settori, con il campo femminile (BIa) e quello maschile (BIb). Ci sono anche il campo di quarantena (BIIa), il campo maschile di lavoro (BIId), il campo ospedale (BIIf), il «Mexico» (BIII) e il campo-deposito degli effetti personali confiscati o *Effektenlager* (BIIg). Il campo per le famiglie è a sua volta diviso in BIIb per gli ebrei del ghetto di Terezín e BIIe per gli zingari (si veda la mappa del campo di Auschwitz II all'inizio del volume).

65 Joseph-Désiré Hafner, *op. cit.*

blocco 7 è considerato come una vera e propria «anticamera della morte»,[66] come spiega il medico deportato ebreo francese Henri Goldstein:[67] «Chi entrava al blocco 7 ne usciva solo per essere ucciso con il gas». Si tratta di un «edificio in mattoni come tutti gli altri; sopra la porta si può leggere la cinica dicitura: «*Infektionsabteilung*» [malattie infettive]».[68] I medici delle SS responsabili del blocco 7 non lasciano alcuna speranza ai deportati ammessi e a volte fanno loro incidere sugli avambracci sinistri un ulteriore tatuaggio: la lettera «L» per *Leiche* («cadavere»).[69] Per evitare che si verifichino fughe di prigionieri, le autorità del campo circondano il blocco 7 con un muro di mattoni alto due metri e installano una porta d'entrata sempre chiusa e sorvegliata.

Il vitto dei deportati del blocco 7 è ridotto a un terzo o a un quarto della razione alimentare in vigore nel campo[70] perché il personale si accaparra il resto. Nella sua testimonianza, Henri Goldstein riporta che i *Stubendienste*[71] del blocco 7 uccidono i deportati «per il proprio interesse», per prendersi il pane delle vittime.[72] Qualsiasi aiuto da parte degli altri detenuti è strettamente vietato e praticamente impossibile. Nell'attesa di essere mandati alle camere a gas, i detenuti sono maltrattati dal personale infermieristico (molto spesso

[66] Situato vicino al dispensario del blocco 8, in cui l'*SS-Rottenführer* Franz Schulz giustizia i detenuti con un'iniezione mortale di fenolo. I deportati Henryk Krause, Witold Kulesza, Jerzy Rajchmann e Roman Zenkteller vi lavoravano come medici.

[67] Henri Goldstein (nato il 15 novembre 1911 a Radom) è deportato con il convoglio n. 6 del 17 luglio 1942.

[68] André Lettich, *Trente-quatre mois dans les camps de concentration. Témoignages sur les crimes «scientifiques» commis par les médecins allemands*, Imprimerie coopérative, Tours 1946.

[69] Testimonianza del dottor Léon Landau, in Betty Truck e Robert-Paul Truck, *Médecins de la honte. La vérité sur les expériences médicales pratiquées à Auschwitz*, Presses de la Cité, Paris 1975.

[70] Joseph-Désiré Hafner, *op. cit.*

[71] Lo *Stubendienst* è un deportato responsabile dell'ordine nel blocco e agli ordini del capo del blocco.

[72] Verbale dell'udienza di Henri Goldstein realizzato il 30 giugno 1945 dalla signorina Cochinard, incaricata di missione presso la direzione del Servizio di ricerca sui crimini di guerra nemici (Archivi IHTP).

polacco) diretto dal deportato politico tedesco Hans Bock, internato dal 1933, che è stato nominato responsabile (*Revierältester*). Tra le torture inflitte ai malati c'è quella della sete:[73] Henri Goldstein è stato testimone della lenta uccisione di diverse centinaia di deportati (tra cui suo zio e suo cognato), ammassati dal capo del blocco per due o tre giorni in un perimetro di 10 metri per 10 «esposti al sole di giorno, seminudi, stesi per terra; la notte venivano lasciati là senza che gli fosse dato nulla da bere».[74]

Nelle loro testimonianze, i medici deportati insistono sulla puzza che proviene dal blocco 7. Joseph-Désiré Hafner parla di «un odore pesante, di diarrea, di cadaveri, di parassiti», e spiega che «le descrizioni che ci sono giunte degli ospizi del Medioevo sarebbero sembrate un sogno meraviglioso a quei disgraziati».[75] André Lettich,[76] infermiere al blocco 7, riporta la propria impotenza nel dare sollievo ai malati: «Da tutte le parti c'erano braccia tese e supplicanti di persone che conoscevamo e le loro grida ci strappavano il cuore: "Dottore, ci aiuti". Ma noi eravamo, ahimé! del tutto impotenti; l'assistenza doveva limitarsi a qualche parola di incoraggiamento, speranza e consolazione, al conforto che mancava anche a noi». Tuttavia, «mosso dalla pietà», cerca di dare sollievo ai malati con enormi cisti purulente: «Abbiamo inciso e svuotato le cisti con mezzi di fortuna, con un bisturi arrugginito e un paio di pinze anche esse arrugginite che avevamo disinfettato immergendole nella tintura di iodio. Ne fuoriuscivano litri di pus».[77]

Due volte a settimana, il lunedì e il giovedì, i deportati venivano mandati in camion verso le camere a gas. Hafner racconta che andando verso le camere a gas «spesso veniva intonata la Marsigliese,

[73] Joseph-Désiré Hafner, *op. cit.*
[74] Verbale dell'udienza di Henri Goldstein, *doc. cit.*
[75] Joseph-Désiré Hafner, *op. cit.*
[76] Medico ebreo arrestato a Tours e deportato il 20 luglio 1942 con il convoglio n. 8. È mandato al *Revier* di Birkenau, per essere poi trasferito ad Auschwitz nel luglio del 1943 per lavorare all'istituto di igiene.
[77] André Lettich, *op. cit.*

cantata anche da voci non francesi, era impressionante».[78] Nella sua testimonianza, Henri Goldstein menziona anche le esecuzioni effettuate di notte dagli *Stubendienste* in due modalità: o per strangolamento (premendo un bastone sulla gola dei malati sdraiati) o a bastonate sulla nuca.[79] L'ultimo invio di malati dal blocco 7 alle camere a gas avviene verso la fine del mese di marzo 1943.[80]

Oltre a quello del blocco 7, viene realizzato un altro *Revier* nel blocco 12. Joseph-Désiré Hafner ricorda lo spettacolo abominevole offerto dai malati ammucchiati davanti al dispensario: «Davanti al blocco giacevano al suolo centinaia e centinaia di malati. Dai loro abiti proveniva un pesante odore di dissenteria. In un angolo c'erano quelli che erano stati fatti a pezzi dai cani delle SS. Dalle loro braccia e dai volti penzolavano grandi brandelli di carne, qualcuno aveva l'addome completamente aperto, con le viscere esposte. Più in là c'erano uomini con la pelle squarciata dai colpi, altri con ferite enormi ed ecchimosi su tutto il corpo. Ovunque flemmoni mostruosi ed edemi di dimensioni inaudite comparsi fin dal primo giorno. Infine l'immensa, allucinata, delirante e agonizzante massa dei malati di tifo».[81]

Il deportato politico polacco Roman Zenkteller ricopre le funzioni di medico capo del *Revier* al blocco 12.[82] Numerose testimonianze di medici deportati ebrei, in particolare quella di Henri Goldstein,[83] parlano del suo violento antisemitismo nei confronti dei malati di origine ebraica. Peraltro, secondo Joseph-Désiré Hafner, il blocco 12 non dispone dell'attrezzatura necessaria per fornire assistenza a feriti e malati: «Non c'era quasi nessuna medicina. [...] L'aspirina scarseggiava, i tonici cardiaci e i sulfamidici erano inesistenti. Ogni

[78] Joseph-Désiré Hafner, *op. cit.*

[79] Verbale dell'udienza di Henri Goldstein, *doc. cit.*

[80] Franciczek Piper, «Les méthodes d'extermination», in *Auschwitz 1940-1945,* t. 2, *Les détenus. La vie et le travail, cit.*

[81] Joseph-Désiré Hafner, *op. cit.*

[82] Medico colonnello dell'esercito polacco nato nel 1889, è inizialmente assegnato ad Auschwitz, prima di diventare medico capo (*Oberarzt*) dell'ospedale di Birkenau.

[83] Verbale dell'udienza di Henri Goldstein, doc. *cit.*

sera, i medici dell'infermeria facevano centinaia di medicazioni con mezzi di fortuna come strisce di carta, un po' di lignina e di pomata all'ittiolo. Nel 1942, sebbene ci fossero 13.000 detenuti nel campo, l'infermeria non aveva quasi nessuno strumento chirurgico».[84]

L'AFFERMAZIONE DI UNA NUOVA LOGICA ECONOMICA

La prospettiva di una guerra prolungata contro l'URSS rende consapevoli le autorità naziste della necessità di aumentare la manodopera nelle imprese industriali, in particolare in quelle di armamenti. È così che avviene un cambiamento e che «l'impegno al lavoro» (*Arbeitseinsatz*) diventa prioritario rispetto all'assassinio di massa.

Come rispondere alla crescente necessità di manodopera?

Alla fine di marzo 1942 i comandanti dei campi di concentramento ricevono istruzioni dal WVHA (Ufficio centrale economico e amministrativo delle SS) secondo cui «affinché le missioni assegnate ai campi di concentramento abbiano successo, nei campi va preservata la forza di ogni detenuto».[85] Pertanto viene modificata la finalità del lavoro dei deportati: non è più strettamente punitiva, diventa invece utile al sostegno della crescita economica tedesca. «Il lavoro doveva essere una punizione. Di conseguenza venivano spesso ordinati dei lavori senza motivo e necessità, cosa che risultava particolarmente intollerabile. Le SS non rinunciarono mai del tutto a questo metodo di vessazione [...] [ma] si manifestò una diversa tendenza. L'economia di guerra richiedeva forza lavoro.»[86] Secondo la stessa logica, il 26 ottobre 1943, Oswald Pohl, capo del WVHA, ordina in segreto ai comandanti e ai medici dei campi di mantenere il numero più elevato possibile di deportati «in condizione di produrre»,[87] laddove fino a quel momento l'obiettivo dell'Ufficio

84 Joseph-Désiré Hafner, *op. cit.*

85 Ivi.

86 Hermann Langbein, *op. cit.*

87 Irena Strzelecka, «Les hôpitaux dans le camp de concentration d'Auschwitz», in *Auschwitz 1940-1945*, t. 2, *Les détenus. La vie et le travail*, *cit.*

centrale economico e amministrativo delle SS era stato quello di sfinire i deportati con il lavoro, fino allo stremo delle forze.[88] Il complesso concentrazionario di Auschwitz si inserisce perfettamente nella nuova logica economica; numero dei detenuti e superficie crescono rapidamente. Nell'agosto 1943 contiene 74.000 deportati. Durante l'estate del 1944 diventa il più grande campo di concentramento e sterminio del Terzo Reich, con un numero di effettivi stimato tra i 130.000 e i 150.000 deportati. Il *Konzentrationslager* (o KL Auschwitz), la cui superficie copre circa 40 chilometri quadrati, è allora composto da tre grandi spazi:

- Il campo base di Auschwitz I,[89] creato alla metà del 1940, contiene 16.000 detenuti ammucchiati nell'ex caserma ampliata con altri edifici in una trentina di blocchi. Ospita anche la direzione del complesso.
- Il campo di Birkenau (Auschwitz II), la cui costruzione inizia nell'autunno 1941, contiene fino a 100.000 deportati, di cui un terzo di *Durchgangsjuden* («ebrei in transito») non registrati. In questo campo di 170 ettari vengono costruiti anche una ferrovia, che termina direttamente su di una banchina (la *Bahnrampe*) dalla quale gli ebrei selezionati sono mandati verso le camere a gas,[90] e anche dei depositi (il «Kanada», nel gergo del campo), in cui sono smistati e immagazzinati i beni confiscati agli ebrei.[91]

Il campo di Auschwitz III, o *Aussenlager* («campo esterno»), ospita 30.000 deportati. Oltre al sottocampo di Monowitz, creato nel 1942 (chiamato Buna fino al novembre 1943), comprende una

[88] Ernst Klee, *Auschwitz, die NS-Medizin und ihre Opfer*, *cit.*

[89] Prenderà il nome di *Stammlager* dopo la creazione del *Kriegsgefangenenlager* (KGL, campo dei prigionieri) di Birkenau per i soldati sovietici.

[90] Ossia verso i due giganteschi crematori (KII e KIII) situati a poche centinaia di metri o verso altri due crematori (KIV e KV) dotati entrambi di spogliatoio e camera a gas. (Si veda la mappa del campo di Auschwitz all'inizio del volume.)

[91] Sono 2000 i deportati che lavorano nelle 30 baracche di legno messe in funzione nel dicembre 1943 a Birkenau per smistare e immagazzinare i beni degli ebrei. Il termine «*Kanada*» fa riferimento alla ricchezza di quel Paese.

serie di campi periferici[92] più piccoli, situati in prossimità delle miniere e delle aziende chimiche nei dintorni di Auschwitz, in Alta Slesia e in Cecoslovacchia. La vicinanza di questi campi alle industrie permette di limitare la durata del trasferimento dei deportati dal campo base. Diverse grandi aziende agricole e allevamenti si sviluppano al posto delle case distrutte nei villaggi di Budy, Pławy, Babice e Harmęże. A Rajsko viene istituito anche un centro di ricerca agronomica[93] diretto dal dottor Bruno Weber, assistito dal dottor Hans Münch.

In tutti questi luoghi di sfruttamento vengono costruite delle baracche e degli edifici per alloggiare i deportati che vi lavorano.

La creazione del campo-ospedale di Birkenau

In linea con la nuova logica economica, e dal momento che le aziende industriali hanno grande bisogno di manodopera, nel corso dell'estate 1943 le autorità del campo decidono di riorganizzare le modalità di assistenza ai deportati dei diversi campi del gigantesco complesso concentrazionario di Auschwitz. Vengono

[92] Il campo di Auschwitz III gestisce dieci campi ausiliari nel dicembre 1943, 17 nell'aprile 1944 e 28 nel gennaio 1945, tra cui: Colleschau (Goleszów), Jawischowitz (Jawiszowice), «Eintrachtütte» (Świętochłowice), «Neu Dachs» (Jaworzno), Blechhammer (Blachownia), «Füstengrube» (miniera «Wesola» I, II), «Gute Hoffnung», «Janinagrube» (miniera «Janina» a Libiąż), «Günthergrube» (Lędziny), «Brünn» (Brno, Cecoslovacchia), Gleiwitz I (Gliwice), Gleiwitz II, Gleiwitz III, Gleiwitz IV, «Laurahütte» (fabbrica metallurgica «Jensose», Siemianowice), Sosnowitz (Sosnowiec), Bobrek (fabbrica Siemens presso Oświęcim), Trzebinia, Althammer (Stara Kuźnia vicino Halemba), Tschechowitz (Czechowice), «Charlottengrube» (Rydułtowy), «Bismarckhütte» (fabbrica metallurgica «Batory» a Chorzów), Hindenburg (Zabrze), «Hubertushütte» (fabbrica metallurgica «Zygmunt» – Łagiewniki Śląskie). Nei campi ausiliari Blechhammer, Bobrek, Gleiwitz II e Hindenburg ci sono anche dei campi separati per le donne. In aggiunta a essi ci sono tre campi ausiliari femminili: Neustadt (Prudnik), Freudenthal (presso l'azienda Emmerich Machold) e Lichtewerden (presso l'azienda G.A. Buhl und Sohn) in Cecoslovacchia.

[93] Il «Laboratorium Rajsko», o «Hygieneinstitut», è stato stabilito durante l'estate 1942 a Rajsko (a 5 chilometri dal campo base di Auschwitz I). L'istituto è incaricato di realizzare studi biologici per gli ospedali delle SS e della polizia, ma anche per Auschwitz e per i campi annessi. Comprende diversi reparti: batteriologia, chimica, sierologia, preparazione degli ambienti e sterilizzazione, istologia e parassitologia, biologia sperimentale, allevamento di animali da laboratorio, biblioteca, meteorologia.

istituiti dei *Reviere* nei diversi campi ed è creato il campo-ospedale di Birkenau, all'inizio con quindici baracche in legno,[94] poi ampliato con altre tre.[95] I deportati ammessi provengono non solo da Auschwitz I e da Auschwitz II, ma anche dai diversi *Reviere* di Auschwitz III. Parte dei deportati malati viene curata per essere rimandata il più in fretta possibile al lavoro, ma la maggior parte dei deportati ammessi è dichiarata «irrecuperabile» dai tedeschi[96] e molto spesso destinata alle camere a gas.[97] Ogni blocco dell'ospedale di Birkenau è diretto da un medico di blocco (*Leitender Arzt*), che ha ai suoi ordini i medici della camerata (*Stubenärtze*), gli infermieri (*Pfleger*), il sorvegliante del blocco (*Blockältester*), gli scrivani (*Schreiber*)[98] e il personale del laboratorio e della farmacia. Al loro comando vi è un *Lagerältester* («anziano»), nominato dalle autorità SS, che ha autorità su tutti loro. Questa funzione è svolta principalmente da prigionieri tedeschi: inizialmente Hans Dennstädt (n. 60349),[99] poi Heinrich Schuster (n. 34689),[100, 101] il

94 Irena Strzelecka, «Les hôpitaux dans le camp de concentration d'Auschwitz», in *Auschwitz 1940-1945*, t. 2, *Les détenus. La vie et le travail*, *cit.*

95 La baracca 1 è l'edificio dell'amministrazione dove si trovano l'ufficio del medico del campo (*Lagerarzt*) e degli infermieri SDG, ma anche la stanza del direttore del campo, la segreteria dell'ospedale, la farmacia e il laboratorio. La maggior parte delle altre baracche è destinata ai detenuti malati, in maggioranza ebrei. Nella baracca 12 e nella 16, sono ammassati i detenuti ebrei ritenuti incurabili.

96 Robert Lévy, «Auschwitz II: Birkenau», in *De l'université aux camps de concentration. Témoignages strasbourgeois* [1947], Presses universitaires de Strasbourg, Strasbourg 1989.

97 David Benbassat, *Je reviens de Bergen-Belsen*, Gözlem, Istanbul 1992.

98 Danuta Czech, «Le rôle du camp d'hôpital pour les hommes au KL Auschwitz II», in *Contribution à l'histoire du KL Auschwitz*, *cit.*

99 Hans Dennstädt è trasferito il 20 agosto 1942 dal KL Dachau al KL Auschwitz. Nell'ottobre 1943, è mandato al campo ausiliario di Monowitz, da cui, il 28 ottobre 1944, è nuovamente trasferito al KL Flossenbürg.

100 Heinrich Schuster, prigioniero politico trasferito il 1° maggio 1942 da Klagenfurt al KL Auschwitz, nell'ottobre 1942 è mandato al campo ausiliario di Monowitz, nel marzo 1943 al campo ausiliario di Jawiszowice, verso la metà del 1943 al *Zigeunerlager* a Birkenau.

101 APMO (*Archiwum Państwowego Muzeum w Oświęcimin* — Archivio del Museo Statale di Auschwitz), «Processo di Maurer», t. 12a; Danuta Czech, «Le rôle du camp d'hôpital pour les hommes au KL Auschwitz II», in *Contribution à l'histoire du KL Auschwitz*, *cit.*

polacco Roman Zenkteller (n. 20497) e infine il professor Berthold Epstein (n. 79104).[102]

Secondo Henri Goldstein,[103] il campo-ospedale di Birkenau ospita 2000 malati. Serge Golse[104] ricorda un effettivo che andava dai 1000 ai 2000 pazienti, ossia «tra il 10% e il 20% dell'effettivo totale del campo».[105] Nella sua testimonianza, Serge Golse spiega che all'ospedale i malati erano piazzati in letti a tre piani che alloggiavano dai cinque ai dodici malati, ammassati su del paglericcio e non protetti a sufficienza dal freddo con «due coperte di lana e cotone ogni tre malati in inverno». Ricevono delle lenzuola solo a partire dall'aprile 1944. Nel settore BIIf[106] c'è anche un campo-ospedale per le donne. Comprende dodici[107] e in seguito diciotto baracche.[108]

Il numero dei deportati ricoverati nei diversi *Reviere* è costantemente regolato, in modo che non superi una certa percentuale, pari al 7% della popolazione totale del campo nel periodo estivo e al 10% circa in inverno. Tuttavia, questa logica di sfruttamento spinta all'estremo porta il dottor Enno Lolling[109] a ordinare l'esecuzione

[102] Il dottor Berthold Epstein, professore di Pediatria all'Università di Pragae, arrivato al KL Auschwitz il 1° dicembre 1942, è assegnato nel gennaio 1943 all'ambulanza nel campo ausiliario di Monowitz. Nell'agosto 1943 lavora come capo del laboratorio sperimentale del *Lagerältester* Mengele a Birkenau. Nel dicembre 1944 è nominato *Lagerältester* del campo-ospedale di Birkenau fino alla liberazione di Auschwitz, il 18 gennaio 1945.

[103] Verbale dell'udienza di Henri Goldstein, *doc. cit.*

[104] Medico ebreo francese (nato il 18 giugno 1914 a Parigi) deportato ad Auschwitz con il convoglio n. 57 partito da Drancy il 18 luglio 1943.

[105] Serge Golse, «L'hôpital», in *Témoignages sur Auschwitz, cit.*

[106] L'ospedale del campo femminile è allora diretto dall'*SS-Obersturmführer* dottor Werner Rohde, poi dall'*SS-Untersturmführer* Fritz Klein e infine dall'*SS-Obersturmführer* dottor Hans Wilhelm König. Aurelia (Orli) Reichert-Wald è sempre responsabile dell'ospedale, mentre Ena Weiss ricopre il ruolo di medico capo.

[107] Ernst Klee, *Auschwitz, die NS-Medizin und ihre Opfer, cit.*

[108] Sima Vaisman descrive quindici baracche di cui undici occupate dalle malate, una riservata alle detenute tedesche malate, una al personale e due ai consulti, alla cucina e gli annessi. (Sima Vaisman, *L'inferno sulla terra: la testimonianza di una dottoressa deportata ad Auschwitz*, Giuntina, Firenze 2004. Traduzione di Vanna Lucattini Vogelman).

[109] Capo dell'*Amtsgruppe D III Sanitätswesen und Lagerhygiene* del WVHA e medico nella marina durante la Prima guerra mondiale, è l'ispettore medico responsabile dell'or-

di tutti i deportati malati considerati incapaci di lavorare di nuovo, stabilendo una soglia teorica di quattro settimane di inattività,[110] oltre la quale il malato andava sottoposto alle selezioni. In pratica, la soglia è ridotta a due o tre settimane.

L'integrazione dei medici ebrei deportati nei Reviere

In questo contesto vengono decisi alcuni importanti cambiamenti nell'organizzazione del campo di Auschwitz-Birkenau, secondo gli ordini dello *Standortarzt* Eduard Wirths,[111] lui stesso in parte influenzato dal suo segretario, il deportato politico austriaco Hermann Langbein.[112] Lo scopo è quello di «rendere i detenuti utilizzabili dall'industria degli armamenti».[113] I responsabili e gli infermieri-criminali dell'HKB di Auschwitz[114] vengono mandati via, consentendo l'accesso a gran parte di queste posizioni di responsabilità ai detenuti politici (soprattutto polacchi). Durante la primavera 1942, le autorità SS autorizzano ufficialmente l'impiego di deportati in posizioni di medici-detenuti[115] (*Haftlingsärzte*)[116] in funzione delle loro qualifiche.

Da marzo 1943, i medici deportati ebrei sono assegnati ai *Reviere* in seguito a un intervento di Hermann Langbein: «Benché i medi-

---

ganizzazione dei medici, degli ospedali e degli infermieri, nonché degli esperimenti medici condotti in tutti i campi.

110 Ruth Jolanda Weinberger, *op. cit.*

111 Eduard Wirths, nato nel 1909 a Würzburg (Baviera), è membro delle SS dal 1934. È stato nominato medico capo della guarnigione nel settembre 1942, all'età di trentatré anni. È un nazista ambizioso e ossessionato dall'igiene razziale. In precedenza ha prestato servizio presso i campi di Dachau e di Neuengamme, presso Sachsenhausen.

112 Hermann Langbein, dopo aver partecipato alla guerra di Spagna nelle fila delle Brigate internazionali, è internato a Dachau, poi ad Auschwitz. Diventa un membro attivo della rete di resistenza nel campo e riesce a guadagnarsi la fiducia di Wirths.

113 Deposizione di Hermann Langbein, il 18 giugno 1962, Procedura Auschwitz, f. 12703; citata in Ernst Klee, *Auschwitz, die NS-Medizin und ihre Opfer, cit.*

114 Testimonianza Fejkiel, 7 giugno 1960, Procedura Auschwitz, f. 5791 sq.; citata in Ernst Klee, ivi.

115 Irena Strzelecka, «Les hôpitaux dans le camp de concentration d'Auschwitz», in *Auschwitz 1940-1945*, t. 2, *Les détenus. La vie et le travail, cit.*

116 Un anno dopo, le donne medico otterranno lo stesso diritto.

ci ebrei assegnati al personale dell'ospedale in base a quell'ordine non venissero utilizzati per un'attività di carattere medico bensì per qualche lavoro di pulizia, perché gli infermieri delle SS e i superiori antisemiti dell'ospedale non consentivano altro, da allora sostanzialmente si aprì la via che avrebbe infine consentito anche ai medici ebrei di occupare posti importanti».[117] Da quel momento, separare i medici e i farmacisti sulla rampa diventa quindi una prassi abituale.[118] I medici delle SS, in numero insufficiente,[119] comprendono molto rapidamente l'interesse insito nello scaricare la maggior parte dei propri compiti facendo ricorso ai medici deportati e questi ultimi diventano così a poco a poco ingranaggi essenziali nel buon funzionamento del campo. Tuttavia questi cambiamenti strutturali nell'organizzazione delle cure mediche non sono in nessun modo accompagnati da un miglioramento delle condizioni di ospedalizzazione o delle dotazioni di farmaci, e i medici deportati prestano le loro cure senza nessuno, o quasi, strumento.

[117] Hermann Langbein, *op. cit.*

[118] Ivi.

[119] I medici SS in servizio ad Auschwitz non sono mai più di sette o otto, a cui vanno però aggiunti quelli che compiono esperimenti medici e quelli che lavorano alle dipendenze dell'Istituto di igiene delle *Waffen-SS*, come il laboratorio Rajsko.

3 · I MEDICI NAZISTI, FIGURE CENTRALI NELLO STERMINIO DEGLI EBREI

«I mostri esistono, ma sono troppo
pochi per essere davvero pericolosi.
Sono più pericolosi gli uomini comuni.»
Primo Levi[1]

L'obiettivo delle autorità del campo di Auschwitz è prima di tutto evitare il sovraffollamento adattando il flusso dei nuovi arrivi a quello dell'eliminazione di deportati. La missione dei medici delle SS è quella di mantenere l'«ecologia di Auschwitz», secondo l'espressione di Robert Lifton.[2] In base alla loro logica, essendo consapevoli delle atroci condizioni di vita nel campo, gli ebrei idonei al lavoro sono condannati a morire nel più o meno lungo termine. I medici delle SS svolgono un ruolo chiave e partecipano attivamente al processo di sterminio di massa, da una parte all'ingresso del campo (accettando solamente i deportati dotati di un'elevata capacità di lavoro) e dall'altra eliminando quelli che giudicano «irrecuperabili» attraverso le selezioni nel campo e nei *Reviere*. I medici delle SS si considerano i garanti del mantenimento nel campo di una popolazione di deportati in condizione di lavorare e in grado di assicurare il buon funzionamento economico delle

1 Primo Levi, *Se questo è un uomo*, Einaudi, Torino 2014.

2 Robert Jay Lifton, *op. cit.*

aziende che vi sono installate. Questi veri e propri serial killer sono responsabili dello sterminio, nelle ore immediatamente successive al loro arrivo, di quasi l'80% degli ebrei di tutta Europa che varcano le porte del campo di Auschwitz-Birkenau.

I MEDICI DELLE SS SONO PRESENTI IN TUTTE LE FASI...

La selezione dei deportati da mandare verso le camere a gas all'ingresso e all'interno del campo avrebbe potuto essere compiuta da un membro delle SS senza l'intervento dei medici SS, ma, come ha ben spiegato Robert Lifton, Auschwitz è considerato prima di tutto un'«impresa sanitaria pubblica». Di conseguenza, solo un medico delle SS è ritenuto qualificato per portarla a termine con successo.[3] Questa situazione precipita i medici delle SS in quello che lo stesso Lifton ha chiamato il «paradosso dell'uccisione come terapia». Essi considerano lo sterminio degli ebrei come una forma speciale di trattamento. Inoltre il termine *Sonderbehandlung* («trattamento speciale»)[4] è stato scelto con cura per mostrare che l'obiettivo è quello di ottenere una guarigione «speciale»[5] (*Sonder*) da un male considerato nocivo per l'insieme del popolo tedesco, ossia l'esistenza degli ebrei.

La selezione sulla rampa

Lo sterminio degli ebrei che arrivano quotidianamente con i convogli sulla *Judenrampe* («rampa degli ebrei») è organizzato con cura.[6] Nel corso della primavera e dell'estate del 1942, i primi con-

[3] Ivi.

[4] Yisrael Gutman e Michael Berenbaum (a cura di), *op. cit.*

[5] I nazisti applicano il termine di «speciale» anche ad altri ingranaggi della loro azione di sterminio, come i «convogli speciali» che indicano i treni che portano gli ebrei ad Auschwitz.

[6] I *Sonderzüge* («treni speciali») erano considerati prioritari rispetto ai treni merci e urgenti quanto quelli che trasportavano le truppe tedesche verso le zone di combattimento. I deportati ebrei erano ammassati in carrozze bestiame la cui circolazione era assicurata dalla *Reichsbahn*, una compagnia legata al ministero dei Trasporti. Il prezzo del viaggio verso il luogo dello sterminio era fissato a 4 *pfennige* al chilometro di ferrovia per gli adulti. I bambini al di sotto dei dieci anni pagavano metà tariffa, mentre quelli con meno di quattro anni viaggiavano gratis. La tariffa di gruppo veniva fatturata quando 400 per-

vogli di deportati ebrei arrivati senza famiglia non sono oggetto di selezione. Vengono invece accolti dalle SS con incredibile ferocia: lanciano contro di loro i cani e li picchiano a colpi di bastone o con il calcio dei fucili, con il fine, secondo il dottor Samuel Steinberg,[7] di «creare l'atmosfera».[8] Stanislas Feinsilber,[9] che ha fatto parte del primo convoglio partito dalla Francia, ricorda come al suo arrivo «i medici del nostro trasporto si sono rivolti alle SS chiedendo di essere autorizzati a prendere almeno le medicine. Come risposta le SS li hanno riempiti di bastonate e hanno anche sparato loro addosso, cosicché alcuni sono stati uccisi sul posto allo sbarco».[10]

Le autorità SS comprendono presto che è preferibile mostrare calma, in modo da evitare movimenti di panico o di rivolta che potrebbero rallentare il processo. Viene allora istituito un sistema ben rodato e gestito da cima a fondo dai medici delle SS *Lagerärzte* («medici di campo»). Ogni volta che viene annunciato un convoglio, il corpo di guardia e i deportati incaricati della gestione dei nuovi arrivati sono condotti sulla rampa di arrivo insieme al medico SS di guardia (il dottor Fritz Klein spiegherà nel corso del suo processo a Lüneburg il modo in cui riceveva l'ordine attraverso una telefonata dello *Standortarzt* Eduard Wirths). Secondo il dottor Hans Münch, fino alla primavera del 1944 le selezioni erano svolte dai medici delle SS *Lagerärzte*, ma il numero elevato di convogli arrivati dall'Ungheria[11]

sone viaggiavano insieme. La fattura era indirizzata al RSHA (*Reichssicherheitshauptamt*, Ufficio centrale della sicurezza del Reich) che pagava la sola andata per gli ebrei, andata e ritorno per i soldati della scorta.

[7] Samuel Steinberg, nato il 3 settembre 1903 a Hancesti (Bessarabia), è deportato con il convoglio n. 3 del 22 giugno 1942.

[8] Verbale dell'udienza di Samuel Steinberg realizzato i giorni 4, 6, 9, 13, 17 e 19 luglio 1945 dal tenente colonnello Badin, delegato per la regione di Parigi del Servizio di ricerca sui crimini di guerra nemici (Archivi IHTP).

[9] Stanislas Feinsilber (o Foincilber, alias Alter Feinsilber, alias Alter Szmul Fajnzylberg) è nato nel 1910 a Stoczek. È deportato ad Auschwitz con il convoglio n. 1 partito dalla Francia il 27 marzo 1942.

[10] Georges Bensoussan, *Des voix sous la cendre...*, *cit.*

[11] Circa 437.000 ebrei ungheresi sono deportati ad Auschwitz tra il 23 maggio e il 14 luglio 1944. La maggior parte è sterminata all'arrivo.

porta in seguito Eduard Wirths a ricorrere a dentisti e farmacisti in servizio ad Auschwitz.[12]

La squadra dei deportati e dei *Kapos* incaricati di accogliere il treno aspetta allora con pazienza l'arrivo del convoglio.[13] Appena si ferma, le porte delle carrozze si aprono bruscamente e, senza perdere tempo, i deportati invitano la folla compatta a scendere il più rapidamente possibile sulla banchina e a lasciare i bagagli sul posto. I *Kapos* e i deportati partecipano allo scarico dei bagagli, allo sbarco degli invalidi, all'evacuazione di chi è morto durante il viaggio e al recupero del cibo che va portato nelle cucine.

I medici delle SS gestiscono la selezione della folla che esce dai vagoni (costituita dalle 800 alle 3000 persone) senza scrupoli e con incredibile pragmatismo, in un luogo dalla superficie limitata e con un numero ridotto di guardie SS. La percentuale di ammissione dei nuovi arrivati, ossia la proporzione di persone ritenute adatte al lavoro, varia dal 14% al 25% (secondo le dichiarazioni di Rudolf Höss si avvicina più al 25%).[14] Dipende in gran parte dalla mortalità dei deportati nel campo e dalla richiesta di lavoratori al momento in cui arriva il convoglio, ed è inevitabilmente limitata quando il campo è sovraffollato.

Durante il suo processo, il dottor Fritz Klein negherà ogni responsabilità, spiegando con evidente malafede e ipocrisia che «il medico doveva fare una selezione ma non sapeva cosa sarebbe successo dopo».[15] I medici SS ritengono addirittura che la selezione facesse parte delle loro prerogative; «non provavano alcun rimorso nel mandare le persone alla camera a gas».[16] Come spiega Rudolf Höss, questa situazione comporta anche delle tensioni con il *Schutzhaftlagerführer* («direttore del campo»), capo della manodopera: «La selezione degli ebrei abili al lavoro, in teoria, doveva essere compiuta dai medici delle SS; ma è avvenuto di frequente che, a mia insaputa o

[12] Ernst Klee, *Auschwitz, die NS-Medizin und ihre Opfer*, *cit.*

[13] Frediano Sessi, *op. cit.*

[14] Léon Poliakov, *Le Proces de Jérusalem*, Calmann-Lévy, Paris 1963.

[15] Raymond Phillips (a cura di), *War Crimes Trials*, vol. II, *The Belsen Trial*, William Hodge & Cie, London 1949; citato da Yves Ternon e Socrate Helman, *op. cit.*

[16] Hillberg citato da Robert Jay Lifton, *op. cit.*

senza la mia approvazione, se ne incaricassero anche i capi del campo di custodia protettiva o del dipartimento del lavoro. Ciò provocò attriti tra i medici delle SS e questi ultimi».[17]

Höss scarica la responsabilità delle selezioni sul *Reichsarzt* delle SS («medico capo») Ernst Robert Grawit. È lui ad avere dato ai medici le direttive per la selezione: «Andavano impiegati solo gli ebrei davvero in grado di lavorare: uomini deboli o più anziani, accettabili come ripiego, non erano più in grado di lavorare in pochissimo tempo, contribuendo solo ad abbassare il livello di salute generale, a ingombrare inutilmente le infermerie, a occupare il personale medico e a diminuire il numero di medicine per essere poi uccisi come gli altri».[18] Nel corso del suo processo, il dottor Horst Fischer spiegherà che la decisione di fare svolgere la selezione a un medico invece che al *Lagerführer* («capo campo SS») e ai suoi sottoposti veniva da Eduard Wirths, convinto che i non-medici si mostrassero troppo severi mandando a morte deportati in grado di lavorare. A tal proposito si giustificava in questi termini con il fratello: «Dovetti gravare di questo terribile compito i medici a me sottoposti in quanto avevo preteso dalla direzione del *Lager* che, per decidere della idoneità al lavoro, dovessero essere interpellati dei medici».[19]

«Porta il caduceo, non sembra crudele»

Gradualmente, ogni tappa dalla rampa fino alle camere a gas diventa sempre più ponderata; i medici delle SS, le SS e i deportati incaricati di accogliere i nuovi arrivati conoscono perfettamente il proprio ruolo. La prima fase consiste nel dividere la folla in due file separate, da una parte gli uomini, dall'altra le donne e i bambini, senza che possano comunicare in nessun modo se non a gesti.[20] Il professor Robert Waitz,[21] arrestato dalla Gestapo il 3 luglio 1943 e

[17] Rudolf Höss, *Comandante ad Auschwitz*, Einaudi, Torino 2014. Traduzione di Giuseppina Panzieri Saija.

[18] Ivi.

[19] Hermann Langbein, *op. cit.*

[20] Miklós Nyiszli, *Medico ad Auschwitz*, Longanesi, Milano 1974.

[21] Medico ebreo francese, era professore presso la facoltà di Medicina di Strasburgo e si

deportato ad Auschwitz, riferisce che gli uomini tra i venti e i quarant'anni sono poi indirizzati verso una fila destinata a entrare nel campo, pur precisando che «i limiti di età erano elastici» e che «l'aspetto e il portamento del detenuto, il fatto che fosse più o meno ben rasato, incidevano sulla scelta»[22] (ad alcuni deportati viene salvata la vita perché hanno le mani callose). L'altra fila, condannata a essere mandata alle camere a gas, comprende «soprattutto anziani, storpi, uomini gracili e donne con bambini al di sotto dei quattordici anni».[23]

Il sistema di selezione si «perfezionerà» strada facendo tramite l'arrivo di convogli da tutto il continente europeo, fino a quello che le SS chiameranno il «tapis roulant» (*am laufenden Band*). Col passare del tempo, le SS mostrano alcuni «riguardi» per confortare i nuovi arrivati: nessuna separazione tra madri e figli piccoli, assistenza ai malati, precauzioni verso le donne incinte, presenza di camion con il simbolo della Croce Rossa. In effetti, il fatto che la selezione sia effettuata da un medico contribuisce a tranquillizzare i nuovi arrivati. Come sottolineato da numerose testimonianze, la presenza di un caduceo sembra essere un elemento di conforto per molti dei nuovi arrivati. Serge Golse, medico deportato ebreo francese, dichiara in tal senso: «Porta il caduceo, l'emblema del corpo medico. Non sembra crudele».[24]

I medici delle SS costituiscono il perno centrale di quella che Lifton chiama «elaborata macchinazione medica» citando le parole di un deportato: «La collusione... dei medici [nazisti] nell'inganno... era una vera messinscena... Un autocarro della Croce Rossa per rassicurare le persone, e nell'autocarro c'era l'acido prussico per ucciderle. Quando arrivavano i convogli di prigionieri c'era un'ambulanza della Croce Rossa. Questi particolari erano stati

---

era ritirato a Clermont-Ferrand nel 1939. È stato capo regionale del movimento Franc-Tireur in Alvernia, poi vicecapo dei Movimenti uniti di Resistenza (i MUR dell'Alvernia). Arrestato il 3 luglio 1943, è deportato il 7 ottobre 1943 con il convoglio n. 60.

[22] Citato da Vladimir Pozner, *Descente aux enfers. Récits de déportés et de SS d'Auschwitz*, Julliard, Paris 1980.

[23] Miklós Nyiszli, *op. cit.*

[24] Serge Golse, «Birkenau en 1943», in *Témoignages sur Auschwitz, cit.*, e in Vladimir Pozner, *op. cit.*

studiati appositamente per tranquillizzare le persone. Quando si vede un'ambulanza, si pensa che ci sia un'assistenza medica. Era un trucco psicologico deliberato per prevenire reazioni da parte dei prigionieri...».[25]

Ma i tedeschi si rendono conto che questa fase può ancora degenerare facilmente, tanto più che i nuovi venuti, spesso terrorizzati da un viaggio di diversi giorni e notti nelle peggiori condizioni, si preoccupano di ciò che li aspetta. Le autorità del campo continuano a temere un possibile atto di rivolta. Efraïm Stiebelmann, un deportato ebreo, è così testimone di un incidente all'arrivo di un convoglio di ebrei dal ghetto di Łódź: una donna che non vuole separarsi dalla figlia si mette a mordere un SS e a graffiarlo in volto. Per la rabbia, Mengele[26] uccide la donna e la ragazzina, poi dà ordine di mandare tutto il convoglio alla camera a gas dicendo: «Via questa merda».[27] Ricordiamo anche l'esempio di un trasporto di pazienti ebrei provenienti da ospedali psichiatrici olandesi giunti ad Auschwitz in uno stato di panico insormontabile dopo tre giorni di viaggio in condizioni disumane, come testimoniato da un deportato: «È uno dei trasporti dall'Olanda più terribili che io abbia mai visto. Numerosi pazienti cercarono di superare la barriera e furono abbattuti. Gli altri furono immediatamente gasati».[28]

I medici delle SS svolgono quindi un ruolo fondamentale al momento della selezione, perché adottano un comportamento tranquillo e sereno, in contrasto con l'atteggiamento intimidatorio delle SS pesantemente armate.[29] Grazie a questa messa in scena nessuno tra i nuovi arrivati immagina che il medico presente sulla banchina si dedicherà in tempo record al processo di sterminio di centinaia di

[25] Robert Jay Lifton, *op. cit.*

[26] Josef Mengele aderisce al Partito nazista nel maggio 1937, all'età di venticinque anni. Il 30 marzo 1939 ottiene un dottorato in Medicina per le sue ricerche sulla labiopalatoschisi (labbro leporino). Alla vigilia della guerra è considerato un brillante ricercatore in genetica e il suo futuro accademico sembra promettente.

[27] Hermann Langbein, *op. cit.*

[28] Jacob Presser, *Ashes in the Wind*, Wayne State University Press, Detroit 1988.

[29] Frediano Sessi, *op. cit.*

persone. Il dottor Léon Landau descrive così il comportamento di Josef Mengele: «Punta il bastone su ognuno di loro. Destra. Sinistra. Senza la minima esitazione. Destra. Sinistra. Vita. Morte. La decisione di Josef Mengele è senza appello. Signore prima di Dio, ha diritto di vita e di morte su tutti i nuovi arrivati. Gli uomini validi a destra. Direzione: il campo. Lavoreranno per il grande Reich. I vecchi e i malati a sinistra. Saranno gasati. Stesso cerimoniale per le donne e i bambini».[30] La deportata politica polacca Janina Gołębiowska lo paragona a un «bravo direttore d'orchestra».[31]

L'infermiere André Lettich conferma l'inganno da parte dei medici delle SS: «Bisognava vedere gli ufficiali dare loro la mano con galanteria per aiutarle a salire, passare loro i bambini. Si sarebbe potuto credere, e in molti ci sono caduti, che i tedeschi avessero qualche sentimento umano nel cuore».[32] Al colmo dell'inganno, il medico ungherese Miklós Nyiszli è accolto dalle SS che rassicurano i nuovi arrivati rispondendo alle loro domande «con tono paterno e bonario».[33] Anche il dottor Serge Golse dice di essere stato rassicurato dall'apparente empatia dimostrata dal medico delle SS verso i malati: «Di tanto in tanto rompe il proprio mutismo per chiedere con dolcezza "*Sind Sie krank?*" – "Lei è malato?"».[34] Numerose testimonianze riferiscono anche del fischiettio imperturbabile del dottor Heinz Thilo[35] o di Josef Mengele durante la selezione. Il dottor Aron Bejlin[36] ricorda, per esempio, che il dottor Werner Rohde fischia un'aria del *Rigoletto* di Verdi.[37] Infine, i

[30] Testimonianza del dottor Léon Landau, in *Betty Truck e Robert-Paul Truck*, *op. cit.*

[31] Ernst Klee, *Auschwitz, die NS-Medizin und ihre Opfer*, *cit.*

[32] André Lettich, *op. cit.*

[33] Miklós Nyiszli, *op. cit.*

[34] Serge Golse, «Birkenau en 1943», in *Témoignages sur Auschwitz*, *cit.*, e in Vladimir Pozner, *op. cit.*

[35] *Obersturmführer-SS* (nato a Elberfeld nel 1911) assegnato al campo di Auschwitz-Birkenau dal luglio 1942 a novembre 1944, dopo aver prestato servizio a Oranienburg.

[36] Medico ebreo polacco (nato nel 1908 a Suraż) internato nel ghetto di Białystok e poi deportato nel febbraio 1943.

[37] Deposizione di Aron Bejlin, il 28 agosto 1962, Procedura Auschwitz, 4 Js 1031/61 OstA Ffm, f. 13358 *sq.*; citata in Ernst Klee, *Auschwitz, die NS-Medizin und ihre Opfer*, *cit.*

deportati sono spesso impressionati dall'aspetto fisico del medico delle SS che li accoglie. Il neuropsichiatra ebreo viennese Viktor Frankl[38] sottolinea il portamento di uno di loro: «Era un uomo elegante e curato, ben diverso da noi miserabili, segnati da notti insonni, sciatti».[39]

Josef Mengele, ancor più machiavellico, dà prova di falsa gentilezza rivolgendosi in questo modo a una donna: «Signora, faccia attenzione che suo figlio non prenda freddo».[40] Il medico deportato Paul Czitrom[41] lo conferma: «Conosciamo l'atteggiamento "rassicurante" e "premuroso" delle guardie in queste circostanze, e gli uomini sono tutti pronti a credere a chi li assicura che la separazione sarà di breve durata e che si ricongiungeranno».[42] Primo Levi osserva alcune madri che si rifiutano di separarsi dai figli, ricevendo una risposta rassicurante e calma: «Bene, bene, stare con figlio».[43] Le donne sono sollevate, come scrive Robert Lévy: «Le mamme accompagnate da bambini piccoli sono felici perché non vengono separati».[44] Alcune dottoresse deportate, come Odette Abadi,[45] scampano alla camera a gas grazie alla presenza di spirito dei deportati incaricati di accoglierle che strappano loro a forza i bambini che tengono per mano. Odette Abadi capirà solo molto

[38] Capo servizio del dipartimento di neurologia dell'ospedale Rotschild di Vienna, è arrestato nel settembre 1942 e trasferito nell'ottobre 1944 dal campo di Terezín a quello di Auschwitz.

[39] Viktor Frankl, *L'uomo in cerca di senso. Uno psicologo nei lager e altri scritti inediti*, Angeli, Milano 2017. Traduzione di Nicoletta Schmitz Sipos.

[40] Gerald Posner e John Ware, *op. cit.*

[41] Medico ebreo francese di origine rumena (nato a Târgu Mureş il 26 luglio 1913), è deportato con il convoglio n. 38 partito da Drancy il 28 settembre 1942.

[42] Paul Czitrom, «Le suicide dans les camps de concentration», tesi di dottorato in Medicina, Paris 1948.

[43] Primo Levi, *Se questo è un uomo*, *op. cit.*

[44] Robert Lévy, «Auschwitz II: Birkenau», in *De l'université aux camps de concentration*, *cit.*

[45] Odette Rosenstock organizza nel 1942, con il nome di Sylvie Delattre, con Moussa Abadi (che diventerà suo marito dopo la guerra) e monsignor Rémond, il vescovo di Nizza, una rete di salvataggio per i bambini ebrei. La «rete Marcel» permette di salvarne 527. Dopo l'arresto nell'aprile 1944, è deportata con il convoglio n. 74 partito il 20 maggio 1944 da Drancy.

tempo dopo il messaggio laconico che le aveva sussurrato uno di loro: «Dobbiamo separarti dai bambini per farti vivere».[46]

Quando la selezione si svolge sulla *Judenrampe*, la maggior parte del tempo la folla di donne, vecchi, bambini e malati viene fatta salire su dei camion che conduce tutti verso le camere a gas: «Vicino ai veicoli sono stati piazzati degli sgabelli e i tedeschi ci fanno gentilmente sedere le donne e i bambini».[47] Robert Lévy dice di essersi rassicurato nel vedere che dei camion venivano a prendere i malati e gli infermi non in grado di camminare.[48] Anche Luciana Nissim[49] lo è e pensa allora che «forse non sarà troppo duro»,[50] «mentre il medico ebreo ungherese Olga Lengyel ritiene si tratti di un «buon segno».[51] Quest'ultima spiegherà a posteriori lo stato d'animo diffuso tra i deportati: «Come avremmo potuto supporre che tutto ciò fosse solo una messa in scena per mantenere l'ordine tra i deportati con il minimo di forze armate, che le ambulanze trasportassero i malati direttamente alle camere a gas e, da là, ai forni crematori? Rassicurati da questi sotterfugi, i deportati si lasciavano spogliare dei propri bagagli e condurre docilmente al macello».

Dopodiché, come potevano dubitare un solo istante della buona fede dei medici delle SS? Quindi la maggior parte dei deportati ebrei, eccetto quelli provenienti dalla Polonia, non era diffidente, come ha detto il dottor Sigismond Hirsch:[52] «Pensavamo davvero

[46] Odette Abadi, *Terre de détresse. Birkenau, Bergen-Belsen*, L'Harmattan, Paris 1995.

[47] Testimonianza del dottor Léon Landau, in Betty Truck e Robert-Paul Truck, *op. cit.*

[48] Robert Lévy, «Auschwitz II: Birkenau», in *De l'université aux camps de concentration, cit.*

[49] Dottoressa ebrea italiana nata il 20 ottobre 1919 a Torino. Partecipa ad attività di resistenza in Valle d'Aosta con Primo Levi. Arrestata il 13 dicembre 1943, viene deportata con il convoglio partito dal campo di Fossoli il 22 febbraio 1944.

[50] Citata in Myriam Anissimov, *Primo Levi o la tragedia di un ottimista*, Baldini&Castoldi, Milano 2001. Traduzione di Andrea Giardina e Andrea Zucchetti.

[51] Olga Lengyel, *op. cit.*

[52] Fondatore degli *Éclaireurs israélites de France*, questo medico radiologo soprannominato «Djigo» si è appoggiato su quest'organizzazione per nascondere bambini ebrei e membri della resistenza nel sud della Francia. Viene arrestato nell'ottobre 1943 e deportato con la moglie Berthe con il convoglio n. 62 partito il 20 novembre 1943 da Drancy.

che i tedeschi non fossero così cattivi».[53] Il professor Viktor Frankl spiega la passività dei nuovi arrivati con quello che chiama il «delirio di grazia» osservato in alcuni condannati a morte, quando fino all'ultimo minuto immaginano che saranno graziati.[54]

Inoltre, la rapidità dell'operazione di selezione permette alle SS di lasciare spazio a un altro convoglio. Numerose testimonianze insistono su come la velocità di azione delle SS impedisca di farsi domande: «È successo tutto molto rapidamente. Il calore, la scomodità del viaggio e l'inferno dell'arrivo mi disturbano profondamente, ma non ho affatto il tempo di pensarci».[55] Come potrebbero questi uomini, donne e bambini immaginare di stare vivendo i loro ultimi istanti? Poco dopo, all'ingresso delle camere a gas, alcuni membri del *Sonderkommando* sono incaricati di accogliere le vittime rassicurate dall'idea di poter fare una doccia e recuperare i bagagli che hanno lasciato sulla banchina. Il dottor Léon Landau racconta: «Le SS aprono una porta di ferro. Uomini, donne e bambini entrano in una stanza immensa con il soffitto pieno di soffioni delle docce. All'ingresso ognuno riceve una saponetta e un asciugamano. La sala si riempie in fretta. La gente è letteralmente compressa. Allora le SS e i membri del *Sonderkommando* escono e la porta di ferro si richiude».[56] Per tutte queste persone è la fine...

«Di fronte alle camere a gas, erano anche i medici delle SS a decidere»

I medici delle SS e in particolare gli infermieri delle SS svolgono un ruolo importante nelle operazioni di gasazione. Dimostrano perfino un certo zelo cercando di migliorare il processo di sterminio. Nel corso dell'autunno 1943, per esempio, partecipano ad alcune riunioni con i tecnici dell'azienda Topf & figli (che ha fornito i forni

[53] Jean-Raphaël Hirsch, *Réveille-toi papa, c'est fini!*, Albin Michel, Paris 2014.

[54] Viktor Frankl, *op. cit.*

[55] Fred Sedel, *Abitare le tenebre*, L'Ornitorinco, Milano 2022. Traduzione di Ondina Chirizzi.

[56] Testimonianza del dottor Léon Landau, in Betty Truck e Robert-Paul Truck, *op. cit.*

crematori) per determinare quale metodo di cremazione dei cadaveri sia il più efficace.[57] Così, avendo osservato che le persone più corpulente bruciano più in fretta di quelle magre, raccomandano che i corpi siano ordinati dai deportati del *Sonderkommando* per volume e che quindi non vengano messi tutti insieme nei crematori.

Il ruolo del personale sanitario delle SS non si limita a dei consigli tecnici. Fanno parte del processo di sterminio, come spiegato dal medico legale ungherese Miklós Nyiszli: «Le porte [della camera a gas] si richiudono e le luci vengono spente da fuori. In quel momento si sente il rumore di una macchina. Si tratta di una macchina di lusso con il simbolo della Croce Rossa internazionale che arriva. Ne scendono un ufficiale delle SS e un sottufficiale del servizio sanitario. Il sottufficiale ha in mano quattro scatole di latta verde. Avanza sul terreno dove ogni trenta metri spuntano dei bassi camini in cemento. Dopo aver indossato una maschera antigas, solleva il coperchio del camino, sempre in cemento. Apre una delle scatole e versa il contenuto, una materia granulosa color malva, nell'apertura del camino. La materia versata è ciclone [*Zyklon*] o cloro in forma di granulato, che produce del gas appena entra in contatto con l'aria. La sostanza granulosa cade sul fondo del camino senza disperdersi e il gas che produce fuoriesce attraverso dei fori, riempiendo in pochi istanti la stanza dove sono ammassati i deportati. In cinque minuti ha ucciso tutti[...]. Per essere sicuri, i due boia con il gas aspettano ancora cinque minuti. Poi si accendono una sigaretta e si allontanano in macchina. Hanno appena ucciso tremila innocenti».[58]

Le SS responsabili della gestione dello Zyklon B molto spesso sono membri del distaccamento sanitario delle SS (*SS-Sanitätsstaffel*) o infermieri delle SS (*Sanitätsdienstgrade-SDG*) abilitati all'uso di sostanze volatili e tossiche.[59] Nyiszli sottolinea il cinismo delle auto-

[57] Regula Christina Zürcher, «Les exécuteurs à Auschwitz. Le personnel SS des installations d'extermination massive», in *Bulletin trimestriel de la Fondation Auschwitz*, n. 88, luglio-settembre 2005.

[58] Léon Poliakov, *Auschwitz*, Veutro, Roma 1968.

[59] Aleksander Lasik, «La structure organisationnelle du camp d'Auschwitz», in *Auschwitz 1940-1945*, t.1, *La construction et l'organisation du camp*, *cit.*

rità SS nel far portare le scatole di Zyklon B da un'ambulanza della Croce Rossa: «Ancora più ignobile è il fatto che il gas venga portato da una vettura con il simbolo della Croce Rossa Internazionale».[60] Il medico deportato ebreo francese Paul Bendel, membro del *Sonderkommando*, ribadisce la stessa cosa quando descrive il ruolo del medico delle SS Fritz Klein nel crematorio IV nel giugno 1944: «Arriva l'ambulanza della Croce Rossa. Ne scende il dottor Klein, *Obersturmführer*. Porta delle scatole con il gas. Sommo insulto alla professione e al suo simbolo».[61]

Inoltre, come sottolinea Ernst Klee: «Davanti alle camere a gas, erano anche i medici a decidere. Sono loro a far segno ai "disinfestatori" di iniziare le operazioni di gasazione. E per riaprire la camera a gas si attende che il medico dia un altro segnale».[62] In questo modo Mengele supervisiona personalmente lo sterminio degli ebrei cecoslovacchi provenienti dal ghetto di Theresienstadt (Terezín) che hanno passato diversi mesi nel campo per famiglie di Birkenau. Ne dà testimonianza un membro del *Sonderkommando*: «Il dottor Mengele segue tutta l'operazione di gasazione attraverso lo spioncino della porta blindata della camera a gas ed è lui che ordina ai suoi scagnozzi di azionare i ventilatori per rimuovere i fumi tossici dalla stanza prima di aprirla».[63] La presenza è confermata da Henryk Tauber che lavora al *Sonderkommando*: «Un medico del campo assiste a tutte le gasazioni. Ho già citato Mengele perché l'ho incontrato spesso durante il mio lavoro. Oltre a lui, altri medici del campo assistono alle gasazioni: König, Thilo e un altro magro, alto e giovane di cui in questo momento non ricordo il nome. Era lui a mandare tutti alla camera a gas durante le selezioni. Mi ricordo di aver sentito Mengele dire una volta a Scheimetz di dare più in fretta da mangiare alle vittime nella camera a gas affinché loro

[60] Léon Poliakov, *op. cit.*

[61] Paul Bendel, «Les crématoires. Le Sonderkommando», in *Témoignages sur Auschwitz, cit.*

[62] Ernst Klee, *Auschwitz, die NS-Medizin und ihre Opfer, cit.*

[63] Filip Müller, *Sonderbehandlung*, Bertelsmann, Gütersloh 1980.

potessero andare a Katowice. Ha detto esattamente: "*Scheimetz, gib ihnen das Fressen, sie sollen direkt nach Kattowitz fahren*", che voleva dire che Scheimetz doveva sbrigarsi a versare lo Zyklon nella camera a gas».[64]

... E IN OGNI LUOGO

Nei campi e nei *Reviere*, i medici delle SS sono incaricati di compiere le selezioni di tutti i deportati che giudicano incapaci di fornire un lavoro adeguato all'interno del campo. Il loro verdetto è senza appello. Le selezioni sono temute da tutti i deportati perché sono consapevoli che i medici delle SS dispongono del diritto di vita o di morte nei loro confronti, a loro discrezione, sulla base di un semplice sguardo. Naturalmente, nella loro perfidia, i medici delle SS fanno credere fino all'ultimo momento che lo scopo della selezione non sia una morte lenta e atroce nelle camere a gas...

La selezione nei blocchi medici

In parallelo al «miglioramento» dell'organizzazione dei *Reviere*, le autorità del campo ordinano l'esecuzione di tutti i deportati malati considerati incapaci di lavorare, secondo un'ordinanza del maggio 1942 di Enno Lolling, il medico capo dei campi di concentramento.[65] Come spiega il dottor Léon Landau:[66] «L'infermeria del campo di Auschwitz serve meno a curare i detenuti che a centralizzare il "materiale umano"».[67] Golse definisce l'ospedale di Birkenau una «trappola» il cui obiettivo è quello di attirare i malati e farne l'oggetto di selezioni da parte dei medici delle SS.[68] I deportati malati o feriti

[64] Georges Bensoussan, *Des voix sous la cendre...*, *cit.*

[65] Frediano Sessi, *op. cit.*

[66] Medico di Berck, nato a Radom. Esterno (1927) poi interno (1930) presso gli ospedali di Parigi, esercita a Hendaye, poi al sanatorio Quettier, prima di stabilirsi a Berck-sur-Mer nel 1935. Arrestato l'11 settembre 1942, viene deportato ad Auschwitz il 17 settembre 1942 con il convoglio n. 10 con la moglie Anne e il figlio Alain, che vengono giustiziati al loro arrivo.

[67] Testimonianza del dottor Léon Landau, in Betty Truck e Robert-Paul Truck, *op. cit.*

[68] Serge Golse, «L'hôpital», in *Témoignages sur Auschwitz*, *cit.*

vi si recano per le cure ma con grande riluttanza, perché temono di essere selezionati per la camera a gas.[69, 70]

Ma su quali criteri si basa la selezione? «Ci furono diverse riunioni di tutti i medici delle SS che lavoravano ad Auschwitz allo scopo di arrivare a stabilire dei criteri fissi per le selezioni. Dopo diverse discussioni si stabilì che, in linea di massima, questi sintomi dovevano costituire una causa di selezione: gli edemi da fame, la completa assenza di tessuti adiposi sulle natiche [...], il sospetto di TBC, dato che l'effettiva presenza di una tubercolosi era difficilmente verificabile a causa degli strumenti medici necessari [evidentemente era ritenuta cosa troppo fastidiosa fare un esame ai raggi X nell'ambulatorio del *Lager* principale], rotture di ossa a seguito di infortunio e suppurazioni gravi. Questi erano all'incirca i casi in cui si riteneva opportuno fare una selezione.»[71] In realtà, la maggior parte del tempo, i medici delle SS non si preoccupano di esaminare i deportati durante le selezioni nei *Reviere*. Il dottor Lazar Moscovici insiste sul carattere aleatorio dei criteri: «Guardandolo appena, secondo criteri spiegabili solo con la sua buona disposizione di spirito o il suo umore, [il medico] metteva da una parte i documenti dei condannati, dall'altra quelli di coloro che avrebbero beneficiato di un rinvio della morte».[72] Nel 1945, durante il processo di Belsen, la dottoressa austriaca e deportata politica Ella Lingens descrive il modo di procedere dei medici delle SS nel *Revier* femminile: «[Essi] facevano una visita generale dei blocchi e, senza alcun esame medico, dopo aver dato uno sguardo al prigioniero, decidevano se doveva vivere o morire. Ogni prigioniero che a prima vista avesse un'aria malaticcia e desse l'impressione di essere sfinito e inadatto al lavoro era condannato all'eliminazione... In questo modo il medico tedesco poteva "auscultare" cinquecento persone in un quarto d'ora».[73]

69 Bisogna tuttavia sottolineare che a partire dal mese di agosto del 1943 le selezioni nei blocchi medici riguardano solo i deportati ebrei.

70 Joseph-Désiré Hafner, *op. cit.*

71 Hermann Langbein, *op. cit.*

72 Lazar Moscovici, *op. cit.*

73 Testimonianza della dottoressa Ella Lingens, in Betty Truck e Robert-Paul Truck, *op. cit.*

Anche Marc Klein[74] osserva che il medico delle SS non si preoccupa neanche di auscultare i malati: «L'esame del detenuto che stava per essere condannato avveniva in un colpo d'occhio in base al suo stato di pulizia, al portamento, all'aspetto generale e, all'ospedale, dopo un esame sommario della storia del paziente. Spesso la selezione operata dalla commissione si basava anche solo sulla visione delle cartelle del ricovero, senza alcuna visita al malato stesso».[75] Léon Greif,[76] che assiste a tre selezioni (aprile, luglio e ottobre 1944), conferma l'assenza di un vero esame: «Il medico delle SS arrivava e chiedeva le schede della temperatura. Il più delle volte le esaminava appena e il giorno seguente il malato era mandato alla camera a gas».[77] Infine, anche il dottor Michel Schekter[78] osserva che il dottor Krutchesck «guardava appena i malati, rimuoveva alcune cartelle».[79] Il dottor Fred Sedel[80] precisa le modalità della selezione svolta dal medico delle SS Heinz Thilo il 27 gennaio 1944: «Su ordine del medico delle SS, il personale fa alzare i malati ebrei che possono stare in piedi. Devono lasciare i loro letti e mettersi in fila nudi nel corridoio centrale. [...] I detenuti "ariani" seguono la scena come testimoni muti, appollaiati nei loro letti».[81]

La frequenza delle selezioni varia a seconda del periodo e del campo in cui il deportato è assegnato. Nel campo centrale di Au-

[74] Nato il 3 maggio 1905, è deportato con il convoglio n. 75 partito da Drancy il 30 maggio 1944.

[75] Marc Klein, «Auschwitz I Stammlager», in *De l'université aux camps de concentration..., cit.*

[76] Léon Greif è nato il 16 agosto 1905 a Sambor. Dopo l'arresto, il 17 gennaio 1944, viene deportato con il convoglio n. 67 partito il 3 febbraio 1944 da Drancy.

[77] Verbale dell'udienza di Léon Greif realizzato il 31 maggio 1945 dalla signorina Chalufour, incaricata di missione presso la direzione del Servizio di ricerca sui crimini di guerra nemici (Archivi IHTP).

[78] Deportato ad Auschwitz con il convoglio n. 36 partito da Drancy il 23 settembre 1942.

[79] Verbale dell'udienza di Michel Sheckter realizzato il 1° giugno 1945 dal tenente colonnello Badin, delegato per la regione di Parigi del Servizio di ricerca sui crimini di guerra nemici (Archivi IHTP).

[80] Medico ebreo francese di origine polacca nato il 22 febbraio 1909 a Lemberg. Viene deportato ad Auschwitz con il convoglio n. 58 partito da Drancy il 31 luglio 1943.

[81] Fred Sedel, *op. cit.*

schwitz si tengono ogni quindici giorni,[82] a volte ogni settimana.[83] Nei sottocampi i medici delle SS si recano regolarmente nei *Reviere* per selezionare i deportati da mandare al *Revier* di Auschwitz I o di Birkenau o direttamente nelle camere a gas di Birkenau. A Monowitz le selezioni si tengono «ogni quindici giorni d'inverno, e più raramente d'estate».[84] Nel campo di Gleiwitz, a 80 chilometri da Auschwitz, sono effettuate una volta al mese. La loro natura ripetitiva ovviamente le rende ancora più traumatiche.

Inoltre, il più delle volte le selezioni sono decise all'improvviso, seminando il panico come riportato da Odette Abadi: «Questa mattina, Mengele è arrivato al campo con indosso uno splendido camice di un bianco immacolato: quindi ha intenzione di lavorare [...]. È al 33! Ma perché resta così a lungo? Guardiamo attraverso le fessure della porta. Chiama tutti i malati, uno dopo l'altro: è una selezione! Selezione [...]. Quella sinistra parola corre per i blocchi, diventa una voce che si sparge sempre più [...]. Presto tutto il campo ripete: "Selezione al *Revier*...!". Nel mio blocco ci si agita, ci si interroga. Chi ci finirà? Sarà più "facile" questa volta? Vedo tutte le mie pazienti, delle povere ragazze che soffrono, hanno paura, vogliono vivere... Il terrore ci attanaglia tutte: la morte è là, prevedibile e immediata, con le atroci sofferenze con cui si accompagna».[85] Più in generale, racconta dell'«eccitazione frenetica» che si impadronisce del blocco nei momenti che precedono la selezione e il sentimento di impotenza generale: «È finita: il gioco è fatto. Resta solo da aspettare il verdetto. E i minuti passano in un'eccitazione angosciata...».

Anche David Benbassat dà testimonianza del livello di ansia che regna nel *Revier* di Birkenau a ogni visita del *Lagerarzt* («medico del campo»): «Il suo nome circola di bocca in bocca con terrore, come un cataclisma naturale pronto a scoppiare... *Lagerarzt*... *Lagerarzt*...

[82] Verbale dell'udienza di Michel Sheckter, *doc. cit.*

[83] Verbale dell'udienza di Samuel Steinberg, *doc. cit.*

[84] Robert Waitz, «Auschwitz III: Monowitz», in *De l'université aux camps de concentration..., cit.*

[85] Odette Abadi, *op. cit.*

che vuol dire... attenzione... attenzione... pericolo di morte. Qui è il padrone supremo, è un dio, o Satana piuttosto. Le vite di tutti noi dipendono dai suoi capricci; un suo segno e siamo polverizzati! Manda al forno chi gli va e appena gliene viene voglia [...]. Ma cosa viene a fare oggi all'ospedale? È solo per darci fastidio? O viene piuttosto a reclamare le prossime vittime per il forno?».[86] Louis J. Micheels,[87] assegnato all'HKB di Auschwitz I, definisce le sue visite «immonde e molto angoscianti».[88] Sima Vaisman[89] insiste sul «silenzio di morte... Nessuna osa più respirare».[90] La tensione è per forza alta tra i deportati malati che si rendono conto della precarietà delle loro esistenze. Nella sua testimonianza, il giovane deportato ebreo francese Maurice Cling, di quindici anni, riporta il proprio stato d'animo: «Per una specie di riflesso primitivo, mi rannicchio, nudo sotto la mia sottile coperta, voltando le spalle, con le palpebre corrucciate e il cuore che batte all'impazzata. Recito a tutta velocità il credo ebreo *Chema Israël*, mischiando indistintamente la supplica all'Eterno e un disperato appello a mia madre. Mentre mi stordisco di parole, percepisco i passi vicinissimi dell'SS e di K. Passando, scambiano alcune parole. Sono designato? Probabilmente non ho mai pregato con tanto fervore. Raddoppio la velocità: non sentire nulla, non sapere nulla! Sono solo terrore in una supplica disperata».[91] La deportata Anna Sussmann racconta: «Il cuore mi diceva: "Meglio io di un altro". E allo stesso tempo, nel

86 David Benbassat, *op. cit.*

87 Studente ebreo olandese presso la facoltà di Medicina di Utrecht (nato il 6 giugno 1917). Deportato con la fidanzata Nora il 19 aprile 1943 con il 20° convoglio partito da Malines, in Belgio.

88 Louis J. Micheels, *Doctor 117641: a Holocaust memoir*, Yale University Press, New Haven-London 1989.

89 Nata nel 1903 a Orhei, in Bessarabia, è deportata con il convoglio n. 66 partito da Drancy il 20 gennaio 1944. Dentista, è stata assegnata tre settimane dopo l'arrivo al blocco 18 dell'ospedale dei detenuti di Birkenau (BIIf) fino all'evacuazione, il 18 gennaio 1945.

90 Sima Vaisman, *op. cit.*

91 Maurice Cling, *Vous qui entrez ici... Un enfant à Auschwitz*, Graphein/FNDIRP, Paris 1999.

mio io più profondo, una voce gridava con passione: "Non voglio ancora morire". Eppure il mio stato d'animo mi faceva guardare la morte come un'amica attesa».[92]

Inoltre, i medici deportati che assistono a queste scene insistono tutti sull'indifferenza dei medici SS. In tal senso, il dottor Fred Sedel ricorda: «Questo "medico" guarda gli uomini che sfilano con uno sguardo che esprime solo boria e disprezzo. A ogni malato che passa, fa segno con l'indice teso, senza staccare il braccio dal corpo, spostando solo il dito a sinistra o a destra. Va a sinistra chi avrà salva la vita, a destra i condannati a morte, quelli che andranno alla camera a gas. Non sono molti gli eletti».[93] Sima Vaisman descrive il medico delle SS come «freddo e impassibile, con una espressione di disgusto».[94] Eva Tichauer[95] sottolinea l'importanza dello sguardo e del frustino. «È con questo che libererà dei posti per altre malate. Non c'è bisogno di fare diagnosi. Il suo sguardo d'acciaio decide chi morirà e chi avrà ancora la possibilità di vivere un poco.»[96] Robert Waitz descrive così il comportamento dei medici SS assegnati a Monowitz che valutano lo stato dei deportati facendoli sfilare nudi per vedere se hanno ancora dei muscoli: «Alti, eleganti, giovani, all'infermeria ostentavano una correttezza altezzosa, che non perdevano neanche quando mandavano i disgraziati alla camera a gas. Solo in Fischer si sentiva a volte una traccia di umanità».[97, 98] Una dottoressa deportata attribuisce questo distacco del medico delle SS al fatto che «non gli importava di selezionare qualcuno o meno, perché pensava che

92 Hermann Langbein, *op. cit.*

93 Fred Sedel, *op. cit.*

94 Sima Vaisman, *op. cit.*

95 Studentessa ebrea tedesca di Medicina, emigrata in Francia prima della guerra. È nata nel 1918 a Berlino ed è stata deportata ad Auschwitz con il convoglio n. 36 partito da Drancy il 23 settembre 1942.

96 Eva Tichauer, *J'étais le numéro 20832 à Auschwitz*, L'Harmattan, Paris 1988.

97 Diversi medici delle SS si succedono al campo di Monowitz: Friedrich Entress, Horst Fischer, Hans Wilhelm König.

98 Robert Waitz, «Auschwitz III: Monowitz», in *De l'université aux camps de concentration…, cit.*

presto o tardi sarebbero finiti alla camera a gas [...]. Credo che per lui [...] fossimo morti in ogni caso».[99] «[Quelle che erano immobilizzate a letto] non speravano neanche di avere una minima possibilità; erano iscritte, senza esame, sulla lista fatale»,[100] spiega Anne Martinet (nata Rosenberg),[101] che descrive la scena come una «parata di donne nude sfigurate dalla malattia, con il corpo coperto di macchie, di ferite, di cicatrici, di tutti i segni impressi su di loro dal soggiorno nel purgatorio tedesco».

Subito dopo, «i segretari scrivevano febbrilmente le matricole dei condannati leggendole sugli avambracci tesi».[102] Il numero di deportati mandati a morte varia ogni volta. Durante la selezione a cui assiste, Robert Lévy osserva che appena un deportato su dieci beneficia di un «rinvio fino alla selezione seguente».[103] La percentuale di coloro che sono mandati alla camera a gas al termine della selezione nel *Revier* è stimata all'80% dal dottor Henri Goldstein e tra il 40% e il 50% da Léon Greif. Per arginare l'epidemia di tifo che imperversa allora nel campo, la selezione del 29 agosto 1942 a cui partecipa Entress agli ordini del dottor Kurt Uhlenbroock[104] (che era stato nominato medico della guarnigione) è particolarmente letale: vengono giustiziati 746 malati e convalescenti dell'HKB di Auschwitz I.[105] Sembra che in teoria anche i medici e gli infermieri avrebbero dovuto far parte dei selezionati, ma che siano stati risparmiati grazie a una «specie di negoziato».[106]

99 Robert Jay Lifton, *op. cit.*

100 Anne Martinet (nata Rosenberg), «Ce que j'ai vu en Allemagne», tesi di dottorato in Medicina, discussa il 27 luglio 1945 a Montpellier.

101 Studentessa francese di Medicina (nata nel 1918), deportata il 27 marzo 1943 con il convoglio n. 70.

102 Fred Sedel, *op. cit.*

103 Anne Martinet, *op. cit.*

104 *SS-Sturmbannführer Standortarzt* (nato a Rostock nel 1911), trasferito ad Auschwitz dal 17 agosto 1942 al 1° settembre 1942, dopo aver prestato servizio a Oranienburg.

105 Yisrael Gutman e Michael Berenbaum (a cura di), *op. cit.*

106 Robert Jay Lifton, *op. cit.*

La selezione all'interno del campo

Obbedendo a una circolare di Enno Lolling del maggio 1942, i medici delle SS organizzano selezioni per le camere a gas anche nel campo stesso. Fino al 27 aprile 1943 riguardano sia i deportati ebrei sia i non ebrei, poi, fino all'ottobre 1944, quasi esclusivamente gli ebrei.[107] Queste selezioni, che consistono nell'assassinare i deportati giudicati troppo malati o inadatti al lavoro, rientrano nella proroga del programma *14f13*. Lo scopo è quello di contrastare il sovraffollamento del campo e garantire l'equilibrio tra i flussi in entrata e uscita. Naturalmente le autorità del campo non dichiarano mai il vero obiettivo della selezione, lasciando sempre un dubbio nella mente dei deportati cosicché alcuni pensano che saranno mandati in un campo meno duro.[108] Le selezioni si svolgono nelle diverse aree di raccolta: nei blocchi, sul piazzale dell'appello, nella zona di quarantena o tra le squadre di lavoro che vanno e vengono nel campo. Nessuno ne conosce esattamente il momento, le modalità o i criteri. Vengono decise o in base a un ordine scritto o spontaneamente, quando le autorità del campo reputano che il numero dei deportati stia diventando troppo alto. Restano impresse nella memoria di tutti i sopravvissuti.[109, 110]

L'ordine «*Blocksperre!*» («Blocco confinato!»), che significa l'interdizione di lasciare il proprio blocco, le cui tende e persiane vengono immediatamente chiuse, è temuto dai deportati. Quest'ordine semina il terrore perché è il segnale di inizio della selezione. Il medico delle SS esamina in maniera molto sommaria e sempre a una

[107] All'inizio della storia del campo, anche i deportati politici polacchi sono oggetto di alcune selezioni.

[108] Robert Lévy, «Auschwitz II: Birkenau», in *De l'université aux camps de concentration, cit.*

[109] La più grande selezione della storia del campo maschile a Birkenau (BIId) viene compiuta il 29 agosto 1943: un medico SS manda a morte circa 4000 detenuti ebrei, che sono immediatamente gasati. Le selezioni del 28 febbraio e del 12 dicembre 1943 nel campo femminile hanno mandato rispettivamente 1000 e 2106 donne alla camera a gas.

[110] Danuta Czech, *Kalendarium, cit.*

velocità incredibile tutti i deportati di un blocco, ossia tra le 500 e le 600 persone, come raccontato dal dottor Otto Wolken:[111] «Tutti i detenuti devono uscire davanti al blocco e mettersi in fila per cinque, mentre il medico che camminava davanti alla prima fila sceglieva chiunque non gli piacesse per un motivo qualsiasi. Per essere mandati al gas bastava avere un foruncolo o portare una benda...».[112]

La maggior parte dei prigionieri, e in particolare gli anziani del campo, sa perfettamente qual è la posta in gioco di questo esame sommario. O saranno momentaneamente risparmiati o moriranno. Quel processo è come una spada di Damocle sulle loro teste. Ne dà testimonianza Henri Borlant, arrivato ad Auschwitz all'età di quindici anni il 23 luglio 1942: «Ci raddrizzavamo al passaggio del medico delle SS, gonfiando il petto e alzando la testa, senza guardare il selezionatore. Soprattutto senza indisporlo. La selezione era il momento in cui tutti si sforzavano di nascondere la propria stanchezza, le proprie malattie, la prostrazione. La selezione significava anche essere separati da genitori, amici e compatrioti, era spesso il dolore di vedersi strappare le ultime persone con cui avevamo ancora dei legami affettivi e la certezza che andassero incontro alla morte. La selezione ci ricordava che noi ebrei eravamo là per essere sterminati... forse la prossima volta... fino all'ultimo».[113] La deportata Ginette Kolinka aggiunge: «O si lavora o si muore. Non si sa nulla, non ci si vede, non ci sono specchi, si vedono gli altri, ma noi non ci rendiamo conto se siamo troppo magri».[114] I deportati ricorrono a diversi trucchi per cercare di mascherare le ferite, per avere un

[111] Medico ebreo austriaco (nato il 27 aprile 1903 a Vienna). Arrestato nel marzo 1938 nel corso dell'*Anschluss*, è deportato ad Auschwitz il 9 luglio 1943.

[112] APMO (Archiwum Państwowego Muzeum w Oświęcimin – Archivio del Museo Statale di Auschwitz), «Processo di Höss», vol. 6, dichiarazione di Otto Wolken, citata da Franciszek Piper, «Les méthodes d'extermination», in *Auschwitz 1940-1945*, t. 2, *Les détenus. La vie et le travail, cit.*

[113] Auschwitz, dossier pubblicato dall'Amicale des déportés d'Auschwitz et des camps de Haute-Silésie, Paris [1995].

[114] Philippe Dana e Ginette Kolinka, *Une famille française dans l'Histoire*, Kero, Paris 2016.

bell'aspetto, come spiega Georges Wellers,[115] assegnato al laboratorio di analisi mediche dell'ospedale di Monowitz (Auschwitz III). Là, Wellers assiste a una selezione compiuta dal dottor König e dal suo vice, Neubert: «Gli scheletri e i semi-scheletri facevano degli sforzi eroici di un minuto per mostrarsi al tedesco con coraggio e allegria. Ma i glutei non permettevano nessun trucco».[116]

La logica delle selezioni dipende quindi in larga parte dall'umore del medico delle SS. Per esempio, il machiavellismo di Mengele lo porta a realizzare una selezione tra i bambini, il 2 ottobre 1944, piazzando una barra a una certa altezza: chi ne è al di sotto è condannato.[117] Così Ana Novac, deportata ad Auschwitz nel 1944 a quattordici anni, insiste sul carattere particolarmente cinico di un processo che deteriorava i legami tra i deportati rendendoli consapevoli che «la morte di alcuni rappresentava una possibilità di sopravvivenza per gli altri». Sottolinea inoltre la dimensione «perversa» della selezione, «poiché induceva i più a sperare di non venire prescelti; pensiero che spesso nascondeva la speranza, atroce, che il vicino fosse preso al proprio posto. Forma di violenza assoluta, atto di umiliazione (spesso gli uomini e le donne dovevano denudarsi per passare la selezione) e di potere indiscriminato, la selezione tra ebrei registrati puntava non solo a riequilibrare il rapporto tra i vivi e i morti nel campo, ma a ridurre in cenere quel poco di solidarietà che ancora restava tra internati».[118]

I deportati sapevano che la decisione presa dal medico delle SS con un semplice sguardo non si poteva cambiare. «Gli SS ci divoravano. Cercavano prede. Il maggior numero possibile.»[119] Un tale Rebilas descrive i sentimenti da cui erano assaliti: «"Quando il

[115] Chimico ebreo francese deportato con il convoglio partito il 30 giugno 1944 da Drancy.

[116] Georges Wellers, *De Drancy à Auschwitz*, Éditions du Centre, Paris 1946.

[117] Franciszek Piper, «Les méthodes d'extermination», in *Auschwitz 1940-1945*, t. 2, *Les détenus. La vie et le travail*, *cit.*

[118] Frediano Sessi, *op. cit.*

[119] Franciszek Styij, *W cieniu krematorium*, Wydawnictwo Śląsk, Katowice, 1960; citato in Frediano Sessi, *op. cit.*

responsabile della selezione arrivava davanti a noi, nessuno sapeva che cosa fare e come comportarsi. Avremmo dovuto contraccambiare sprezzanti quello sguardo omicida, facendogli intendere che non ce ne importava niente di restare in vita, o dovevamo abbassare gli occhi? Oppure, ancora, avremmo dovuto chiedere pietà, implorando con lo sguardo la grazia? A volte fissare con sfrontatezza quelle facce da delinquenti, sortiva un effetto positivo, ma altre volte quel comportamento si rivelava sbagliato. Chi poteva davvero guardare dentro i loro occhi? Era un braccio di ferro tutto psicologico e io sapevo bene che il mio destino si sarebbe deciso in quell'attimo. All'improvviso, tutto cominciò improvvisamente a girarmi intorno; guardai per un istante quegli occhi, poi il suolo, ma subito alzai lo sguardo sugli uomini che mi stavano davanti. Sentii il loro sguardo penetrarmi dentro, i miei pensieri erano come paralizzati, e per un lungo momento non seppi più nulla di ciò che mi succedeva intorno, né se i loro occhi fossero ancora su di me e se mi stessero ancora davanti. Non so dire quel che mi passò per la testa. Soltanto più tardi, non ricordo quando, tornai in me". Nel momento del confronto mortale, lo sguardo del medico SS sopraffaceva l'internato, qualunque fosse il suo proposito o lo spirito di vita e di resistenza che albergava in lui. Il panico che prendeva in misura più o meno diffusa tutti, dipendeva dal fatto che i criteri per la selezione "non ebbero mai né capo né coda"».[120]

IL CASO PARTICOLARE DEGLI ZINGARI

I medici delle SS e Josef Mengele in particolare si distinguono anche nello sterminio degli zingari internati nel campo di Birkenau a partire dal 26 febbraio 1943. La loro deportazione segue l'ordine dato da Heinrich Himmler il 16 dicembre 1942: i *Zigeunermischling* (gli zingari di «sangue misto») vanno deportati in un campo di concentramento.

[120] Frediano Sessi, *op. cit.*

Gli zingari sotto il controllo di Mengele dal 1943

Questi ultimi arrivano a Birkenau senza subire un processo di selezione o la confisca dei beni. Le famiglie non vengono separate e gli individui sono autorizzati a conservare il proprio taglio di capelli e gli abiti civili. Tra il 26 febbraio 1943 e il 31 luglio 1944, 20.996 zingari provenienti da Germania, Polonia, Russia, Ungheria, Belgio, Norvegia, Paesi Bassi, Lituania e Francia[121, 122] sono internati nel campo degli zingari (*Zigeunerlager*, chiamato anche *Familienzigeunerlager*, «campo per famiglie zingare») che comprende 32 baracche, due blocchi per le cucine e quattro edifici dotati di docce e latrine.[123] Nel campo, ci sono degli zingari di sangue misto (*Zigeunermischling*) che appartenevano alla *Wehrmacht* e sono stati arrestati mentre erano in congedo, oltreché dei veterani della Prima guerra mondiale.[124] Nel marzo 1943 vi vengono installati due *Reviere*, con una capacità che varia dai 400 ai 600 malati. La baracca 30 è per donne e bambini, la baracca 32 per gli uomini.[125]

Josef Mengele viene assegnato al campo degli zingari in qualità di medico capo nel maggio 1943, ossia due mesi dopo la sua creazione del campo. È assistito nel compito dall'*SS-Obersturmführer* Franz Bernhard Lucas e dai medici delle SS Heinz Thilo e Fritz Klein. La funzione di *Lagerältester Krankenhaus* («capo dell'ospedale») è affidata successivamente a Jerzy Jackowski, a Otto Kozdaset e al dottor Rudolf Diem (dalla metà di novembre 1943 fino alla fine dell'esistenza del campo). L'attività medica del campo è posta sotto la responsabilità del professor Berthold Epstein, della facoltà di Medicina di Praga, che supervisiona il lavoro di 30 medici deportati.

121 Sono 157 gli zingari francesi trasferiti da Malines ad Auschwitz il 15 gennaio 1944.

122 Tal Bruttmann, *op. cit.*

123 Frediano Sessi, *op. cit.*

124 Donald Kenrick e Grattan Puxon, *Gypsies under the Swastika*, University of Hertfordshire Press, Hatfield 1995.

125 Altri blocchi vengono aggiunti quando il tifo esantematico e la stomatite gangrenosa (*noma faciei*, malattia sconosciuta in altre parti del campo di Auschwitz) cominciano a colpire i detenuti zingari nel luglio 1943, le baracche 24, 26, 28 e, qualche tempo dopo, la baracca 22.

La mortalità aumenta in maniera considerevole a causa della fame, del sovraffollamento delle baracche e del deterioramento delle condizioni igieniche e sanitarie.[126] La situazione dei 6000 bambini con meno di quattordici anni[127] (di cui 363 nati ad Auschwitz) è particolarmente difficile:[128] sono malnutriti e soffrono di diarrea. Rudolf Höss riporta il notevole peggioramento delle condizioni fisiche dei bambini, «i loro piccoli corpi erano consunti, e nella pelle delle guance grossi buchi permettevano addirittura di guardare da parte a parte; vivi ancora, imputridivano lentamente».[129]

La deportata Regina Steinberg, segretaria dell'Ufficio politico, racconta che nella primavera del 1944 gli zingari che avevano prestato servizio nell'esercito tedesco prima di essere deportati ad Auschwitz sono convocati da Perry Broad, un membro della Gestapo del campo, che propone di liberare chi accetterà di farsi sterilizzare. «Chi acconsentì fu trasferito al *Lager* principale, sterilizzato e quindi rimandato da noi.»[130] Hermann Langbein, deportato viennese e membro della resistenza, esercita ad Auschwitz le funzioni di segretario del medico capo e riferisce anche del caso di una donna zigana sposata a un tedesco della *Wehrmacht* che accetta la proposta di Mengele: farsi sterilizzare in cambio della libertà. Quest'ultimo, in effetti, non esita a ricorrere a simili interventi, come confermato da Milo Horeau:[131] «Mengele mi ha ordinato, probabilmente nel febbraio 1944, di addormentare una donna zigana in buona salute, di circa venticinque anni, che voleva sterilizzare. [...] Mengele ha eseguito in mia presen-

[126] Deposizione di Rudolf Diem, l'8 agosto 1966, Procedura Mengele, vol. 27, f. 23; citata in Ernst Klee, *Auschwitz, die NS-Medizin und ihre Opfer, cit.*

[127] Hélène Kubica, «Children», in Yisrael Gutman e Michael Berenbaum (a cura di), *op. cit.*

[128] Ivi.

[129] Rudolf Höss, *op. cit.*

[130] Hermann Langbein, *op. cit.*

[131] Medico ebreo francese di origine rumena (nato il 14 settembre 1909) installato a Cany-Barville. È deportato ad Auschwitz con il convoglio n. 57 partito da Drancy il 18 luglio 1943.

za l'asportazione delle ovaie della donna. Ha chiesto al dottor Levy come procedere, perché era medico e non chirurgo».[132]

Lo sterminio di un popolo

La comparsa di malattie infettive spinge le autorità del campo a procedere con lo sterminio di coloro che ne soffrono. Il 22 marzo 1943, circa 1700 zingari affetti dal tifo sono mandati alle camere a gas (poi circa altri 1000 il 25 maggio 1943).[133] Nel corso di una visita compiuta nel luglio 1943 con Rudolf Höss, Himmler prende la decisione di liquidare il campo degli zingari in considerazione dello stato di insalubrità che vi regna.[134] Nella primavera del 1944, gli zingari sono selezionati per servire da manodopera in altri campi, in particolare a Buchenwald gli uomini e a Ravensbrück le donne. Durante la notte tra il 2 e il 3 agosto, le autorità del campo decidono di sterminare nelle camere a gas i 2897 zingari rimanenti considerati inadatti al lavoro.[135]

In quell'occasione Mengele si distingue per lo zelo. Partecipa attivamente all'azione, frugando scrupolosamente le baracche, inseguendo senza pietà chi cercava di nascondersi e in particolare i bambini, che si fidano di lui e che egli stesso porta in macchina alla camera a gas. Un medico deportato racconta: «Ogni volta che vedo un film di Dracula, penso a Mengele che correva per il campo degli *Zigeuner* ["Zingari"], esattamente come Dracula... Potevamo sentire le terribili grida lanciate sotto i colpi e le torture inflitti ai gitani nelle vetture...».[136]

L'entusiasmo manifestato da Mengele durante la liquidazione del campo degli zingari gli vale i complimenti del suo superiore gerarchico, il medico delle SS Eduard Wirths, il 19 agosto 1944: «Con piena soddisfazione dei suoi superiori, ha svolto con circospezione,

[132] Ernst Klee, *Auschwitz, die NS-Medizin und ihre Opfer*, *cit.*

[133] Più di 7000 zingari muoiono di malattie e di fame tra il marzo e il settembre 1943.

[134] Rudolf Höss, *op. cit.*

[135] Jozef Buszko, *Auschwitz, camp hitlérien d'extermination*, Interpress, Warszawa 1986.

[136] Robert Jay Lifton, *op. cit.*

energia e perseveranza tutti i compiti che gli erano stati affidati, spesso in circostanze molto difficili, e si è sempre dimostrato all'altezza. Inoltre, ha saputo approfittare del poco tempo libero lasciatogli dal lavoro per completare la sua formazione in antropologia, scienza nella quale ha fornito un prezioso contributo».[137] Secondo il dottor Aron Bejlin, Mengele avrebbe dichiarato con cinismo al termine di questa *Aktion*: «È un peccato, il campo degli zingari era molto romantico».[138]

[137] Ivi.

[138] Deposizione di Aron Bejlin, il 28 agosto 1962, Procedura Auschwitz, 4 Js 1031/61 OstA Ffm, f. 13358 *sq.*; citata in Ernst Klee, *Auschwitz, die NS-Medizin und ihre Opfer, cit.*

4 · LE MOTIVAZIONI DEI MEDICI DELLE SS

«Ma tra i medici nazisti, nessuno ha agito sotto coercizione.
Né quelli che presiedevano le selezioni notturne,
né gli altri che in camice bianco uccidevano
nei loro laboratori.
Potevano sottrarsi, potevano dire no senza subire conseguenze.
Ma fino alla fine si sono considerati servitori della politica
e della scienza tedesche: dei patrioti, dei ricercatori dediti.
Ai loro stessi occhi, erano degli umanisti,
dei benefattori, dei martiri.»

Elie Wiesel[1]

Chi sono questi medici che hanno svolto un ruolo importante nel funzionamento di Auschwitz? E soprattutto, perché hanno agito in questo modo? Anche il deportato ebreo rumeno Elie Wiesel si è interrogato a riguardo, riassumendo le domande che tutti si pongono dalla fine della Seconda guerra mondiale: «Come si può spiegare il loro tradimento? Che cosa gli ha fatto dimenticare o ignorare il giuramento di Ippocrate? Che cosa ha imbavagliato le loro coscienze, cosa ne è stato della loro umanità?».[2] Lo studio delle biografie di 45 di loro, assegnati al campo tra giugno 1940 e

[1] Elie Wiesel, «Éthique, responsabilité civique et crimes contre l'humanité», in *Revue d'histoire de la Shoah*, vol. 160, n. 2, 1997.
[2] Ivi.

gennaio 1945, fornisce alcuni elementi di risposta e permette di delineare un «profilo tipo». Per la maggior parte sono cittadini tedeschi e austriaci di tutte le regioni. Tuttavia tra di loro ci sono alcuni *Volksdeutsche* («di etnia tedesca»), ossia cittadini di origine tedesca ma residenti fuori dalla Germania, in particolare cittadini polacchi (come Alfred Trzebinski, Siegfried Schwela o Friedrich Entress), rumeni (Fritz Klein) e slovacchi (Karl Wotke). Molto spesso hanno tra i trenta e i quarant'anni. Cinque di loro sono nati prima del 1900, quattordici tra il 1901 e il 1909, ventisei tra il 1910 e il 1917. La maggior parte appartiene alla «generazione della gioventù di guerra»,[3] secondo la terminologia della storica tedesca Karin Orth. In pratica al momento dell'ascesa al potere di Hitler hanno tutti una ventina d'anni. La sola eccezione è il medico delle SS Johann Paul Kremer, di cinquantanove anni. Quest'ultimo, inoltre, a differenza della maggioranza dei colleghi dispone di un bagaglio accademico importante, essendo stato professore di Anatomia all'Università di Monaco dal 1935.

MOTIVI IDEOLOGICI

Non si è mai potuto stabilire in quale momento i medici delle SS siano stati messi al corrente del compito che avrebbero dovuto svolgere ad Auschwitz. Sono stati informati prima di ricevere l'incarico? Sono stati messi di fronte al fatto compiuto quando hanno varcato i cancelli del campo? Che cosa dicevano ai loro cari? Il dottor Horst Schumann informa il padre e gli chiede un parere prima di assumere il posto di direttore medico del centro di sterminio per malati mentali di Grafeneck.[4] Gli parla del suo coinvolgimento negli esperimenti medici condotti sui deportati?

[3] Karin Orth, *Die Konzentrationslager-SS. Sozialstrukturelle Analysen und biographische Studien*, Wallstein, Göttingen 2000; citata da Regula Christina Zürcher, *art. cit.*

[4] Michael Tregenza, *Aktion T4. Le secret d'État des nazis: l'extermination des handicapés physiques et des malades mentaux*, Calmann-Lévy/Mémorial de la Shoah, Paris 2011.

Perché sono entrati nelle SS?

All'inizio i medici si uniscono alle SS per diversi motivi. Secondo suo fratello, Eduard Wirths vi entra nel maggio 1933 perché obbligato ad associarsi a un'organizzazione del Partito nazista per proseguire gli studi in medicina, ma anche perché attratto dall'uniforme.[5] Le motivazioni del dottor Horst Fischer[6] sono l'ottenimento di un'esenzione dalle tasse universitarie, la presenza nelle SS di un gran numero di suoi compagni e il desiderio di compensare l'aspetto «non molto virile».[7] Da parte sua il dottor Bruno Kitt[8] si sarebbe iscritto, secondo la moglie, per evitare le sedute di allenamento della domenica che era obbligato a svolgere in qualità di SA. Infine, il dottor Hans Münch è incoraggiato dal dottor Bruno Weber per poter proseguire il suo lavoro di ricerca in condizioni più favorevoli.[9] Queste affermazioni vanno prese con una certa cautela, a maggior ragione dal momento che sono spesso espresse durante interrogatori dei processi agli interessati. L'adesione agli ideali nazionalsocialisti è la condizione *sine qua non* per essere ammessi nelle SS. E in effetti, a riprova della forte impregnazione ideologica, quasi tutti i medici delle SS hanno aderito al Partito nazista prima della guerra. Inoltre, l'integrazione nell'organizzazione dava l'impressione di far parte di una élite, come ben sottolineato da Himmler già nel 1934: «Ogni Stato ha bisogno di una élite. L'élite dello Stato nazionalsocialista sono le SS, che sono il luogo in cui in base alla selezione razziale unita alle esigenze del tempo presente si perpetuano la tradizione militare tedesca, la dignità della nobiltà tedesca e l'efficienza dell'industria tedesca».[10]

[5] Hermann Langbein, *op. cit.*

[6] *Hauptsturmführer* nato nel 1912 a Dresda. Viene trasferito al campo di Auschwitz-Birkenau dopo avere prestato servizio a Oranienburg, Dachau e Stralsund.

[7] Hermann Langbein, *op. cit.*

[8] *Hauptsturmführer* nato nel 1906 a Lidzbark Warmiński. Viene trasferito al campo di Auschwitz-Birkenau tra il giugno 1942 e gennaio 1945 dopo avere prestato servizio a Sachsenhausen e Oranienburg.

[9] Hermann Langbein, *op. cit.*

[10] Jean-Jacques Langendorf, *La SS. Un État dans l'État*, Infolio éditions, Gollion 2008.

«Potete salvare della gente, ma non ebrei»

La partecipazione allo sterminio degli ebrei da parte di medici istruiti e colti può essere capita solo considerando il violento antisemitismo che essi nutrivano. L'adesione alle SS va di pari passo con la forte impregnazione antisemita. Rainer Fröbe ritiene che si tratti di un «orientamento preliminare», determinante affinché siano in condizione di svolgere il lavoro abietto che devono compiere e che spiega in larga parte come non mettano affatto in dubbio la propria missione.[11] Peraltro, diverse testimonianze attestano l'importanza dell'antisemitismo tra i medici delle SS. Il dottor Werner Rohde autorizza il salvataggio di deportati non ebrei, mentre d'altra parte è inflessibile quando si tratta di risparmiare deportati ebrei, come testimoniato dallo studente di Medicina polacco Tadeusz Paczula, a cui ha detto: «Potete salvare della gente, se lo volete, ma non ebrei».[12] Da parte sua, anche il medico delle SS Fritz Klein nutre un odio estremo per gli ebrei da quando era studente (perché uno di loro ne aveva sedotto la fidanzata) e arriva al punto di dichiarare che gli piace respirare l'odore proveniente dai forni crematori.

Quanto a Josef Mengele, è visceralmente antisemita e ritiene, secondo il collega Hans Münch, «che vi sia una lotta mortale tra tedeschi ed ebrei e che per questo motivo i primi devono sterminare i secondi, da lui ritenuti intelligenti e per questo ancor più pericolosi». Münch aggiunge che Mengele «era profondamente convinto che gli ebrei dovessero essere sterminati. [...] Certo, ammetteva che in un primo tempo si dovessero tenere in vita gli ebrei idonei al lavoro. Ma bisognava evitare che si moltiplicassero ancora».[13] Ritiene che esistano da un lato i tedeschi e dall'altro gli ebrei, e che la coesistenza non sia possibile. Secondo Ella Lingens: «Lui [Mengele] mi ha spiegato che

[11] Rainer Fröbe, «Bauen und Vernichten. Die Zentralbauleitung Auschwitz und die Endlösung», in *Durchschnittstäter. Handeln und Motivation* (*Beiträge zur Geschichte des Nationalsozialismus*, vol. 16), Bielefeld 2000; citato in Regula Christina Zürcher, *art. cit.*

[12] Hermann Langbein, *op. cit.*

[13] Ernst Klee, *Auschwitz, die NS-Medizin und ihre Opfer*, *cit.*

c'erano solo due popoli dotati sulla Terra. I tedeschi e gli ebrei, e la questione era di sapere qual era il migliore».[14] L'antisemitismo dei medici delle SS è evidenziato dalla scelta di compiere delle selezioni in occasione di feste ebraiche. È il caso di quella svolta a Birkenau il giorno di Yom Kippur, l'8 ottobre 1943, in seguito alla quale diverse migliaia di deportati dei campi BIIf e BIId sono gasati;[15] o anche il giorno della festa di Rosh Hashana nel 1944, sempre a Birkenau, durante cui vengono uccisi dei bambini.

Ciononostante negli interrogatori condotti nell'ambito dei loro processi, la maggior parte delle SS nega qualunque forma di odio verso gli ebrei, per limitare la portata delle proprie responsabilità.[16] Victor Capesius, per esempio, insiste sulle origini ebraiche della moglie, da cui non si è mai separato. Alcuni menzionano anche dei deportati ebrei con cui avevano un legame e che hanno aiutato: è il caso del medico delle SS Hans König, che porta del cibo a un dentista ebreo con cui ha studiato a Praga, prima di farlo trasferire in un campo di lavoro dove le condizioni di vita sono migliori. Mengele stesso favorisce il trasferimento in un altro campo di moglie e figlia di Miklós Nyiszli, un medico ungherese e rumeno che ha accettato di assisterlo nei suoi esperimenti per salvarsi la vita.[17] Quest'atteggiamento va contro i principi istituiti da Himmler, che sostiene l'assenza di pietà nei confronti di tutti gli ebrei e che in un discorso tenuto a Poznań il 4 ottobre 1943 si lamenta dell'aiuto che ogni nazista desidera portare a chi considera come un «buon ebreo»: «Ma poi ecco che ciascuno degli ottanta milioni di bravi tedeschi viene a dirci che conosce molto bene un certo ebreo: "Lo so, tutti gli altri sono immondizia, ma questo è un super-ebreo"».[18]

[14] Gerald Posner e John Ware, *op. cit.*

[15] Danuta Czech, Kalendarium, *cit.*

[16] Regula Christina Zürcher, *art. cit.*

[17] H. Strauch e I. Wirth, «Persecution of Jewish forensic pathologists», in *Forensic Science International*, 144 (2-3), 10 settembre 2004.

[18] Johann Chapoutot, *La legge del sangue: pensare e agire da nazisti*, Einaudi, Torino 2022. Traduzione di Valeria Zini.

Sradicare a ogni costo questa «pestilenza peggiore della peste nera»

Come abbiamo visto, i medici danno prova di una totale mancanza di compassione ed empatia per i deportati affetti da malattie la cui cura rischia di essere lunga, poiché sono convinti che vadano uccisi. Al limite, si possono curare i deportati in grado di guarire rapidamente, ma è tutto. Per esempio, il *Lagerarzt* Franz von Bodmann[19] vieta le cure a una giovane ebrea slovacca ferita gravemente all'addome e al petto, lasciandola morire tra atroci sofferenze perché ha incitato i compagni a smettere di lavorare.[20]

Quest'atteggiamento è in linea con la concezione elaborata da Theodor Eicke, *Inspekteur der Konzentrationslager und Führer der SS Wachverbände* («ispettore generale dei campi di concentramento e responsabile della formazione delle SS incaricate di sorvegliare i campi di concentramento»): «Essere caritatevoli verso i "nemici dello Stato" sarebbe una debolezza di cui questi ultimi approfitterebbero subito. Un sentimento di pietà sarebbe indegno di un membro delle SS: nelle fila delle SS non c'è posto per i "deboli", che farebbero meglio a ritirarsi in un convento. Abbiamo bisogno di uomini duri e decisi».[21] Secondo il dottor Horst Fischer, che lo ammetterà in occasione del suo processo, la questione della fondatezza dello sterminio dei deportati viene affrontata raramente tra i medici.

La mancanza di scrupoli e di pietà rientra sempre nella logica hitleriana secondo cui gli esseri biologicamente inferiori devono essere eliminati dal «corpo etnico [*Volkskörper*] con la promessa di un futuro biologico per il *Volk* [il popolo, l'etnia, la stirpe]».[22] Nel *Mein Kampf*, Hitler ha ridotto gli ebrei a metafore mediche come i bacilli, i parassiti e altri batteri, termini in seguito largamente adot-

[19] *Obersturmführer* nato nel 1908 a Zwiefaltendorf Riedlingen, è assegnato al campo di Auschwitz-Birkenau dal febbraio 1942 alla metà di agosto del 1942 (dopo aver esercitato a Majdanek).

[20] Hermann Langbein, *op. cit.*

[21] Zámečník Stanislav, *To bylo Dachau*, Paseka, Praha 2003.

[22] Ernst Klee, *Auschwitz, die NS-Medizin und ihre Opfer, cit.*

tati dai propagandisti del Terzo Reich.[23] Paragona il popolo ebraico a «un verme nel corpo putrescente», a «una pestilenza peggiore della peste nera», a «un portatore di bacilli della peggiore specie», «il parassita nel corpo degli altri popoli».[24] Anche Himmler utilizza metafore mediche per giustificare lo sterminio degli ebrei: «Siamo i primi ad aver risolto la questione del sangue con le nostre azioni [...]. L'antisemitismo è una questione di disinfezione. Sradicare le pulci infettive non è una questione ideologica, ma di igiene. Allo stesso modo l'antisemitismo non è mai stato, ai nostri occhi, una questione ideologica ma di igiene, un problema che, a proposito, sarà presto risolto. Ci sbarazzeremo presto dei nostri pidocchi».[25]

Già solo queste metafore, prese nel senso più letterale del termine, giustificano quindi lo sterminio. Come un bacillo o un parassita rendono necessario attuare un processo di disinfezione, così l'ebreo va sradicato per proteggere il corpo tedesco. Hitler non si considera forse un grande genio della medicina, come Koch e Pasteur, che agisce per il benessere dell'umanità? Probabilmente nella sua testa assimila la messa a punto di un metodo di sterminio degli ebrei a una nuova forma di trattamento: «Oggi dobbiamo portare avanti la stessa lotta che hanno condotto Pasteur e Koch. Innumerevoli malattie sono causate da un solo bacillo: l'ebreo! [...] Ritroveremo la salute quando avremo eliminato l'ebreo».[26] Il medico delle SS Fritz Klein usa lo stesso tipo di metafora rispondendo alla dottoressa Ella Lingens-Reiner, deportata politica austriaca, quando gli viene chiesto come sia possibile conciliare la pratica medica da

[23] Ernst Edzard, «Killing in the name of healing. The active role of the german medical profession during the Third Reich», in *The American Journal of Medicine*, vol. 100, 1996.

[24] Georges Bensoussan, *Storia della Shoah*, Giuntina, Firenze 2013. Traduzione di Vanna Lucattini Vogelman.

[25] Heinrich Himmler, «Kommandeurbesprechung SSPanzerkorps», Charkow, 24 aprile 1943, in Heinrich Himmler, *Geheimreden 1933 bis 1945 und andere Ansprachen*, Bradley Smith e Agnes Peterson (a cura di), Propyläen Verlag, Frankfurt am Main 1974.

[26] Adolf Hitler, osservazioni private, 17 febbraio 1942, *Führerhauptquartier*; citato in Werner Jochmann (a cura di), *Monologe im Führerhauptquartier, 1941-1944. Die Aufzeichnungen Heinrich Heims*, Albrecht Knaus Verlag, Hamburg 1980.

SS con il giuramento di Ippocrate: «Per rispetto al giuramento di Ippocrate, asporto le appendici in un organismo umano e gli ebrei sono un'appendice purulenta nel corpo del mondo. È per questo che vanno estirpati».[27]

UN PATTO FAUSTIANO

Mentre migliaia di medici tedeschi sono distaccate in zone di combattimento per garantire cure medico-chirurgiche ai soldati, una manciata di medici delle SS vive un'esistenza priva di rischi, beneficiando anche di diversi vantaggi in natura. Fingono di svolgere una funzione di assistenza, ricevono cibo in abbondanza, godono di un potere illimitato, possono riposarsi alla *Solahütte* (un luogo di villeggiatura delle SS situato a circa 30 chilometri a sud di Auschwitz)... In cambio, questi assassini seriali devono partecipare attivamente e con efficienza allo sterminio degli ebrei che arrivano ogni giorno da tutto il continente europeo.

Veri medici per false apparenze

I medici SS sono consapevoli di come la loro situazione sia più confortevole di quella di chi si trova nelle zone di combattimento, che alcuni di loro, come Josef Mengele o Eduard Wirths, hanno conosciuto prima di essere trasferiti ad Auschwitz. Vogliono dare l'impressione di essere responsabili di servizi ospedalieri, anche se si tratta solo di anticamere della morte che forniscono il vivaio in cui hanno regolarmente luogo le selezioni per la camera a gas. La massima dimostrazione di ipocrisia delle autorità mediche delle SS è l'HKB di Auschwitz I. Comprende un laboratorio di analisi, un reparto di radiologia, uno odontoiatrico e altri reparti ospedalieri specializzati. In realtà, si tratta di un'anticamera della morte la cui dotazione di farmaci è ridotta allo stretto indispensabile. A tal proposito, Regula Zürcher parla di un vero e proprio «patto faustiano» che permette ai medici delle SS di vivere una situazione confortevole con numerosi vantaggi in cambio del coinvolgimento nello stermi-

[27] Ernst Klee, *Auschwitz, die NS-Medizin und ihre Opfer, cit.*

nio degli ebrei.[28] I medici delle SS vogliono quindi fare credere di essere indispensabili per il buon funzionamento dei *Reviere*, per quanto ciò sia del tutto falso. Per esempio, quando chiedono nuove risorse ai superiori di Berlino, come fanno senza sosta, non è né per migliorare la morbilità né per diminuire la mortalità.

È ai medici deportati che tocca il compito di confortarli in quest'illusione, per quanto siano consapevoli che sia solo una finzione: «I *Lagerärzte* attribuiscono un'importanza cruciale al fatto che le osservazioni siano aggiornate con rigore, in particolare la sintomatologia con tutti i dettagli, così come le diagnosi differenziali. Vogliono che sia tutto segnato con precisione e i medici detenuti sono obbligati a indicare su ogni cartella i farmaci che il malato "dovrebbe" ricevere per la malattia di cui soffre. Anche se quel farmaco non esiste nella farmacia del *Revier*. Perché chiaramente non si tratta di curare il malato. Quello che va fatto è studiarlo come se "dovesse" essere curato».[29] Anche il dottor André Lettich, che ricopre la funzione di infermiere al blocco 7, riporta il carattere grottesco del lavoro presso il *Revier*, che impone di redigere una cartella di osservazione aggiornata per ogni paziente, con l'andamento della temperatura e il polso. L'obiettivo è «produrre una bella cartella di osservazione per ogni evenienza, visto che non si sa mai cosa potrebbe succedere».[30] E il dottor Otto Wolken testimonia che un assistente può essere picchiato con violenza da un medico delle SS perché ha omesso di annotare tutte le indicazioni sulla malattia di un detenuto, sebbene quest'ultimo fosse destinato alla camera a gas.[31]

Adélaïde Hautval[32] e altri tre medici sono fortemente rimproverati da un *Unterscharführer* («caporale o sergente non medico»)

[28] Regula Christina Zürcher, *art. cit.*

[29] Testimonianza del dottor Léon Landau, in Betty Truck e Robert-Paul Truck, *op. cit.*

[30] André Lettich, *op. cit.*

[31] Hermann Langbein, *op. cit.*

[32] Adélaïde Hautval, figlia di un pastore alsaziano, è stata condannata a «condividere la sorte degli ebrei» per avere difeso pubblicamente una famiglia ebrea molestata da tedeschi. Inizialmente internata a Pithiviers, poi a Beaune-la-Rolande, è stata deportata ad Auschwitz con il convoglio delle donne comuniste francesi del gennaio 1943.

perché non hanno scritto nelle schede della temperatura i farmaci che i malati avrebbero dovuto ricevere: «Berlino si preoccupa di questa negligenza perché quelle schede sono in effetti trasmesse a Berlino per dimostrare al mondo la sollecitudine tedesca per i detenuti nei campi di concentramento. Ogni giorno vi muoiono migliaia di persone in condizioni atroci, ma... le curve di temperatura saranno belle, menzognere, rassicuranti».[33] Probabilmente, dalla sconfitta di Stalingrado in poi e ancor più al momento dello sbarco in Normandia, numerosi medici delle SS si interrogano in cuor loro sul futuro del regime nazista, la cui la propaganda ripete a martello che è previsto duri «mille anni» (*das tausendjährige Reich*). Ciò potrebbe spiegare lo zelo dei medici SS e dell'amministrazione centrale dei campi di concentramento nell'esigere un aggiornamento fittizio delle cartelle dei deportati malati. Sospettano forse che un giorno ne dovranno rendere conto? Vogliono dare a se stessi l'impressione di agire in maniera corretta con i deportati malati? Nessuno lo sa, perché non abbiamo testimonianze che forniscano elementi di risposta.

In ogni caso, i medici deportati comprendono che è nel loro interesse e in quello dei malati confortare i medici SS nell'idea di starsi comportando nella maniera più corretta possibile. Un medico deportato racconta come abbia dovuto comportarsi in presenza di Mengele per fare credere che la situazione fosse normale, come in qualunque altro ospedale: «Gli dicevo: "Posso mostrarle questi pazienti?", "Posso mandare questa donna al campo maschile per essere operata, perché qui non abbiamo un reparto di chirurgia mentre ce ne è uno al campo maschile?". Gli mostravo dieci pazienti. Diceva sì o no e se ne andava. Tutto ciò aveva l'apparenza di una normale visita del medico capo».[34] Nei *Reviere* degli altri campi la situazione è identica. Per Mengele l'ospedale del campo femminile di Birkenau deve essere sempre in linea con l'idea che

[33] Adélaïde Hautval, *Médecine et crimes contre l'humanité* (testimonianza redatta a mano nel 1946, ritrovata dall'autrice nel 1987), Actes Sud, Arles 1991.

[34] Robert Jay Lifton, *op. cit.*

ha di un qualunque altro ospedale. Così esige la presenza di vasi da notte di fianco a ogni letto e che il pavimento sia perfettamente pulito. Il personale responsabile delle pulizie passa lo straccio ogni volta che è annunciato il suo arrivo affinché l'ospedale sembri pulito. Secondo Zina Morhange,[35] Mengele non è affatto interessato ai problemi sanitari dei deportati, ma «bisognava far finta. Si doveva avere il camice bianco, uno stetoscopio. Si doveva avere l'aria pulita, e questo era quanto».[36] Altro esempio di questa finzione generalizzata: un giorno Mengele viene preso da una rabbia folle e colpisce Gisella Perl perché capisce che ha cotto delle patate nel forno destinato alla sterilizzazione degli strumenti.[37]

«Vantaggi in natura»

Conosciamo in parte lo stato d'animo di un medico delle SS, il professore Johann Paul Kremer,[38] grazie al diario da lui tenuto mentre si trova ad Auschwitz. Sembra rendersi rapidamente conto del carattere spaventoso della propria missione e che lo esprima il 2 settembre 1942, tre giorni dopo l'arrivo al campo: «Questa mattina, alle 3, ho assistito per la prima volta a un'"azione speciale" (*Sonderaktion*). Al confronto, l'Inferno dantesco sembra una burla. Auschwitz è chiamato un campo di sterminio a ragione».[39] Ciononostante partecipa quattordici volte a opera-

[35] Dottoressa ebrea francese di origine polacca (nata a Łódź nel 1909) deportata con il convoglio n. 72 partito da Drancy il 29 aprile 1944. Ha dato la sua testimonianza a Michael Pollak, autore di *L'Expérience concentrationnaire: essai sur le maintien de l'identité sociale* (Métailié, Paris 2000).

[36] Michael Pollak, *L'Expérience concentrationnaire: essai sur le maintien de l'identité sociale*, Métailié, Paris 2000.

[37] Gisella Perl, *I Was a Doctor in Auschwitz*, International Universities Press, New York 1948.

[38] Kremer, nominato medico nel 1929, si unisce allo NSDAP nel 1932 e alle SS nel 1937. Arruolato nella Waffen-SS il 18 giugno 1941, due mesi dopo viene assegnato a Dachau, poi a un reparto sanitario delle SS all'ospedale di Praga. Il 29 agosto 1942, viene trasferito ad Auschwitz come medico per un periodo limitato, durante le vacanze dell'Università di Monaco.

[39] Léon Poliakov, *op. cit.*

zioni di selezione sulla rampa: non devono avere tolto l'appetito a questo professore di anatomia colto e intelligente, che annota scrupolosamente quali piatti gli vengono serviti. Così, il 23 settembre 1942, giorno della sesta e settima selezione, riporta di aver avuto diritto a «un vero e proprio banchetto. È stato servito del luccio arrosto a volontà, del vero caffè, una birra eccellente e dei dolci».[40] Precisa anche che le autorità del campo concedono alle SS dei vantaggi materiali per compensare il carico emotivo dovuto alla partecipazione alla selezione: «Gli uomini lottano tra loro per partecipare a queste operazioni a causa della razione speciale assegnata per il lavoro, che consiste in 20 centilitri di alcol, cinque sigarette, 100 grammi di salsiccia e pane».[41] Secondo la testimonianza di un membro del *Kommandantur*, questi vantaggi in natura non sono però l'unica motivazione delle SS: «Penso che alcune SS vi abbiano partecipato volontariamente, non solo per le razioni supplementari, ma perché traevano piacere da azioni di quel tipo. In effetti, a tal proposito, l'approvvigionamento della truppa non era male».[42]

Un'altra «attenzione» delle autorità: la possibilità per i medici delle SS di uscire per un po' di tempo dal campo. In effetti sembra che le selezioni abbiano delle conseguenze sullo stato di salute del personale medico. Per esempio, durante la sua permanenza ad Auschwitz, il dottor Franz Lucas[43] lamenta dolori allo stomaco e nausee.[44] È senza dubbio una delle ragioni che spingono le autorità del campo a costruire la *Solahütte*, uno spazio di relax per le SS situato a 30 chilometri a sud di Auschwitz, vicino al fiume Soła. Il posto sarà immortalato in una serie di fotografie scattate dal

[40] Ivi.

[41] Cit. da Ernst Klee, *Auschwitz, die NS-Medizin und ihre Opfer, cit.*

[42] Interrogatorio di Friedrich Althaus, Mönchengladbach, 16 dicembre 1960, ZSL, IV 402, AR-Z 37-58, Sb. 42, p. 7369; citato in Regula Christina Zürcher, art. *cit.*

[43] *Obersturmführer* nato nel 1911 a Osnabrück, in Bassa-Sassonia. È assegnato al campo di Auschwitz-Birkenau dal dicembre 1943 all'estate 1944, dopo aver esercitato a Oranienburg.

[44] Regula Christina Zürcher, *art. cit.*

vicecomandante di Auschwitz, Karl Höcker. Come si potrebbe non essere turbati da quegli scatti in cui si vede Josef Mengele sorridente in mezzo ad altre SS, mentre pochi giorni prima aveva partecipato alle selezioni degli ebrei?

Sottrarre i beni dei deportati

Inoltre, un certo numero di medici delle SS approfitta della permanenza ad Auschwitz per rubare i beni appartenenti alle vittime ebree, sebbene questa pratica sia ufficialmente vietata dalle autorità del campo dal momento che quei beni sono dichiarati proprietà dello Stato.[45] Nel 1936, Heinrich Himmler promulga un decreto che impone il rispetto del «principio di sacralità della proprietà» da parte delle SS e, in un discorso pronunciato a Poznań, insiste molto sull'importanza di non impadronirsi di beni dello Stato: «Un certo numero di SS, ma non veramente alto, vi ha mancato e sarà condannato a morte senza pietà».[46]

Queste minacce non impediscono ai dottori Johann Paul Kremer e Victor Capesius di approfittare del loro incarico per fare man bassa dei beni degli ebrei. Nel suo diario Kremer annota l'invio regolare alla famiglia di pacchi contenenti prodotti molto preziosi in tempo di guerra: sapone, lamette per il rasoio, tagliaunghie, lana da rammendo. Il deportato politico polacco Tadeusz Szewczyk, che lavora alla farmacia delle SS, è diretto testimone della sua cupidigia: lo vede portare via delle belle valigette contenenti denaro e vestiti di valore.[47] Secondo il biologo Benno Müller-Hill, anche Mengele avrebbe approfittato della propria attività nel laboratorio di dissezione che aveva installato in uno dei crematori per rubare dei beni appartenenti alle vittimee; quel posto traboccava di denaro, gioielli, anelli, denti d'oro e diamanti portati da migliaia

[45] Verso la seconda metà del mese di novembre 1943, una Commissione di inchiesta speciale diretta dall'avvocato *SS-Sturmbannführer* Konrad Morgen si reca ad Auschwitz per indagare sulle appropriazioni illecite dei beni degli ebrei da parte del personale SS del campo.

[46] Citato in Regula Christina Zürcher, *art. cit.*

[47] Hermann Langbein, *op. cit.*

di deportati. Mengele ritiene che quei furti lo abbiano in seguito aiutato considerevolmente nell'assicurarsi una protezione in America del Sud e soprattutto che siano stati di beneficio per «alcuni personaggi».[48]

FAR PROGREDIRE LA RICERCA

A differenza della maggior parte delle SS incaricate della sorveglianza, i medici nazisti hanno compiuto studi universitari. L'esame dei fascicoli delle SS assegnate ad Auschwitz, ritrovati negli archivi dopo l'evacuazione del campo il 27 gennaio 1945 stabilisce che sono solo in 67 (tra cui 47 medici) ad aver terminato gli studi superiori, ossia il 5,5% delle SS in servizio ad Auschwitz.[49]

«È un'opportunità eccezionale per la scienza»

Alcuni professionisti hanno esercitato nel settore civile poco tempo prima di essere assegnati ad Auschwitz. Il dottor Fritz Klein è stato medico di base fino al 1943 in una piccola località della Transilvania.[50] Johann Paul Kremer[51] è professore di anatomia presso l'Università di Monaco ed è integrato ad Auschwitz per rimpiazzare Bruno Kitt come medico del campo durante il suo congedo accademico, dal 30 agosto al 18 novembre 1942.[52] Altri sono stati arruolati nella *Waffen-SS* all'inizio della guerra, prima di ricevere l'incarico ad Auschwitz per motivi di salute, come Eduard Wirths, che aveva subito un grave attacco di cuore in Norvegia, Horst Fischer, che ha contratto una tubercolosi sul fronte russo, e Josef Mengele, medico sullo stesso fronte e ferito nell'estate del 1942.

[48] Benno Müller-Hill, *Todliche Wissenschaft: Die Aussonderung von Juden, Zigeunern und Geisteskranken, 1933-1945*, Rowohlt, Hamburg 1984.

[49] Aleksander Lasik, «Le personnel SS du camp d'Auschwitz», in *Auschwitz 1940-1945*, t. 1, *La construction et l'organisation du camp*, *cit.*

[50] Hermann Langbein, *op. cit.*

[51] *Hauptsturmführer* nato a Stelberg nel 1883.

[52] Gerhard Aumüller e Kornelia Grundmann, «Anatomy during the Third Reich – the Institute of Anatomy at the University of Marburg, as an example», in *Annals of Anatomy*, 184 (3), maggio 2002.

Durante la convalescenza, quest'ultimo è assegnato a Berlino come medico delle SS e della polizia presso il *Rasse und Siedlungshauptamt* («Ufficio per la razza e la popolazione»), dove viene incaricato delle perizie. In parallelo, continua a lavorare a servizio del suo mentore, il professor Otmar von Verschuer.[53] Quest'ultimo sembra avere svolto un ruolo fondamentale nella sua assegnazione ad Auschwitz alla fine di maggio 1943, secondo il dottor Benno Müller-Hill dell'Università di Colonia, che ha studiato a lungo i suoi archivi personali. Avrebbe spiegato all'allievo: «Si tratta di un'opportunità eccezionale per la scienza sul campo. Molte razze diverse, molti individui. Perché non ci va?».[54] All'epoca il lavoro di Verschuer sui gemelli era considerevolmente limitato da difficoltà di ordine logistico. Ad Auschwitz, pensa, Mengele avrà l'occasione di proseguire le ricerche in stretta collaborazione con l'Istituto di biologia ereditaria e di igiene razziale di Francoforte sul Meno, diretto dal suo maestro.[55] Là incontra anche un altro medico delle SS, Erwin von Helmersen,[56] che nell'agosto del 1943 ha sostenuto la sua tesi di dottorato «La discendenza di una famiglia armena in un

[53] Otmar von Verschuer è uno dei più illustri professori di igiene razziale. Nel 1927, viene nominato direttore del dipartimento di Antropologia, ereditarietà ed eugenetica dell'Istituto Kaiser-Wilhelm di Berlino-Dahlem. Due anni dopo diventa direttore dell'Istituto di biologia ereditaria e di igiene razziale della facoltà di Medicina dell'Università Johann-Wolfgang Goethe di Francoforte sul Meno. Nell'ambito delle sue ricerche, conduce in particolare esami antropologici volti a determinare l'origine ariana di un individuo. Tra i suoi allievi, uno dei migliori è il dottor Josef Mengele (originario della Baviera). Quest'ultimo, dopo avere compiuto studi di Medicina e antropologia, all'età di ventiquattro anni si è fatto notare per la sua tesi in Scienze umane in cui prevede una differenziazione delle razze in base alla forma delle mandibole dell'individuo. Grazie a questo lavoro, che gli permette di beneficiare della raccomandazione del professore di anatomia Theodor Mollison dell'Università di Monaco, nel gennaio 1937 ottiene un posto da assistente di ricerca presso il professor Otmar von Verschuer, per il quale nutre una grande ammirazione per il lavoro di ricerca sui gemelli.

[54] Gerald Posner e John Ware, *op. cit.*

[55] Yehuda Koren e Eilat Negev, *Im Herzen waren wir Riesen: die Überlebensgeschichte einer Liliputanerfamilie*, List Taschenbuch, Berlin 2004.

[56] *SS-Obersturmführer* nato nel 1914 a Brema. È inizialmente assegnato a Majdanek, poi al campo di Auschwitz-Birkenau tra l'agosto 1943 e l'ottobre 1944.

villaggio della Bucovina di popolazione tedesca» sotto la direzione del professor Fritz Lenz (all'interno dell'Istituto di antropologia, ereditarietà ed eugenetica Kaiser-Wilhelm di Berlino-Dahlem).[57]

All'arrivo di ogni nuovo convoglio Mengele isola i gemelli e gli individui con malformazioni congenite, come i nani, che risparmia e fa registrare nel campo. Il dottor Miklós Nyiszli (incaricato delle autopsie dei gemelli e di redigere le relazioni) ricorda inoltre il machiavellismo di Mengele che si è reso conto dell'interesse di avere a disposizione gemelli in abbondanza per realizzare sperimentazioni impossibili da compiere in ambito ospedaliero-accademico: «Qui succede una cosa unica nella storia delle scienze mediche. Due fratelli gemelli muoiono insieme e nello stesso momento, e abbiamo la possibilità di sottoporli ad autopsia. Dove potremmo incontrare, in circostanze normali, dei fratelli gemelli che muoiono nello stesso luogo e nello stesso momento?».[58] Il dottor Miklós Nyiszli ha avuto modo di affiancare Josef Mengele in un comitato ristretto.[59] Redige dei rapporti che vengono esaminati con cura da Mengele, che li firma e invia «per posta al seguente indirizzo: "Istituto di antropologia, ereditarietà ed eugenetica, Berlino-Dahlem", ossia a uno degli istituti medici più noti al mondo».[60] Mengele spera che quel lavoro gli valga il titolo di professore.

Un giorno, con grande pragmatismo, Mengele fa mettere da parte dodici coppie di gemelli, scrivendo con gesso blu le maiuscole «ZS» sui loro toraci. I bambini credono ingenuamente di essere risparmiati mentre in realtà quelle iniziali significano *Zur Sektion* («per l'autopsia»). Raggiungono gli altri nella camera a gas, ma Mengele ordina ai membri del *Sonderkommando* di non mandare al forno crematorio i cadaveri che ha segnato e di consegnarli direttamente al laboratorio di dissezione che si trova nello stesso

[57] Hans-Walter Schmuhl, *The Kaiser Wilhelm Institute for Anthropology, Human Heredity and Eugenics, 1927-1945. Crossing Boundaries*, Springer, Berlin 2008.

[58] Miklós Nyiszli, *op. cit.*

[59] Ha svolto il dottorato presso l'Istituto di Medicina legale dell'Università Federico-Guglielmo, a Breslavia.

[60] Ernst Klee, *Auschwitz, die NS-Medizin und ihre Opfer, cit.*

edificio.[61] Miklós Nyiszli testimonia: «Ho dovuto far attenzione a non mischiarli, perché il dottor Mengele mi avrebbe fatto pagare con la vita un errore che avesse reso per lui inutilizzabili quegli esemplari rari e preziosi».[62] Un altro giorno fa realizzare una trasfusione di 350 millilitri di sangue prelevati da due gemelli ad altri due, causando febbre e forti cefalee.[63]

Inoltre Mengele organizza delle specie di conferenze dove i medici che lavorano ai suoi ordini espongono i risultati degli esami eseguiti. Ciò gli dà l'illusione di dirigere un organismo di ricerca. Tuttavia, Sigismond Hirsch spiega: «Il lavoro che svolgevamo non era sufficiente per delle ricerche scientifiche. Invece di basare le sue osservazioni su fondamenta solide, voleva solo confermare le sue idee preconcette».[64]

Imparare a spese dei deportati

D'altro canto, i medici delle SS che esercitano ad Auschwitz sono in larga parte giovani professionisti inesperti, desiderosi di approfittare di quell'incarico per perfezionare le proprie competenze chirurgiche. Secondo il medico francese Samuel Steinberg, i suoi omologhi delle SS «si facevano la mano»[65] operando i deportati. Nella sua testimonianza descrive con precisione le azioni compiute da quattro di loro, in particolare dal dottor Friedrich Entress, che impara a realizzare interventi chirurgici allo stomaco con l'aiuto del medico deportato politico polacco Władysław Dering. «Ogni detenuto di origine ebrea che lamentava dolori di stomaco veniva immediatamente sottoposto a tutti gli esami necessari: analisi del sangue, dei succhi gastrici, ricerca di sangue nelle feci e così via. A prescindere dai risultati delle analisi, le vittime erano dichiarate affette da ulcera allo stomaco e subivano "l'operazione di Billroth

61 Yehuda Koren e Eilat Negev, *op. cit.*
62 Ivi.
63 Gerald Posner e John Ware, *op. cit.*
64 Jean-Raphaël Hirsch, *op. cit.*
65 Verbale dell'udienza di Samuel Steinberg, *doc. cit.*

n. 1 e n. 2".»[66] In effetti, alla fine del 1941, Entress fa installare un blocco operatorio nell'ospedale di Auschwitz, il blocco 28 del campo principale, solo per imparare a eseguire interventi chirurgici.[67] Non si interessa affatto al decorso post-operatorio: «Dopo l'operazione, queste persone non ricevevano le cure necessarie al loro stato di salute, gli ebrei non erano neanche messi alla dieta del latte; alcuni giorni dopo, nel corso di una selezione, le vittime venivano mandate a Birkenau per esservi gasate».[68] Il medico polacco Rudolf Diem, deportato politico, racconta che ai malati vengono perfino rotti intenzionalmente degli arti, in modo che Entress possa esercitarsi a mettere delle stecche. Quest'ultimo (come altri due medici delle SS, Jäger e Helmut Vetter) impara anche a eseguire gli pneumotoraci grazie allo pneumologo polacco Władysław Tondos.[69]

Da parte sua, il medico delle SS Hans Wilhelm König effettua amputazioni delle dita su deportati affetti da patereccio, infezione che non giustifica questo tipo di operazione.[70] Dopodiché, non in grado di lavorare, sono mandati alla camera a gas.[71] Il dottor Werner Rohde, invece, si esercita a praticare interventi sulle cisti sebacee e sulle unghie incarnite.[72] Altro esempio: il dottor Horst Fischer impara a trattare le ernie inguinali su dei deportati che ha personalmente selezionato e pratica delle asportazioni del gozzo senza curarsi, neanche lui, del decorso post-operatorio. Un medico otorinolaringoiatra deportato intervistato da Lifton racconta anche che Horst Fischer, impressionato dalla sua abilità chirurgica, l'ha fatto assegnare come otorinolaringoiatra al *Revier* di Monowitz e gli ha fornito gli strumenti chirurgici perché potesse insegnargli la tecnica operatoria.[73]

66 Ivi.

67 Irena Strzelecka, «Les hôpitaux dans le camp de concentration d'Auschwitz», in *Auschwitz 1940-1945*, t. 2, *Les détenus. La vie et le travail*, *cit.*

68 Verbale dell'udienza di Samuel Steinberg, *doc. cit.*

69 Hermann Langbein, *op. cit.*

70 Verbale dell'udienza di Samuel Steinberg, *doc. cit.*

71 Hermann Langbein, *op. cit.*

72 Verbale dell'udienza di Samuel Steinberg, *doc. cit.*

73 Robert Jay Lifton, *op. cit.*

Il dottor Henri Goldstein riporta il caso del medico Heinz Thilo, che obbliga tutti i deportati affetti da ernia a farsi operare e che poi, una volta eseguiti gli interventi, li sceglie per mandarli alla camera a gas.[74] Sempre Thilo costringe alcune donne a farsi operare per dei fibromi e altri tumori ginecologici. Il dottor Sigismond Hirsch è testimone del suo cinismo: «Asportava uteri per perfezionare la sua tecnica operatoria. Dopo l'operazione, teneva in osservazione quelle donne per non più di quindici giorni o tre settimane; venivano gasate, se ne sbarazzavano».[75] Infine, lo stesso Heinz Thilo[76] e Hans Wilhelm König imparano a eseguire aborti. Il primo, secondo Serge Golse, fa avanzare la gravidanza fino al sesto o settimo mese prima di intervenire: «Inutile dire che spessissimo le donne morivano in seguito a queste operazioni».[77]

COMPRENDERE LA PSICOLOGIA DEI MEDICI DELLE SS

Ma a cosa pensano i medici delle SS mentre mandano a morte centinaia di persone? Va detto che, per alcuni di loro, ciò che li attende ad Auschwitz è completamente nuovo: solamente in ventidue (ossia la metà) sono stati in un altro campo in precedenza. Per Hermann Langbein, che esercita la funzione di segretario di Eduard Wirths, i medici delle SS si dividono in tre categorie: i fanatici che partecipano attivamente al processo di sterminio con marcato zelo; quelli che fanno «nulla né di più né di meno di quello che pensavano fosse il loro dovere»;[78] e infine quelli che svolgono le loro mansioni controvoglia.

Tutti uomini senza scrupoli?

Molti medici delle SS probabilmente condividono lo stato d'animo di Rudolf Höss, ex comandante del campo, definito da

[74] Verbale dell'udienza di Henri Goldstein, *doc. cit.*
[75] Jean-Raphaël Hirsch, *op. cit.*
[76] Yves Ternon e Socrate Helman, *op. cit.*
[77] Serge Golse in *Témoignages sur Auschwitz, cit.*
[78] Robert Jay Lifton, *op. cit.*

Primo Levi come un «uomo vuoto, un idiota tranquillo e diligente, che si studia di svolgere colla miglior cura possibile le iniziative bestiali che gli vengono affidate, e in questa obbidienza sembra trovare appagamento pieno di ogni suo dubbio o inquietudine».[79] Probabilmente Levi ha ragione. Tuttavia ci si può interrogare su questa volontà di obbedienza che porta un essere umano a sterminare più di un milione di uomini, donne e bambini senza alcuno scrupolo. Nel 1945, il dottor Friedrich Entress prova a giustificare il proprio comportamento nel corso dell'istruttoria del suo processo, spiegando: «A causa dei metodi delle SS che venivano applicati nei *Lager*, si arrivava anche a essere completamente insensibili e non ci si preoccupava più d'avere coscienza di come ci si comportava».[80] Al contrario, altri medici mostrano vere reticenze. Il dottor Horst Fischer è sconvolto in occasione della prima selezione a cui assiste.[81] Secondo la dottoressa Ella Lingens, anche il dottor Rohde odia quel lavoro.[82] Il dottor König afferma a più riprese che le sue attività alla stazione sono per lui una vera tortura e che deve bere molto alcol per sopportarle.[83] D'altronde numerose SS responsabili dello svolgimento della selezione bevono tantissimo per dimenticare la propria situazione o annegare la cattiva coscienza.[84] A proposito di una selezione nel campo femminile il 5 settembre 1942, il medico SS Johann Paul Kremer scrive nel suo diario che «dopo aver preso parte ad una "Sonderaktion", concordava perfettamente con un collega, l'*SS-Obersturmführer* dr. Heinz Thilo, sul fatto che si trovavano nell'*anus mundi*, l'orifizio del mondo».[85]

79 Primo Levi, «Monumento ad Auschwitz», in *La Stampa*, 18 luglio 1959.

80 Hermann Langbein, *op. cit.*

81 Ivi.

82 Gerald Posner e John Ware, *op. cit.*

83 Yves Ternon e Socrate Helman, *op. cit.*

84 Robert Jay Lifton e Eric Markusen, *The genocidal mentality: Nazi holocaust and nuclear threat*, Basic Books, New York 1990.

85 Danuta Czech, *Kalendarium*, *cit.*

Il dottor Hans Delmotte,[86] un medico delle SS belga di ventisette anni assegnato ad Auschwitz, racconta di essere stato obbligato ad assistere a una selezione sulla rampa pochi giorni dopo il suo arrivo. Ne rimane così turbato che è necessario chiedere a una SS di accompagnarlo fino in camera. «Tornò dalla rampa completamente sconvolto [...] Solo al mattino seguente [...] Era completamente scosso, aveva indossato la sua uniforme ordinaria. Andò a passo di marcia e con portamento rigido dal comandante e gli spiegò che si rifiutava di prestare un simile servizio, che non poteva farlo; e fece questo in maniera assolutamente poco diplomatica, come poi ci raccontò, rifiutandosi in modo aperto e senza mezzi termini e aggiungendo che pregava o di essere mandato al fronte oppure di essere mandato lui stesso alle camere a gas. Ma lui non poteva fare una cosa simile.»[87] Mengele si incarica di convincerlo, spiegandogli che, tenuto conto delle condizioni eccezionali, è dovere del medico occuparsi delle selezioni, che consentono di individuare chi è ancora in grado di lavorare. Paragona questo compito a quello di un medico incaricato di scegliere, dopo una battaglia, i feriti che vanno curati con priorità. In ogni caso, dal momento che alla fine tutti gli ebrei dovranno essere sterminati, la selezione effettuata dai medici non è così importante. Il dottor Hans Delmotte finisce quindi per cedere alle ingiunzioni di Mengele ma si dedica al lavoro con grande riluttanza. Mengele invece non ha alcuno scrupolo nel partecipare alle selezioni sulla rampa, anche quando non è il suo turno. Lo fa per prelevare i soggetti delle sue sperimentazioni.[88]

«La cosa demoniaca era che non erano demoniaci»

È legittimo anche chiedersi come facciano quei medici ad assumersi la responsabilità delle selezioni di fronte alle proprie mogli,

[86] *SS-Obersturmführer* nato a Liegi nel 1917. Riceve un posto da addetto all'Istituto per l'igiene delle razze prima di essere assegnato al campo di Auschwitz-Birkenau da maggio 1943 a gennaio 1945.

[87] Hermann Langbein, *op. cit.*

[88] Si veda il capitolo seguente.

ai figli e ai genitori. Si resta turbati dalle attenzioni delicate di Josef Mengele per la moglie Irene, andata a trovarlo sul posto. Si è particolarmente sconcertati dalla corrispondenza del medico delle SS Eduard Wirths con la propria: in una lettera scritta alla moglie il 7 settembre 1942, parla del compito «sovrumano» che è incaricato di svolgere, precisando di compierlo «per te, vita mia, cuore mio, per te e i bambini» e che «nulla è impossibile finché ho te, tesoro mio».[89] Come può questo padre essere capace di mandare migliaia di bambini e bambine a morte e chiedere senza vergogna notizie del primo dente spuntato al figlio?[90] Come può quest'uomo, che non ha nessuna obiezione nel massacrare degli anziani, preoccuparsi sinceramente della suocera quando si informa sulla sua salute?[91] Eduard Wirths lascerà alla propria famiglia un ottimo ricordo, riassunto così dalla figlia: «Era un uomo buono e un ottimo padre». Tuttavia, quest'ultima si chiede: «Può un uomo buono fare cose cattive?».[92]

Ella Lingens, che ha avuto occasione di osservare con attenzione i medici delle SS e discutervi, ritiene che questi abbiano una doppia personalità: «È capitato a tutti quelli che erano là di fare qualcosa di buono in certe occasioni. È questa la cosa peggiore». Secondo lei: «Se le SS avessero fatto solo del male, mi sarei detta che non potevano fare altrimenti, che erano dei sadici patologici. Ma quegli uomini sapevano distinguere il bene dal male e preferivano una volta il bene e 999 il male».[93] Un deportato ha riassunto la questione con questa formula: «La cosa demoniaca era che non erano demoniaci».

Anche Robert Lifton ritiene che i medici delle SS presentino una «forma di dissociazione o di sdoppiamento», responsabile delle «polarità di crudeltà e di cortesia in cui ci si poteva imbattere nello stesso medico delle SS».[94] Contrariamente a un'opinione spesso ri-

[89] Robert Jay Lifton, *op. cit.*
[90] Ivi.
[91] Ivi.
[92] Ivi.
[93] Regula Christina Zürcher, *art. cit.*
[94] Robert Jay Lifton, *op. cit.*

petuta, non sono dei bruti sadici e sanguinari. Il deportato politico austriaco Benedikt Kautsky, che osserva con attenzione le SS mentre è ad Auschwitz, scrive: «Non ci sarebbe niente di più sbagliato che ritenere le SS un'orda di sadici che hanno tormentato e maltrattato migliaia di esseri umani sulla spinta del proprio istinto, per il gusto e la ricerca di soddisfazione di un proprio piacere. Quelli che si comportarono in questo modo furono una minoranza».[95] E le testimonianze dei medici deportati citano a più riprese l'atteggiamento ambivalente dei loro omologhi nazisti. Per esempio, il medico delle SS Werner Rohde[96] è ambiguo quando accompagna al camion i deportati destinati alla camera a gas, come testimonia Léon Landau: «"Alzate il colletto. Prenderete freddo". Il dottor Werner Rohde aiuta un malato a salire sul camion coperto che staziona davanti al *Revier*. Il dottor Werner Rohde è un buon medico. Si prende cura dei pazienti. Anche se sa che moriranno nel quarto d'ora seguente. Asfissiati dallo Zyklon B».[97] Perché si comporta così? Cerca di riabilitarsi di fronte ai medici deportati che sono stati testimoni del suo comportamento criminale? Si rende forse conto in ritardo di essersi appena reso responsabile della morte dei deportati?

Allo stesso modo, sono numerose anche le testimonianze sull'ambivalenza del comportamento di Fritz Klein. La prima volta che si reca al *Revier*, Klein fa una buona impressione alla dottoressa Irena Białówna e raccomanda che i malati anziani beneficino di «condizioni più umane».[98] Alcuni giorni dopo, al contrario, si comporta come una «vera SS». Un'altra volta, secondo il medico deportato Erwin Valentin, cerca di rassicurare un giovane orfano ebreo di quattordici anni colpito da antrace sulla nuca che ha appena selezionato: «Quando il ragazzo si è messo a urlare che sarebbe guarito presto e che voleva vivere, Klein ha detto al ragazzo che

95 Hermann Langbein, *op. cit.*

96 *SS-Obersturmführer* nato nel 1904 a Marburgo, è assegnato ad Auschwitz-Birkenau dalla metà di marzo del 1943 fino alla fine di giugno 1944. In seguito è trasferito al campo di Natzweiler-Struthof.

97 Testimonianza del dottor Léon Landau, in Betty Truck e Robert-Paul Truck, *op. cit.*

98 Ernst Klee, *Auschwitz, die NS-Medizin und ihre Opfer*, *cit.*

non sarebbe andato alla ciminiera, ma in un altro *Krankenbau*, dove tutto era molto bello».[99] Non mostra invece alcuna pietà nei confronti di una giovane ebrea tedesca che lo implora di risparmiarla: «Sei abbastanza vecchia per poter morire. Quello che possono fare gli altri puoi farlo anche tu». Come non pensare alla frase di Primo Levi: «Pietà e brutalità possono coesistere, nello stesso individuo e nello stesso momento, contro ogni logica»?[100]

[99] Hermann Langbein, *op. cit.* Traduzione di Ondina Chirizzi.
[100] Primo Levi, *I sommersi e i salvati*, Einaudi, Torino 2014.

5 · GLI ESPERIMENTI DEL PERSONALE MEDICO DELLE SS

«Credevo, credevamo che alcune azioni
fossero assolutamente incompatibili
con l'esercizio della professione medica.
È un'altra illusione da abbandonare?
Bisogna giungere alla conclusione che
il giuramento di Ippocrate cade nell'oblio?»
Adélaïde Hautval[1]

I medici nazisti, come abbiamo visto, approfittano dell'incarico ad Auschwitz per compiere esperimenti medici sui deportati. D'altra parte se nel 1933 il regime hitleriano ha istituito una legge che garantisce la protezione degli animali da laboratorio, al contrario non ha stabilito nessun limite nell'utilizzo di cavie umane a fini sperimentali nei campi di concentramento. Secondo la dottoressa Dorota Lorska,[2] medico deportato che ha assistito a queste sperimentazioni, coloro che le hanno tentate «sono più colpevoli dei grandi criminali di guerra che possono addurre obblighi di

[1] Adélaïde Hautval, «L'abcès Clauberg», in *Voix et Visages, bulletin mensuel de l'ADIR*, n. 64, settembre-ottobre 1958.

[2] Nata il 1° novembre 1913, Dorota Lorska ha studiato Medicina a Praga prima di partecipare alla guerra di Spagna. Arrestata dalla Gestapo in Francia nel giugno 1943, viene deportata ad Auschwitz il 2 agosto dello stesso anno.

disciplina militare rispetto a un capo intransigente di enorme brutalità».[3] Secondo Robert Lifton costituiscono degli «svaghi» per i medici delle SS, che ritengono di svolgere «qualcosa di simile al vero lavoro medico e alla vera ricerca».[4] Dorota Lorska lo ha capito bene ricordando questa realtà: «Non è Hitler che ha ideato quelle ricerche, non è il comando tedesco che le ha prescritte, incoraggiate o seguite, e la conclusione che ne consegue, senza possibili dubbi, è che a capo del corpo sanitario del grande Reich c'erano dei miserabili che si fregiavano del nome di medici, il cui sadismo scientifico ha permesso, se non prescritto, test orribili su vittime disgraziate».[5]

LE RICERCHE GINECOLOGICHE

Dal 1933, la maggior parte dei ginecologi e ostetrici tedeschi aderisce con entusiasmo al programma di sanità pubblica attuato dal regime hitleriano, in continuità con ciò che si raccomanda da tempo nel campo delle politiche di natalità e prevenzione del cancro. È in questo contesto che alcuni ginecologi hanno condotto delle sperimentazioni crudeli su uomini e donne ad Auschwitz, per attuare metodi rapidi ed efficaci di sterilizzazione di massa degli ebrei e degli zingari e per elaborare misure preventive nella lotta contro il cancro al collo dell'utero a protezione delle donne tedesche.

I tentativi di sterilizzazione del professor Clauberg...

Il professore di ginecologia ostetrica Carl Clauberg, *ausserplanmässiger Professor* («professore aggiunto») dell'Università di Königsberg, dirige la clinica femminile Sainte-Hedwige di Königshütte, in Alta-Slesia.[6] Ad Auschwitz porta avanti un progetto

[3] Dora Kleinova, «Communication de Mme le docteur Kleinova de Prague sur son séjour au block 10 à Auschwitz», estratto della tesi di André Lettich, *op. cit.*

[4] Robert Jay Lifton, *op. cit.*

[5] Dora Kleinova, «Communication de Mme le docteur Kleinova de Prague sur son séjour au block 10 à Auschwitz», estratto della tesi di André Lettich, *op. cit.*

[6] Frederick Sweet e Rita Marika Csapó-Sweet, «Clauberg's Eponym and Crimes against Humanity», in *The Israel Medical Association Journal*, 14 (12), dicembre 2012.

di ricerca ginecologica che si integra perfettamente con gli obiettivi del regime nazista: favorire l'aumento della natalità nelle donne tedesche e sterilizzare quelle provenienti da «razze inferiori». In che modo è stato attuato questo programma?

La sterilizzazione forzata di massa degli ebrei è stata nominata per la prima volta dal regime hitleriano all'inizio del 1941, nello stesso momento in cui se ne considerava la deportazione prima in Madagascar, poi nei territori sovietici che la Germania progettava di conquistare. Il principio da cui partivano le ricerche sulla sterilizzazione forzata su larga scala era quello di far lavorare gli ebrei in quei territori evitando che potessero riprodursi. Himmler era particolarmente interessato alla questione, come prova la lettera che gli è indirizzata il 28 marzo 1941 da Viktor Brack, colonnello delle SS (*SS-Oberführer*) e direttore dei servizi centrali della cancelleria del Führer:[7] «Su 10 milioni di ebrei in Europa, ci sono almeno tra i 2 e i 3 milioni di uomini e donne in grado di lavorare. Date le straordinarie difficoltà poste dal problema del lavoro, ritengo che questi 2 o 3 milioni vadano selezionati e preservati. Però tutto ciò può essere realizzato solo a condizione che siano allo stesso tempo resi incapaci di procreare».[8]

Brack propone allora di istituire un metodo di «castrazione a raggi X» che avrebbe il vantaggio di essere «non solo relativamente a buon mercato» ma anche «praticabile su migliaia di soggetti in un tempo molto breve».[9] L'idea consisteva nel creare in Germania venti istituti di sterilizzazione dotati di apparecchiature a raggi X in grado di sterilizzare tra le 3000 e le 4000 persone al giorno, quasi 1,5 milioni l'anno. Per realizzare un'impresa così imponente senza che gli interessati si rendessero conto di essere vittime di sterilizzazione, aveva immaginato un processo machiavellico chiamato il «piano dello sportello». Il piano prevedeva di sottoporre alle vittime un

[7] È anche responsabile del programma di eutanasia dei malati mentali e dei disabili.

[8] François Bayle, *Croix gammée contre caducée: les expériences humaines en Allemagne pendant la deuxième Guerre mondiale*, Imprimerie nationale, Neustadt 1950.

[9] Durante il suo processo, il 12 maggio 1947, Viktor Brack dichiarerà che le proprie azioni in favore della sterilizzazione di massa degli ebrei avevano il solo scopo di salvare loro la vita.

questionario davanti a uno sportello per due o tre minuti, durante cui sarebbero state irradiate mentre erano distratte. Questo progetto di sterilizzazione di massa era innovativo ma, oltre a essere terribilmente perverso, presentava diversi inconvenienti. Era costoso, avrebbe fatto correre dei rischi al personale che vi assisteva e sarebbe stato difficile da nascondere alle vittime nel lungo termine. Alcune settimane dopo, il 27 maggio 1941, Carl Clauberg indirizza una lettera a Himmler attraverso l'intermediazione del dottor Ernest Robert Grawitz, medico capo delle SS e della polizia, per proporgli un «nuovo metodo per sterilizzare senza operazioni chirurgiche le donne inferiori [*minderwertig*]»[10] attraverso i raggi X. Grawitz attira l'attenzione di Himmler in questo modo: «Tenuto conto del ruolo enorme che una procedura simile potrebbe avere in una politica demografica negativa [...] mi permetto quindi, *Reichsführer*, di trasmettere la proposta a un istituto di ricerca interessato, o a Königshütte, e di metterlo in contatto con un campo di concentramento femminile, per circa dieci persone».[11] Il protocollo di ricerca è accolto con ancor maggiore favore dal momento che Carl Clauberg è allora considerato un brillante ginecologo di fama mondiale per il lavoro sull'azione dell'ormone Progynon B sulla permeabilità delle tube di Falloppio pubblicato nel 1935.[12] Tuttavia questo programma di ricerca viene riproposto solamente un anno dopo, mentre le truppe tedesche sono vittoriose su tutti i fronti. Il 20 giugno 1942, Viktor Brack manda a Himmler un'altra lettera in cui riprende a grandi linee il progetto iniziale.[13] Conserva l'idea di partenza, tenere in vita tra i 2 e i 3 milioni di uomini e donne idonei al lavoro impedendo

[10] Bruno Halioua, *Le Procès des médecins de Nuremberg. L'irruption de l'éthique médicale moderne*, Éres, Toulouse 2017.

[11] Ivi.

[12] Un altro metodo, messo a punto dal laboratorio Madaus, è stato proposto nell'ottobre 1941 da un professore di dermatologia, Adolf Pokorny, che ha preso l'iniziativa di scrivere a Himmler per sottoporgli la sterilizzazione di milioni di persone attraverso il succo di caladium (*Caladium seguinum*).

[13] Vivien Spitz, *Doctors from Hell: The Horrific Account of Nazi Experiments on Humans*, Sentient Publications, Boulder 2005.

loro di riprodursi, questa volta però senza imporre la segretezza. Conclude così: «La castrazione a raggi X può essere effettuata su milioni di persone in un lasso di tempo molto breve».

Il 7 o l'8 luglio 1942 si tiene quindi una conferenza al quartier generale del Führer a cui assistono Himmler, Karl Gebhardt (professore di Medicina e medico personale di Himmler), Richard Glücks (ispettore dei campi di concentramento) e Carl Clauberg. L'ordine del giorno: la sterilizzazione degli uomini ebrei attraverso i raggi X e delle donne ebree attraverso l'iniezione di un liquido infiammatorio.[14] Ad Auschwitz ha il via libera un programma sperimentale . Un programma che entusiasma ancora di più Himmler dal momento che è incentrato su esperimenti di demografia negativa, che mirano a mettere a punto un processo di sterilizzazione di massa, e di demografia positiva per trovare una cura per la sterilità nelle donne tedesche. Una lettera di Rudolf Brandt[15] indirizzata a Carl Clauberg il 10 luglio 1942 mostra il suo interesse: lo informa che al *Reichsführer* piacerebbe sapere quanto tempo richiederebbe la sterilizzazione di mille donne ebree. Himmler arriva a proporre un «test», chiudendo insieme un uomo e una donna per verificare l'efficacia della sterilizzazione.[16]

Così nel corso dell'autunno 1942 hanno inizio gli esperimenti di Clauberg al blocco 30 del campo femminile di Birkenau.[17] Clauberg comincia scegliendo con cura delle donne «*Häftlinge für Versucheszwecke*» («detenute per fini di sperimentazione»)[18] secondo criteri precisi. Devono essere in età per procreare, se possibile già madri («Si sceglievano soprattutto donne che avevano già avuto figli perché era la prova della loro fertilità» testimonia il medico polacco deportato Władysław Fejkiel), in buono stato di salute e con me-

14 Ernst Klee, *Auschwitz, die NS-Medizin und ihre Opfer*, *cit.*

15 Consigliere amministrativo di Himmler, è *Standartenführer* nelle SS.

16 Marc Dvorjetski, «La stérilisation criminelle nazie dans les camps de concentration», in *Revue d'histoire de la médecine hébraique*, n. 27, luglio 1955.

17 Proseguono a partire dal marzo 1943 nel blocco 10 di Auschwitz I.

18 Władysław Fejkiel, «Health service in the Auschwitz I concentration camp, main camp», in *Auschwitz Anthology*, vol. 2, part. 1, *In Hell They Preserved Human Dignity*, International Auschwitz Committee, Warszawa.

struazioni regolari.[19] Si tratta di donne ebree francesi, greche, belghe, olandesi, slovacche e tedesche, in metà dei casi arrivate direttamente dal treno e senza esperienza del campo, o che avevano lavorato già a Birkenau nell'altra metà.[20] Secondo Dorota Lorska, Clauberg si comporta con loro come il «sovrano e padrone di un gruppo di duecento donne sposate».[21] Da parte sua, Adélaïde Hautval sottolinea soprattutto l'aspetto ridicolo di Clauberg, «un civile, un uomo basso e calvo che indossava un cappello tirolese e degli stivali».[22]

Lo scopo della sua sperimentazione è mettere a punto una soluzione iniettabile nelle tube uterine che ne provochi l'ostruzione. Il protocollo consiste quindi, dopo un controllo radiologico della permeabilità delle tube,[23] nell'introdurre ogni quattro settimane un preparato chimico denso e bianco, la cui natura è nota solo a Clauberg e ai suoi assistenti, nell'utero attraverso una pompa elettrica.[24] Adélaïde Hautval ricorda l'atmosfera di segretezza che circonda il prodotto iniettato: «A ogni seduta, il "professore" porta la sua piccola fiala di prodotto tossico in un tovagliolo e veglia gelosamente su di lei. Ogni tentativo di scoprire l'esatta natura del prodotto è vano».[25] Il dottor Fejkiel aggiunge: «Tutti i procedimenti erano tenuti strettamente segreti e i partecipanti erano ritenuti in possesso di segreti di Stato [*Geheimnisträger*]».[26] Secondo Adélaïde Hautval e Jan Olbrycht,[27] si tratta di una soluzione di formalina.[28]

19 Nel campo, l'assenza di mestruazioni (*Kriegsamenorrhoe*) era un fenomeno quotidiano, dovuto alle dure condizioni fisiche e psicologiche.

20 Adélaïde Hautval, *op. cit.*

21 Dora Kleinova, «Communication de Mme le docteur Kleinova de Prague sur son séjour au block 10 à Auschwitz», estratto della tesi di André Lettich, *op. cit.*

22 Adélaïde Hautval, *op. cit.*

23 Władysław Fejkiel, *art. cit.*

24 Frederick Sweet e Rita Marika Csapó-Sweet, *art. cit.*

25 Adélaïde Hautval, *op. cit.*

26 Władysław Fejkiel, art. *cit.*

27 Jan Olbrycht, «Sprawy zdrowoine w obozie koncentracyjnym w Oswicimiu» («Problemi sanitari nel campo di concentramento di Auschwitz»), in *Przaglad Lekarski*, n. 4, 1948; citato in Władysław Fejkiel, *art. cit.*

28 Si tratta di formolo, la soluzione liquida di formaldeide usata, tra l'altro, per imbalsamare i corpi.

Come stabilito da diversi medici deportati, le iniezioni sono estremamente dolorose. La deportata ebrea francese Fortunée Benguigui lo ricorderà nel 1957: «Due donne robuste mi tenevano le braccia distese a croce. Altre due mi tenevano le gambe molto divaricate. Ero imbavagliata dalle mani delle due donne che mi tenevano le braccia. Imbavagliare le donne così era un'abitudine. Era talmente doloroso da farci gridare. Quindi erano obbligati a imbavagliarci. Si sentivano gridare le donne. Era troppo doloroso, atroce. Il liquido bruciava e penetrava molto lentamente».[29] Anche Adélaïde Hautval parla di «sofferenze atroci».[30] Dorota Lorska testimonia della comparsa frequente di «reazioni peritoneali: febbre, contrazione della parete, vomito, ecc.».[31] Disturbi che persistono per mesi secondo il dottor Fejkiel.[32] A dire del medico olandese Eduard de Wind,[33] questi esperimenti vengono ripetuti dalle tre alle sei volte, con intervalli di tre o quattro settimane.[34] Clauberg, che non si reca regolarmente ad Auschwitz, dispone come aiuto di un assistente, il dottore in farmacia Johannes Paul Göbel (impiegato dell'azienda Schering-Werke)[35] e di un infermiere SS, Binning (che sembra abbia prelevato da una clinica di Berlino-Buchl dove era curato per un infarto del miocardio).[36]

In una lettera scritta il 7 giugno 1943, Clauberg esprime il proprio entusiasmo a Himmler che, di conseguenza, gli consente di re-

[29] Testimonianza di Fortunée Benguigui nata Chouraqui, preparazione del processo Clauberg, Fonds Geneviève de Gaulle-Anthonioz, ADIR (Association des anciennes déportées et internées de la Résistance), BDIC.

[30] Adélaïde Hautval, *op. cit.*

[31] Dora Kleinova, «Communication de Mme le docteur Kleinova de Prague sur son séjour au block 10 à Auschwitz», estratto della tesi di André Lettich, *op. cit.*

[32] Władysław Fejkiel, *art. cit.*

[33] Eduard de Wind è un medico deportato con la moglie Friedel (un'infermiera) ad Auschwitz-Birkenau con il convoglio partito dal campo nazista di transito di Westerbork il 14 settembre 1943.

[34] Dichiarazione non datata del dottor Eduard de Wind, Js 18/67 GstA Ffm; citata in Ernst Klee, *Auschwitz, die NS-Medizin und ihre Opfer*, *cit.*

[35] Władysław Fejkiel, art. *cit.*

[36] Deposizione di Karl-Wilhelm Clauberg, il 20 dicembre 1955, Procedura Auschwitz, 2 Js 3484/55 OstA Kiel; citata in Ernst Klee, *Auschwitz, die NS-Medizin und ihre Opfer*, *cit.*

alizzare mille sterilizzazioni al giorno in un'unità ben equipaggiata e con dieci assistenti.[37] Nel maggio 1944 il dipartimento è trasferito nel blocco 1 del campo femminile di Birkenau, dove proseguono altre ricerche sperimentali sulla fecondazione artificiale in parallelo agli esperimenti sulla sterilizzazione.[38] Insieme al dottor Johannes Paul Göbel, Clauberg realizza anche altri esperimenti con l'obiettivo di sviluppare una sostanza che possa essere utilizzata al posto del lipiodol come mezzo di contrasto iodato, per eseguire isterosalpingografie (esame radiografico dell'utero e delle tube).

... e quelli del dottor Schumann

Per ordine di Viktor Brack, a partire da novembre 1942 un secondo medico, il dottor Horst Schumann, realizza ad Auschwitz una serie di esperimenti con l'obiettivo di stabilire quale sia la durata ottimale dell'esposizione ai raggi X per distruggere la funzione riproduttiva degli organi genitali. Risiede al campo dal novembre 1941 all'aprile 1942, ma conosce già il posto essendovisi recato il 28 luglio 1941 per selezionare 575 detenuti prima di farli gasare a Sonnenstein (in precedenza esercitava le funzioni di direttore del centro di gasazione di Sonnenstein e di Pirna, in Sassia).[39] Adélaïde Hautval lo descrive come «un uomo robusto con la faccia da bruto».[40]

Carl Clauberg non ha nessuna stima di lui perché non lo considera un vero ricercatore. A suo dire, non ha il rigore necessario per supervisionare programmi di ricerca. Esercita la professione medica come un dilettante, appassionato piuttosto alla caccia e alla pesca, secondo i colleghi. A detta del farmacista del blocco 10,[41] Paul Göbel, passa le mattinate a pescare.[42]

[37] Danuta Czech, *Kalendarium*, *cit.*

[38] Frediano Sessi, *op. cit.*

[39] Robert Jay Lifton, *op. cit.*

[40] Adélaïde Hautval, *op. cit.*

[41] Il blocco 10, situato nel campo di Auschwitz I, è il luogo in cui i dottori Schumann, Clauberg e Wirths eseguono le loro sperimentazioni mediche sulle deportate ebree.

[42] Paul Weindling, *Vittime e sopravvissuti: gli esperimenti nazisti su cavie umane*, Lemonnier, Firenze 2015. Traduzione di Silvia Fontana.

Le relazioni tra lui e Clauberg sono ulteriormente peggiorate dalla forte competizione nella scelta dei soggetti per le sperimentazioni, come testimoniato da Adélaïde Hautval: «Questi signori si fanno concorrenza e a volte non riescono a mettersi d'accordo, puntando in molti le stesse detenute».[43] I criteri di selezione di Schumann sono estremamente precisi. Sceglie donne giovani,[44] molto spesso tra i sedici e i diciotto anni, ritenute «fragili creature delicate»[45] o «carine e robuste».[46] Gli uomini invece hanno «tra i sedici e i trentacinque anni, tutti sani, se possibile senza tare».[47] Nella sua testimonianza, il medico ebreo greco David Benbassat spiega che i deportati vittime di sterilizzazione sono scelti personalmente dal *Blockältester* («sorvegliante del blocco») che fa chiamare inizialmente due giovani di sedici anni, poi altri due di diciassette, due di diciotto e così via, fino ad arrivare a una lista di cinquanta soggetti per la sperimentazione messi da parte nel «*Kommando* dei cinquanta».

In un primo tempo, i deportati sono esposti all'irradiazione degli organi genitali a diverse intensità e per una durata variabile. Le sedute di irradiazione a raggi X vengono eseguite dall'*Unterscharführer* («caporale o sergente non medico») Kuller nella baracca 30 del settore BIa del campo femminile di Birkenau, che dispone di due apparecchiature fornite dall'azienda Siemens. Peraltro un tecnico della Siemens, Ludwig Gehr, si reca a più riprese ad Auschwitz per essere presente alle sedute.[48] Il dottor Léon Landau assiste a una di queste, effettuata su un ragazzo di diciotto anni: «Un assistente del dottor Schumann afferra gli organi sessuali della vittima e li appiattisce su una tavoletta posta sul tavolo, giusto sotto la finestra del generatore. [...]. Schiaccia un pulsante. Quindi la macchina

43 Adélaïde Hautval, *op. cit.*
44 Verbale dell'udienza di Samuel Steinberg, *doc. cit.*
45 Adélaïde Hautval, *op. cit.*
46 Dora Kleinova, «Communication de Mme le docteur Kleinova de Prague sur son séjour au block 10 à Auschwitz», estratto della tesi di André Lettich, *op. cit.*
47 Verbale dell'udienza di Samuel Steinberg, *doc. cit.*
48 Paul Weindling, *Vittime e sopravvissuti*, *cit.*

infernale si avvia. Un dolce ronzio. Una sensazione di calore. Assolutamente indolore. Quasi piacevole. Era solo questo! Il ragazzo si sente sollevato. Si aspettava di peggio. [...] Dopo pochi giorni, comparirà una macchia marrone».[49]

Nessuno dei deportati capisce sul momento la natura dell'esperimento che ha subito. Ma la giovane greca Dora Akuniz riferisce i disturbi che constata con le compagne: «Lungo la strada vomitammo tutte. Non sapevamo cosa ci avevano fatto. Dopo alcuni giorni sul posto in cui erano state applicate le lastre comparvero ferite purulenti».[50] Una volta terminata la seduta di radiazioni, le donne sono internate nel blocco 10 di Auschwitz, mentre gli uomini sono rimandati al loro blocco. Questi ultimi sono «esclusi dalle possibili selezioni fino a nuovo ordine»[51] e le loro matricole sono iscritte in un registro speciale con la data in cui è stata compiuta la sterilizzazione. In seguito sono obbligati a riprendere il proprio lavoro nonostante i disturbi dovuti alle radiazioni, come spiega Léon Landau: «Alcuni giorni dopo, gli organi sessuali della maggior parte dei nostri compagni suppuravano e avevano enormi difficoltà a camminare. Ciononostante dovevano lavorare fino a svenire».[52]

Inoltre, la mancanza di rigore e preparazione del protocollo praticato è all'origine di gravi complicazioni (pleuriti, infinite suppurazioni, setticemie che portano alla morte...)[53] per un certo numero di loro. Errori nella gestione delle apparecchiature comportano dei sovradosaggi che causano numerosi effetti collaterali, in particolare intestinali. Le vittime tornano la sera sfinite, «in condizioni spaventose», riporta Adélaïde Hautval. «Vomitano, lamentano atroci dolori addominali. Molte devono restare a letto per settimane o addirittura mesi, manifestando ancora a lungo disturbi

[49] Philippe Aziz, *I medici dei Lager*, vol. 2, *Josef Mengele: l'incarnazione del male*, Ferni, Ginevra 1975. Traduzione di Ondina Chirizzi.

[50] Frediano Sessi, *op. cit.*

[51] Testimonianza del dottor Léon Landau, in Betty Truck e Robert-Paul Truck, *op. cit.*

[52] Ivi.

[53] Adélaïde Hautval, *Médecine et crimes contre l'humanité, op. cit.*

digestivi, vomito, intolleranza al cibo. In tante hanno bruciature molto estese dovute ai raggi e che necessitano di medicazioni continue. Sono pazienti, ci commuovono per la loro gioventù che avremmo voluto preservare da cose simili.»[54]

In un secondo momento, dopo diverse settimane, i soggetti delle sperimentazioni sono nuovamente esaminati per valutare l'efficacia del metodo d'irradiazione per la sterilità. Gli uomini sono convocati al blocco 21, dove sono oggetto di un interrogatorio dettagliato sulla natura dei disturbi avuti dopo il giorno della sterilizzazione (desiderio sessuale, polluzioni notturne, disturbi alimentari, della memoria, del carattere, ecc.), poi vengono obbligati a masturbarsi per raccogliere lo sperma da analizzare per far verificare a un batteriologo la presenza di spermatozoi e la loro vitalità.

Alcuni deportati (uomini e donne) vengono anche sottoposti all'asportazione chirurgica parziale o totale degli organi genitali (le ovaie alle donne e i testicoli agli uomini), con lo scopo di verificare l'efficacia delle radiazioni su campioni anatomopatologici. Dopo la castrazione unilaterale o bilaterale, i testicoli vengono messi in una provetta sterilizzata con della formalina al 5% o 10% e mandati a Breslavia per uno studio istopatologico nel dipartimento del professor Buhts.[55] Gli interventi chirurgici sono eseguiti dai medici delle SS Werner Rohde, Friedrich Entress e Horst Schumann,[56] ma anche da medici deportati come il tedesco Maximilian Samuel e i deportati politici polacchi Jan Grabczyński, Zbigniew Sobieszczański e, soprattutto, Władysław Dering.

Nell'aprile 1944, Schumann valuta il proprio metodo sperimentale non soddisfacente e ritiene che sarebbe preferibile ricorrere all'asportazione chirurgica. Prosegue le sperimentazioni nel campo di Ravensbrück, dove viene trasferito.

[54] Ivi.

[55] Dora Kleinova, «Communication de Mme le docteur Kleinova de Prague sur son séjour au block 10 à Auschwitz», estratto della tesi di André Lettich, *op. cit.*

[56] Robert Jay Lifton, *op. cit.*

Il depistaggio sul cancro al collo dell'utero da parte dei fratelli Wirths

Lo *Standortarzt* («medico della guarnigione») Eduard Wirths realizza ad Auschwitz, in collaborazione con il fratello Helmut che lavora alla clinica ginecologica di Amburgo-Altona diretta dal professor Hans Hinselmann,[57] un lavoro di ricerca che si inserisce in continuità con il programma di prevenzione del cancro attuato dalla Germania nazista a partire dal 1933. Felix Grüneisen, il segretario generale della Commissione per la lotta ai tumori del Reich, ha salutato quell'anno l'inizio di una nuova era di «lotta pianificata contro il cancro» su una scala senza precedenti.[58] Hans Hinselmann,[59] membro del Partito nazista dal 1° maggio 1933, è un agguerrito sostenitore dell'utilizzo su larga scala del colposcopio[60] per rilevare il cancro al collo dell'utero.[61] Come ha dichiarato nel 1938, è convinto che grazie a quello strumento sarà possibile azzerare la mortalità dovuta a questa forma di cancro e accusa i medici che non lo utilizzano di essere complici del decesso delle 400.000 donne che muoiono ogni anno nel mondo per questa malattia.[62]

Nel 1943, Helmut Wirths fa visita al fratello e in quell'occasione prende un caffè con il comandante Rudolf Höss. Ne approfitta per visitare il crematorio dello *Stammlager* e il blocco delle sperimentazioni (blocco 10).[63] Secondo Adélaïde Hautval, l'allievo del profes-

[57] Hans Hinselmann, professore all'Università di Bonn, ha inventato il colposcopio nel 1924, lo strumento ancora oggi utilizzato per individuare il cancro al collo dell'utero. Sarà condannato nel 1946 per avere sterilizzato un numero imprecisato di donne zingare su richiesta della Gestapo e senza passare per il procedimento davanti al Tribunale della salute genetica (*Erbgesundheitsgericht*).

[58] Robert Proctor, *The Nazi war on cancer*, Princeton University Press, Princeton 1999.

[59] Ernst Klee, *Auschwitz, die NS-Medizin und ihre Opfer, cit.*

[60] Il colposcopio è uno strumento che permette di analizzare il collo dell'utero con una lente binoculare.

[61] Robert Proctor, *op. cit.*

[62] Georg Winter, «Die erste Krebsbekämpfung, ihre Erfolge und Lehren», in *Monatsschrift für Krebsbekämpfung*, 1, 1933.

[63] Ernst Klee, *Auschwitz, die NS-Medizin und ihre Opfer, cit.*

sor Hinselmann avrebbe ispirato gli esperimenti del fratello,[64] che consistono nello studio delle lesioni pretumorali del collo uterino. Come attestato da una lettera scritta alla moglie il 19 dicembre 1944, Eduard Wirths ha dei rapporti diretti con Hans Hinselmann.[65] E Helmut Wirths confermerà il ruolo di Hinselmann nel corso del processo delle SS di Auschwitz: «Grazie al dottor Hinselmann, [mio fratello] ha ricevuto un colposcopio ad Auschwitz [...]. I [...] preparati erano mandati ad Altona, al laboratorio della nostra clinica, dove il dottor Hinselmann li esaminava».[66]

Le sperimentazioni condotte dai fratelli Wirths illustrano bene i rapporti che intercorrono all'epoca tra i medici di Auschwitz e i prestigiosi gruppi di ricerca medica delle più rinomate università. Secondo Samuel Steinberg, Wirths ha anche beneficiato dell'aiuto di Maximilian Samuel,[67] che ha messo a punto con Max Ippe,[68] un ingegnere originario di Praga, una fotocamera microscopica a colori adattata al colposcopio con cui fotografa la cervice. Questo sistema permette di comparare l'aspetto fotografico delle anomalie con i risultati anatomopatologici delle lesioni per dimostrare l'affidabilità del colposcopio. «Lo scopo perseguito sembrava essere il depistaggio del cancro al collo dell'utero grazie agli scatti fotografici, senza eseguire biopsie.»[69] A detta del dottor Steinberg, dopo diversi mesi di studio, il risultato sarà la messa a punto di un apparecchio fotografico adattato al colposcopio e la pubblicazione di una monografia da parte del dottor Wirths.

Alcune deportate greche sono oggetto di un esame del collo dell'utero con colposcopio prima di subire l'asportazione di parte

[64] Adélaïde Hautval citata da Ernst Klee, *Auschwitz, die NS-Medizin und ihre Opfer*, *cit.*

[65] Ernst Klee, *Auschwitz, die NS-Medizin und ihre Opfer*, *cit.*

[66] Deposizione di Helmut Wirths, il 2 aprile 1962, Procedura Auschwitz, f. 120030 *sq.*; citata in Ernst Klee, *Auschwitz, die NS-Medizin und ihre Opfer*, *cit.*

[67] Hermann Langbein, *op. cit.*

[68] Deposizione di Otto Wolken, il 18 luglio 1945, Procedura Auschwitz, f. 8567; citata in Ernst Klee, *Auschwitz, die NS-Medizin und ihre Opfer*, *cit.*

[69] Samuel Steinberg, estratto della tesi di André Lettich, *op. cit.*

della cervice, come riportato dalla dottoressa Dorota Lorska.[70] Adélaïde Hautval, a cui è stato chiesto di fare da «assistente» a Eduard Wirths, spiega che «lo "scopo" della sperimentazione era quello di individuare attraverso un esame con il colposcopio [sic] (microscopio posizionato davanti alla vulva) le condizioni precancerose del collo dell'utero [...]. L'esame al microscopio dovrebbe provare presumibilmente che uno stadio pretumorale in realtà presenta già delle alterazioni tumorali».[71]

Dorota Lorska,[72] come anche Adélaïde Hautval,[73] descrive gli episodi frequenti e significativi di emorragie dovute alle operazioni. La prima ritiene che derivino da «una tecnica difettosa, se si può supporre che ve ne fosse una in questi interventi sommari "*in anima vili*"».[74] La seconda è scandalizzata dalla tecnica operatoria di Wirths che non rispetta nessuna delle regole base della chirurgia: «Sembrava l'opera di un macellaio».[75]

IL PROGRAMMA SPERIMENTALE DEL DOTTOR MENGELE

Poco dopo il suo arrivo, il dottor Mengele decide di approfittare del proprio incarico ad Auschwitz per compiere degli studi su cavie umane, che preleva a piacimento tra le migliaia di deportati che arrivano ogni giorno. In questo modo spera di accrescere la propria notorietà e realizzare il suo sogno: diventare un ricercatore riconosciuto a livello mondiale per il contributo dato all'approfondimento delle conoscenze scientifiche.

70 Dora Kleinova, «Communication de Mme le docteur Kleinova de Prague sur son séjour au block 10 à Auschwitz», estratto della tesi di André Lettich, *op. cit.*

71 Adélaïde Hautval, *op. cit.*

72 Dora Kleinova, «Communication de Mme le docteur Kleinova de Prague sur son séjour au block 10 à Auschwitz», estratto della tesi di André Lettich, *op. cit.*

73 André Lettich, *op. cit.*

74 Dora Kleinova, «Communication de Mme le docteur Kleinova de Prague sur son séjour au block 10 à Auschwitz», estratto della tesi di André Lettich, *op. cit.*

75 André Lettich, *op. cit.*

Il noma

In un primo tempo si interessa soprattutto a una patologia estremamente rara, il noma (o stomatite gangrenosa), che colpisce in particolare i bambini zingari. Come spiega il dottor Joseph-Désiré Hafner, questa malattia mortale inizia con «un'ulcerazione lineare infiltrata, sempre più profonda, che provoca la perforazione della guancia e si traduce in una macchia necrotica nera, coperta da uno strato di detriti putridi sul lato esterno della guancia».[76] Nel novembre 1943, Mengele fa ricoverare i bambini che soffrono di noma nella baracca 22[77] (la baracca ospedale), in cui beneficiano di un comfort speciale: ogni paziente dispone di un letto con lenzuola.[78]

Mengele vi fa distaccare un celebre pediatra ebreo, professore all'Università di Praga, il dottor Berthold Epstein, trasferito da Buna-Monowitz appositamente per partecipare a questo lavoro di ricerca. Mengele gli rende chiare le proprie intenzioni: «Siamo nemici e lei non uscirà di qui, ma se realizza dei lavori scientifici per me, che pubblicherò a mio nome, potrà vivere più a lungo». E dà al professore, che ha l'impressione che il medico gli voglia «rubare l'anima», un giorno per riflettere.[79] Obbligato in questo modo ad accettare, Epstein si occupa del «reparto del noma» (*Nomaabteilung*). Nelle sue ricerche, Josef Mengele beneficia anche dell'aiuto di un altro medico ebreo ceco, il dottor Rudolf Vitek (Rudolf Weisskopf).[80]

Come abbiamo visto, Mengele, per essere assistito, ricorre a deportati con competenze scientifiche. Per effettuare le dissezioni, per esempio, si rivolge a uno specialista della medicina legale, il

[76] Joseph-Désiré Hafner, *op. cit.*

[77] Irena Strzelecka, «Les expériences médicales à Auschwitz», in *Auschwitz 1940-1945*, t. 2, *Les détenus. La vie et le travail, cit.*

[78] Hélene Kubica, «Les enfants et les adolescents au camp de concentration d'Auschwitz», in *Auschwitz 1940-1945*, t. 2, *Les détenus. La vie et le travail, cit.*

[79] Robert Jay Lifton, *op. cit.*

[80] Lettera di Vitek, il 10 luglio 1964, al procuratore generale Fritz Bauer., vol. 27, f. 4; Ernst Klee, *Auschwitz, die NS-Medizin und ihre Opfer, cit.*

dottor Miklós Nyiszli, a cui assegna come assistenti Adolf Fischer (che lavorava all'Istituto di anatomia di Praga), Josef Korner (un medico originario di Nizza) e Denès Görög (un antropologo).[81] A cui possiamo aggiungere due antropologhe, Martina Puzyna[82] e Erzsebeth Fleischmann,[83] e, in un altro ambito, due giovani disegnatrici del campo per le famiglie di Theresienstadt, di cui apprezza le doti artistiche: Marianne (Mausi) Hermann e Dina Gottliebova. In seguito aggiunge altri due deportati cecoslovacchi: il nano Lajos Bâcsi e Vladimir Zlamar.

Mengele ritiene che il disegno abbia un contrasto nei colori che le fotografie non hanno e le artiste sono incaricate di realizzare dei disegni degli organi asportati, dei volti e delle anomalie corporee perché vuole ottenere la stessa grana e il colore esatto della pelle delle cavie. Dina Gottliebova è incaricata di realizzare i disegni comparativi delle forme delle teste, delle orecchie, delle bocche, delle mani e dei piedi[84] e «con grande talento i disegni necessari alla ricerca».[85] Mengele costruisce così un'importante iconografia di una malattia rara come il noma. Fa fotografare i bambini che ne sono affetti a diversi stadi della sua evoluzione. Allo stesso tempo, stabilisce un protocollo sperimentale per valutare l'efficacia di un nuovo metodo terapeutico basato sulla combinazione di un trattamento antisifilitico, il novarsenobenzol, associato all'inoculazione dell'agente responsabile della malaria. Secondo Ella Lingens, Mengele ottiene risultati interessanti.[86]

Tutti i giorni si reca nella baracca delle sperimentazioni per valutare l'avanzamento delle ricerche. Secondo il dottor Rudolf Diem,

[81] Paul Weindling, *Vittime e sopravvissuti*, *cit.*

[82] Era stata l'assistente del noto professore Czekanowski dell'Istituto di antropologia dell'Università di Lwów.

[83] Ulrich Völklein, *Josef Mengele, Der Arzt von Auschwitz*, Steidl Gerhard Verlag, Göttingen 2003.

[84] Danuta Czech, «Le rôle du camp d'hôpital pour les hommes au KL Auschwitz II», in *Contribution à l'histoire du KL Auschwitz*, *cit.*

[85] Miklós Nyiszli, *op. cit.*

[86] Deposizione di Ella Lingens-Reiner, Procedura Auschwitz, f. 26.

medico detenuto ad Auschwitz e assegnato al campo degli zingari dall'agosto 1943, Mengele «non si interessava affatto ai pazienti, a meno che costituissero un progetto per le sue sperimentazioni».[87] Quando i bambini muoiono, i corpi vengono mandati all'Istituto di igiene delle SS a Rajsko per essere sottoposti a ricerche approfondite. In seguito, quando interrompe le cure, non esita a mandare quei bambini alla camera a gas, come «trattamento complementare» (*Weiterbehandlung*),[88] e ne fa recuperare i cadaveri per conservare le teste nella formalina,[89] come affermato dal deportato Mieczysław Kieta nella sua testimonianza (l'obiettivo è conservare le teste che presentano deturpamenti muscolo-cutanei dovuti al noma). Questo programma di ricerca si svolge in stretta collaborazione con l'Istituto di antropologia, ereditarietà ed eugenetica Kaiser-Wilhelm di Berlino-Dahlem dove vengono inviate le teste dei bambini.[90] Sembra che alcuni campioni siano mandati anche all'Accademia di Medicina delle SS a Graz.[91]

Ricerche su albumine e colore degli occhi

Due progetti di ricerca condotti ad Auschwitz da Josef Mengele sono sostenuti da Otmar von Verschuer e beneficiano di un finanziamento della *Deutsche Forschungsge-meinschaft* («DFG: Fondazione tedesca per la ricerca»). Il primo è uno studio sulle «albumine specifiche», il secondo ha per oggetto il colore degli occhi. I due temi sono approvati il 18 agosto e il 7 settembre 1943 dal professor Ernst Ferdinand Sauerbruch, noto chirurgo e autore di diverse innovazioni nel campo della chirurgia toracica. Il finanziamento consente a Mengele di ottenere anche la strumentazione per il laboratorio che

87 Deposizione di Rudolf Diem, l'8 agosto 1966, Procedura Mengele, vol. 27, f. 23; Ernst Klee, *Auschwitz, die NS-Medizin und ihre Opfer*, *cit.*

88 Lettera di Vitek, il 10 luglio 1964, al procuratore generale Fritz Bauer, vol. 27, f. 4; Robert Jay Lifton, *op. cit.*

89 Hermann Langbein, *op. cit.*

90 Ernst Klee, *Auschwitz, die NS-Medizin und ihre Opfer*, *cit.*

91 Hélene Kubica, «Les enfants et les adolescents au camp de concentration d'Auschwitz», in *Auschwitz 1940-1945*, t. 2, *Les détenus. La vie et le travail*, *cit.*

ha allestito nel crematorio II di Birkenau: incubatore, microscopio e centrifuga da tavolo. Il primo progetto consiste nello studiare gli enzimi coinvolti nella difesa dell'organismo (*Abwehrfermente*) secondo le diverse razze degli individui attraverso la reazione di Abderhalden.[92, 93] Otmar von Verschuer ha chiesto a un biochimico, Günther Hillmann, di collaborare con Mengele. È incaricato di fornirgli sieri di deportati ebrei e zingari di Auschwitz.[94] Il coinvolgimento di Verschuer nei lavori di Mengele è quindi evidente e comprovato da numerose lettere.[95] Lo scopo del secondo progetto è valutare il ruolo dei fattori ereditari nella pigmentazione dell'iride (*heterochromia iridis*).

Per realizzare lo studio, Mengele assassina alcuni gemelli zingari per prelevarne gli occhi. Il dottor Iancu Vexler,[96] che lavora come medico al campo degli zingari, testimonierà di aver visto disposti su un tavolo di legno, nel giugno 1943, «campioni di occhi. Ognuno aveva un numero e una lettera. Gli occhi andavano da un giallo molto pallido a un blu acceso, dal verde al viola».[97] Su richiesta di Mengele, il dottor Miklós Nyiszli è incaricato di mandare tutti gli organi conservati nell'alcol e di possibile interesse scientifico all'Istituto di antropologia di Berlino-Dahlem. «Con il timbro di "materiale di guerra, urgente", i pacchi avevano priorità assoluta nella consegna postale.»[98] In risposta riceve od osservazioni scientifiche precise o istruzioni, senza dimenticare i ringraziamenti calorosi

92 Capacità del sangue di dissolvere le albumine (proteolisi) sotto l'effetto di alcuni fermenti non presenti abitualmente (ma che appaiano per esempio in caso di gravidanza).

93 Giorgio Semenza e Anthony J. Turner, *A History of Biochemistry. Selected Topics in the History of Biochemistry. Personal Recollections VII*, Elsevier, Amsterdam 2003.

94 Benno Müller-Hill, «Genetics of susceptibility to tuberculosis: Mengele's experiments in Auschwitz», in *Nature Reviews Genetics*, 2 (8), agosto 2001.

95 Benno Müller-Hill, *op. cit.*

96 Nato il 29 luglio 1907 a Huşi, in Romania, Iancu (o Yancou) Vexler diventa medico in Francia ed esercita a Saint-Cyr-sur-Morin. Nel 1973, scrive un importante articolo in cui racconta il suo quotidiano presso gli zingari di Auschwitz-Birkenau: «Ero medico degli zingari ad Auschwitz» (ne *Le Monde gitan*, n. 27, 1973).

97 Gerald Posner e John Ware, *op. cit.*

98 Ernst Klee, *Auschwitz, die NS-Medizin und ihre Opfer*, *cit.*

da parte dei direttori dell'istituto, come attesterà. Dopo la guerra il professor von Verschuer ammetterà di aver ricevuto da Mengele coppie di occhi di colore diverso di enorme interesse, ma dichiarerà di non essersi mai fatto domande sulla provenienza, il che è una menzogna, poiché Mengele si è recato a più riprese a Berlino per informarlo sullo stato delle proprie ricerche. D'altra parte il medico *SS-Obersturmbannführer* antropologo Siegfried Liebau, assistente di ricerca nel reparto di Verschuer tra l'inizio di dicembre 1942 e ottobre 1943 all'Istituto di antropologia, ereditarietà umana ed eugenetica Kaiser-Wilhelm (KWI-A) di Berlino-Dahlem, si reca ad Auschwitz-Birkenau nel corso del primo trimestre del 1943 per scattare delle fotografie di una famiglia zigana (quella di Otto Mechau) che presenta un'eterocromia dell'iride.[99]

Mengele compie i suoi lavori in stretta collaborazione anche con la dottoressa Karin Magnussen, rinomata esperta nella pigmentazione oculare e della struttura dell'iride.[100] Membro del Partito nazista dal 1936, è autrice di numerosi studi sperimentali sull'iride dei conigli. Grazie a Mengele può approfondire le proprie conoscenze nel campo delle differenze ereditarie e razziali della struttura di questa membrana.[101] Il medico le invia almeno otto paia di occhi di zingari con eterocromia dell'iride.[102] Inoltre, nell'agosto 1943 a Dahlem, Magnussen ha avuto occasione di esaminare e fotografare alcuni membri della famiglia zigana di Otto Mechau, prima che quest'ultimo fosse deportato ad Auschwitz.[103] Ed è praticamente certo che Mengele

[99] Le iridi dei due occhi non sono dello stesso colore.

[100] Sheila Faith Weiss, «Human genetics and politics as mutually beneficial resources: The case of the Kaiser Wilhelm Institute for Anthropology, Human Heredity and Eugenics during the Third Reich», in *Journal of the History of Biology*, 39 (1), primavera 2006.

[101] Benoît Massin, «Mengele, die Zwillingsforschung und die "Auschwitz-Dahlem Connection"», in Carola Sachse (a cura di), *Die Verbindung nach Auschwitz: Biowissenschaften und Menschenversuche an Kaiser-Wilhelm-Instituten*, Wallstein, Göttingen 2004.

[102] Sheila Faith Weiss, *art. cit.*

[103] Denis Alexander e Ron Numbers (a cura di), *Biology and Ideology: from Descartes to Dawkins*, University of Chicago Press, Chicago-London 2010; Sheila Faith Weiss, *The Nazi Symbiosis: Human Genetics and Politics in the Third Reich*, University of Chicago Press, Chicago 2010.

abbia fatto uccidere alcuni membri di quella famiglia per mandarne gli occhi[104] a Magnussen affinché potesse proseguire le sue ricerche.[105]

Mentre è ad Auschwitz, Mengele effettua anche degli esperimenti per valutare il ruolo degli ormoni nella pigmentazione oculare, con l'obiettivo di cambiare il colore degli occhi per mezzo dell'adrenalina.[106] Esegue quindi delle iniezioni di blu di metilene negli occhi per provare a modificarne il colore, come testimoniato dalla deportata politica polacca Elżbieta Piekut-Warszawska, assegnata al blocco dei gemelli.[107] Romuald Cisielska, responsabile di un blocco di bambini a Birkenau, descrive Mengele mentre compie esperimenti oftalmologici su 36 bambini: sperimentazioni che causano loro forti dolori e in un caso la perdita dell'uso di un occhio.[108] Una giovane deportata ebrea ungherese, Irene Zisblatt, che subisce queste sperimentazioni, ricorda il disagio causato (in particolare dalle vertigini).[109] E Mengele non esita a effettuare le iniezioni su una bimba chiamata Dagmar, come riportato da Ella Lingens.[110]

Esperimenti sui gemelli

Ad Auschwitz, Josef Mengele realizza anche uno studio più ampio sui gemelli monozigoti, soggetto di ricerca prediletto del suo maestro, il professor Otmar von Verschuer. Alcune lettere indirizzate da Verschuer a un collega, il professor Rudder (direttore della clinica universitaria pediatrica di Francoforte), provano peraltro chiaramente il suo coinvolgimento nelle sperimentazioni sui gemelli. Il 4 ottobre 1944, gli scrive con tono entusiasta: «Abbiamo realizzato

[104] Secondo Hans Hesse, quaranta occhi di bambini zingari ed ebrei sono stati mandati da Auschwitz. Hans Hesse, *Augen aus Auschwitz. Ein Lehrstück über nationalsozialistischen Rassenwahn und medizinische Forschung. Der Fall Dr. Karin Magnussen*, Klartext Verlag, Essen 2001. Citato da Paul Weindling, *Vittime e sopravvissuti, cit.*

[105] Sheila Faith Weiss, *art. cit.*

[106] Sheila Faith Weiss, *op. cit.*

[107] Frediano Sessi, *op. cit.*

[108] Carola Sachse, *op. cit.*

[109] Paul Weindling, *Vittime e sopravvissuti, cit.*

[110] Hermann Langbein, *op. cit.*

dei substrati di plasma su più di duecento persone di razze diverse, coppie di gemelli e alcune famiglie. [...] L'obiettivo dei nostri sforzi convergenti ormai non è più quello di determinare se l'influenza genetica giochi un ruolo importante in alcune malattie infettive, ma in quale modo lo faccia».[111]

L'ambizione di Mengele è quella di diventare professore dopo la guerra e sa che ottenere un posto dipende da Otmar von Verschuer. Appena arrivato in qualità di medico al campo degli zingari nel maggio 1943, si interessa quindi ai gemelli, che sono collocati nella baracca 31 del campo, dove si trova il *Kindergarten*. Per portare avanti i suoi studi, Mengele allestisce un laboratorio sul posto, nella baracca dei bagni «Sauna», situata dietro la baracca 32,[112] dove conduce delle ricerche morfologiche e antropologiche su quei gemelli, poi su altri arrivati dal campo per le famiglie di Theresienstadt. A partire dal maggio 1944, inizia a far mettere da parte alcuni gemelli ebrei provenienti da tutta Europa sulla rampa di arrivo dei convogli. Quando i deportati scendono dalle carrozze vengono lanciati degli appelli («*Zwillinge! Zwillinge!*»; «Gemelli! Gemelli!») affinché si facciano riconoscere e possano essere raggruppati a parte.[113] Tutti i medici delle SS assegnati alla selezione ne sono al corrente. Nel luglio 1944, quando la deportata ebrea ungherese Imre Heimler arriva a Birkenau con i suoi gemelli György e Pal, un deportato incaricato di accogliere i nuovi arrivati le dice: «Signora, lei è molto fortunata e può essere felice di avere dei gemelli».[114]

Chiunque entri in contatto con Josef Mengele ad Auschwitz concorda nel dire che abbia una vera passione per i gemelli. Si comporta come un collezionista e, come ama ricordare lui stesso, costruisce il suo «zoo umano».[115] Le gemelle ebree cecoslovacche

[111] Ernst Klee, *Auschwitz, die NS-Medizin und ihre Opfer, cit.*

[112] Hélène Kubica, «Les enfants et les adolescents au camp de concentration d'Auschwitz», in *Auschwitz 1940-1945*, t. 2, *Les détenus. La vie et le travail, cit.*

[113] Nancy L. Segal, «The twin children of Auschwitz-Birkenau: conference on Nazi medicine», in *Twin Research and Human Genetics*, 16 (3), giugno 2013.

[114] Ernst Klee, *Auschwitz, die NS-Medizin und ihre Opfer, cit.*

[115] Yehuda Koren e Eilat Negev, *op. cit.*

Anetta e Stephanie Heilbrunn racconteranno di essersi sentite come gli «insetti di Mengele».[116] Per i suoi esperimenti, Mengele riesce a mettere da parte un numero di gemelli di tutte le età, dai neonati agli anziani, stimato tra le 900 e le 1500 coppie.[117] Lucie Adelsberger riferisce di 732 coppie (*Zwillingspaare*).[118] I dati della Candles Survivor Organization menzionano l'esistenza di 397 gemelli sopravvissuti, tra cui un gruppo di tre gemelli e alcuni nani.[119]

I neonati e i bambini gemelli ebrei sono collocati nel settore BIa del campo femminile di Birkenau, inizialmente nel blocco 22, poi, dal mese di luglio 1944, nella baracca 1 (secondo l'ultima numerazione effettuata nel campo femminile alla fine del mese di giugno 1944).[120] I ragazzi più grandi e gli adulti sono destinati alla baracca 15 dell'ospedale maschile BIIf. Il laboratorio di Mengele, con apparecchiature di radiologia, chirurgia odontoiatrica e oftalmologia, è allestito nei blocchi 29 e 31 del campo BIIe, nel blocco 22 del campo BIa e nel blocco 15 del campo BIIf.[121] I gemelli messi a disposizione del medico non sono obbligati a lavorare. Sono protetti dalle selezioni e dai maltrattamenti inflitti dai *Prominenten* («privilegiati»). Alcuni dei ragazzi più grandi si offrono come volontari per lavorare così da avere la possibilità di muoversi nel campo ed entrare in contatto con i familiari che si trovano in altri settori.[122]

Secondo il professor Müller-Hill, il programma di Mengele e Verschuer intende capire se le differenze genetiche tra gli ebrei, gli zingari e le altre popolazioni sono all'origine della diversa predisposizione alle malattie infettive. Per questo Mengele raccoglie informazioni e preleva campioni di tessuto e di sangue dai gemelli.

[116] Paul Weindling, *Vittime e sopravvissuti, cit.*

[117] Ivi.

[118] Ivi.

[119] Ivi.

[120] Hélène Kubica, «Les enfants et les adolescents au camp de concentration d'Auschwitz», in *Auschwitz 1940-1945*, t. 2, *Les détenus. La vie et le travail, cit.*

[121] Paul Weindling, *Vittime e sopravvissuti, cit.*

[122] Hélène Kubica, «Les enfants et les adolescents au camp de concentration d'Auschwitz», in *Auschwitz 1940-1945*, t. 2, *Les détenus. La vie et le travail, cit.*

Il lavoro lo appassiona: divide il suo tempo tra la *Bahnrampe*, dove si occupa delle selezioni, e il laboratorio, dove lavora con alcuni medici deportati. Il dottor Miklós Nyiszli lo descrive come «instancabile nell'esercizio delle sue funzioni». «A volte passa ore intere immerso nel lavoro, altre in piedi per mezza giornata alla rampa degli ebrei dove arrivano quattro o cinque treni al giorno carichi di deportati dall'Ungheria.»[123]

Le cavie umane che utilizza sono consapevoli della precarietà della propria esistenza, come spiegato dalla giovane ebrea ungherese Eva Mozes, selezionata con la sua gemella: «Eravamo sostituibili ed eliminabili».[124] Mengele si mostra totalmente insensibile, non esitando a giustiziare coppie di gemelli con punture di fenolo al cuore dopo le sperimentazioni e a far eseguire autopsie complete da Nyiszli per confermare le proprie ipotesi. I gemelli di Hanni Schick, Hedi e Josef, muoiono in seguito a massicci prelievi di sangue.[125] Mengele esegue anche degli esperimenti pericolosi, come quelli volti a determinare gli effetti sull'organismo di un farmaco somministrato solamente a uno dei gemelli. Il dottor Jan Cespiva, deportato politico ceco, testimonierà al processo di Francoforte di aver assistito nel *Revier* del campo degli zingari all'inoculazione del tifo in alcuni gemelli «per vedere se avrebbero reagito nello stesso modo alla malattia».[126] E come ricorda: «Poco dopo aver contaminato i deportati, li gasavano». Nella sua testimonianza Moshe Offer, che all'epoca aveva tredici anni, racconta la scomparsa del fratello gemello Tibi dopo un intervento al midollo spinale (che gli aveva causato enormi dolori e una paralisi agli arti inferiori che gli impediva di camminare) e un'operazione agli organi genitali.[127]

123 Miklós Nyiszli, *op. cit.*

124 Eva Mozes Kor, *Surviving the Angel of Death: The True Story of a Mengele Twin in Auschwitz*, Tanglewood Press, Indianapolis 2012.

125 Paul Weindling, *Vittime e sopravvissuti, cit.*

126 Yehuda Koren e Eilat Negev, *op. cit.*

127 Jeanne Avery, *A Soul's Journey*, Boru Publishing Inc., Austin 1996.

Test vari

Sulla rampa d'arrivo dei treni, Mengele, oltre ai gemelli, mette da parte anche alcuni nuovi arrivati che presentano malformazioni genetiche e su cui può proseguire il suo programma di ricerca in stretta collaborazione con l'Istituto di Berlino. Per esempio, il 19 maggio 1944, informato dai colleghi dell'arrivo di una famiglia di sette nani originari di Rozavlea in un convoglio di ebrei ungheresi, si reca subito sulla banchina per assicurarsi che la famiglia Ovitz non sia sterminata sul posto. Si entusiasma subito per questo gruppo di dodici persone composto da persone di statura nella norma e nani. Il più giovane è un bimbo di quindici mesi, la più anziana una donna di cinquantotto anni. Dichiara di avere lavoro per vent'anni grazie agli Ovitz e può mettere in pratica i consigli del suo maestro Otmar von Verschuer, secondo cui avere un'intera famiglia sottomano è l'ideale per studiare l'ereditarietà di una malattia.[128]

Anche le gravidanze e le nascite lo appassionano. Per esempio, nell'autunno 1944, Mengele raccoglie un gran numero di embrioni per inviarli all'Istituto di antropologia, ereditarietà umana ed eugenetica di Berlino.[129] Per raggiungere i suoi scopi autorizza l'installazione di un blocco diretto da Gisella Perl nelle baracche del campo-ospedale maschile di Birkenau. Là i medici deportati Stern, Herman e Cohen, oltre alla ginecologa ebrea rumena Anna Rosenfeld,[130] eseguono aborti su suo ordine. Durante una visita al *Revier* – come già accennato – insulta e colpisce con forza Gisella Perl quando si accorge che utilizza il forno destinato alla sterilizzazione degli strumenti per cuocere delle patate.[131] Lei riesce a calmarlo spiegandogli che ha «qualcosa di notevole» per lui. Quando gli dà un embrione in un bicchiere, Mengele «cambia completamente. Lascia il *Revier* contento, completamente assorto, senza intraprendere nessuna selezione né altre rappresaglie».[132]

128 Ivi.

129 Ernst Klee, *Auschwitz, die NS-Medizin und ihre Opfer, cit.*

130 Si veda il capitolo 4.

131 Deposizione di Otto Wolken, il 18 luglio 1945, Procedura Auschwitz, f. 8567; citata in Ernst Klee, *Auschwitz, die NS-Medizin und ihre Opfer, cit.*

132 Gisella Perl, *op. cit.*

Allo stesso tempo, il medico compie esperimenti di inoculazioni del tifo in donne incinte che stanno per partorire al fine di determinare se esiste il rischio di trasmissione della malattia al neonato attraverso la placenta. Dopo il parto si esegue un prelievo di sangue dalle arterie temporali del neonato, cosa che spesso ne causa la morte poiché il personale maldestro o inesperto preleva il sangue direttamente dal cervello.[133]

Amore per la scienza o puro sadismo?

Il tristemente noto Josef Mengele moltiplica quindi i progetti di ricerca nel campo di Auschwitz perché si rende conto di disporre di un gruppo di medici deportati in grado di aiutarlo ma soprattutto di un nutrito vivaio di soggetti per le sperimentazioni. È un medico senza scrupoli che si dedica agli esperimenti per il semplice piacere di occupare il tempo libero tra due selezioni all'arrivo dei convogli? Olga Lengyel ritiene le sperimentazioni di Mengele «di una puerilità sconvolgente». Ricorda l'iniezione di prodotti «senza alcun tipo di interesse», che si presume siano attivi sulla pigmentazione dei capelli. «Si perdevano giornate intere a pesare i capelli ed esaminarne la colorazione al microscopio, dopodiché, siccome i risultati non aggiungevano niente di sensazionale, si lasciava perdere la sperimentazione.»[134]

Ma Mengele non agisce sempre di propria iniziativa. Lavora in stretta collaborazione con il rinomato Istituto di antropologia, ereditarietà ed eugenetica Kaiser-Wilhelm di Berlino-Dahlem. Come spiegato da Ernst Klee: «Mengele non è ad Auschwitz per il piacere di uccidere, ma perché è un genetista. In qualità di ricercatore dell'Istituto di antropologia, ereditarietà ed eugenetica».[135] L'obiettivo non dichiarato di Mengele è quello di potere in futuro succedere al suo mentore, il noto Otmar von Verschuer. È convinto di avere le capacità

[133] Hélène Kubica, «Les enfants et les adolescents au camp de concentration d'Auschwitz», in *Auschwitz 1940-1945*, t. 2, *Les détenus. La vie et le travail, cit.*

[134] Olga Lengyel, *op. cit.*

[135] Ernst Klee, *Auschwitz, die NS-Medizin und ihre Opfer, cit.*

intellettuali necessarie. L'ambizione smisurata si unisce alla gelosia eccessiva nei confronti di un collega, il dottor Hans Grebe, di due anni più giovane e come lui allievo di Otmar von Verschuer (di cui è stato assistente nel 1937 presso l'Istituto di biologia ereditaria e di igiene razziale dell'Università di Francoforte-sul-Meno, e il cui ambito di ricerca è il nanismo).[136] Qual è esattamente il ruolo di Otmar von Verschuer? Quali sono i suoi rapporti con i dirigenti delle SS?

Sono domande attuali ancora oggi. Una cosa è certa, la scomparsa dell'«angelo della morte» dopo la guerra è stata un sollievo per Otmar von Verschuer e tutti i ricercatori dell'Istituto di antropologia, ereditarietà ed eugenetica che probabilmente avevano dei sospetti sulle azioni di Mengele ad Auschwitz dal momento che mandava loro campioni umani. L'idea che Mengele fosse un medico sadico ha senza alcun dubbio permesso di sollevare molti ricercatori tedeschi dalle loro responsabilità nelle sperimentazioni svolte su uomini, donne e bambini ad Auschwitz.

ALTRI ESPERIMENTI

Anche i medici delle SS si dedicano a una serie di esperimenti attingendo al vivaio dei deportati del campo. Queste sperimentazioni sono realizzate su richiesta dell'industria farmaceutica, della *Wehrmacht* e di noti professori universitari. Nell'inferno di Auschwitz vengono eseguiti senza alcuno scrupolo esperimenti di «vivisezione umana».

Studi farmacologici

Tra il 1941 e il 1944, i medici SS Friedrich Entress, Helmut Vetter, Eduard Wirths e, in misura minore, Fritz Klein, Werner Rohde, Hans Wilhelm König, Victor Capesius (capo della farmacia del

[136] Non sappiamo se Grebe abbia beneficiato dei campioni che Mengele ha inviato a Berlino per realizzare le proprie ricerche. Ma subito dopo la guerra Grebe continuerà le ricerche sul nanismo per identificare una forma particolare di condrodisplasia (malattia che colpisce la formazione delle ossa) a cui è stato dato il nome di sindrome di Grebe.

campo) e anche Bruno Weber[137] (capo dell'Istituto di igiene SS a Rajsko) conducono degli studi farmacologici che mirano a valutare l'efficacia di numerosi farmaci somministrati in dosi e forme diverse (compresse, granuli, pozioni, iniezioni intravenose e intramuscolo, supposte)[138] e la tolleranza delle cavie umane nei loro confronti. Dorota Lorska riporta l'esempio di una sperimentazione del dottor Münch[139] volta a valutare le conseguenze sulla pelle di iniezioni intradermiche di soluzioni contenenti tossine streptococciche con o senza sulfamidici.[140] Anche Léon Greif è testimone, nel settembre 1944, di un esperimento realizzato su dieci deportati che devono assumere «una droga simile al rum sia nel colore che nell'odore»[141] e che causa la morte di quattro di loro.

I farmaci sono somministrati a deportati che soffrono di malattie infettive come il tracoma, il tifo, la tubercolosi, la difterite e l'erisipela. Nella sua testimonianza, Stanisław Kłodziński riferisce di una sperimentazione durante la quale 50 malati affetti da tifo esantematico sono stati curati con la preparazione «3582» (che ha provocato la morte di 15 di loro) e di un'altra compiuta su 75 pazienti affetti da tubercolosi curati con del rutenolo (40 sono morti).[142] In precedenza alcuni di loro erano stati infettati deliberatamente per valutare il grado di efficacia dei farmaci. In generale, gli esperimenti farmacologici avvengono nei blocchi dell'ospedale del campo principale (essenzialmente il blocco 20 delle malattie contagiose), nell'ospedale del campo femminile di Birkenau e nell'ospedale del

137 Anche il dottor Bruno Weber effettua esperimenti che consistono nel valutare l'agglutinazione dei globuli rossi in persone di gruppi sanguigni diversi e l'agglutinazione dopo l'iniezione di una piccola quantità di sangue di un altro gruppo.

138 Ruth Jolanda Weinberger, *op. cit.*

139 Presta servizio presso l'Istituto d'igiene delle SS di Rajsko (*Hygienisch-Bakteriologische Untersuchungsstelle der Waffen-SS und Polizei Süd-Ost, Auschwitz, Oberschlesien*, il Centro di studi igienici e batteriologici della *Waffen-SS* e della Polizia del Sud-Est).

140 Dora Kleinova, «Communication de Mme le docteur Kleinova de Prague sur son séjour au block 10 à Auschwitz», estratto della tesi di André Lettich, *op. cit.*

141 Verbale dell'udienza di Léon Greif, *doc. cit.*

142 Irena Strzelecka, «Les expériences médicales à Auschwitz», in *Auschwitz 1940-1945*, t. 2, *Les détenus. La vie et le travail*, *cit.*

campo di Monowitz. I deportati sono sottoposti a esami radiologici e di laboratorio e, in caso di decesso, viene eseguita l'autopsia sui loro corpi.

Il laboratorio Bayer finanzia, con un sostegno non trascurabile, la realizzazione degli esperimenti condotti dal dottor Werner Rhode per valutare quale sia la dose letale di alcuni farmaci sui deportati di Auschwitz.[143] Inoltre, «centocinquanta donne ebree [sono] comprate da Bayer all'amministrazione del campo di Auschwitz [e] collocate in un blocco femminile al di fuori del campo» per ricevere farmaci ormonali sconosciuti. Si tratta di una sperimentazione effettuata dal dottor Wirths e descritta dal dottor Steinberg. Il fatto è attestato da André Lettich, che riferisce di cinque lettere indirizzate tra aprile e maggio 1943 dai laboratori Bayer e ritrovate alla liberazione del campo:[144] quelle donne sono state comprate a 170 *Reichsmarks* l'una. L'ufficio del comandante di Auschwitz ne voleva 200, ma Bayer riteneva quel prezzo troppo alto. In una delle lettere, l'azienda dichiara: «Il convoglio di centocinquanta donne è arrivato in buono stato. Ciononostante non abbiamo però potuto ottenere risultati conclusivi perché sono morte durante la sperimentazione. Vi saremmo riconoscenti se poteste mandarci un altro gruppo di donne, dello stesso numero e allo stesso prezzo».[145]

Władysław Tondos, deportato politico polacco ed ex medico capo dell'ospedale per malati di tubercolosi di Zakopane, è testimone di sperimentazioni mirate a valutare l'efficacia di «preparati sperimentali della ditta Bayer»[146] e la loro tolleranza da parte di deportati in buona salute che hanno ricevuto sangue proveniente da pazienti affetti da tifo: muoiono tutti. Rivela inoltre che un medico che conosce bene, il dottor Helmut Vetter, responsabile con Friedrich Entress della sperimentazione volta a determinare il tempo di incubazione della

[143] Samuel Steinberg, estratto della tesi di André Lettich, *op. cit.*

[144] André Lettich, *op. cit.*

[145] Irena Strzelecka, «Les expériences médicales à Auschwitz», in *Auschwitz 1940-1945*, t. 2, *Les détenus. La vie et le travail*, *cit.*

[146] Frediano Sessi, *op. cit.*

malattia e a studiarne le conseguenze,[147] prima della guerra lavorava come rappresentante farmaceutico di Bayer. Vetter ha svolto quel lavoro di sua sponte ed è tornato ad Auschwitz (quando era stato trasferito a Mauthausen-Gusen) per conoscerne i risultati.[148]

Studiare le conseguenze della fame

Il medico SS Johann Paul Kremer partecipa a una sperimentazione volta a valutare le conseguenze della fame sull'organismo umano e in particolare sul fegato[149] nel blocco 28 di Auschwitz I. Dopo aver interrogato scrupolosamente e con precisione le vittime, chiedendo loro il peso prima dell'arresto o quali farmaci avessero assunto recentemente per poi scattare in certi casi anche delle fotografie, le fa stendere sul tavolo per le autopsie dove le fa uccidere con un'iniezione intracardiaca di fenolo. I medici deportati sono poi incaricati di dissezionare i cadaveri per raccogliere campioni di organi in seguito conservati in barattoli e messi da parte da Kremer per ulteriori studi, come racconterà lui stesso dopo la guerra: «I preparati e le fotografie li portavo con me a Münster, a casa mia».[150] Kremer non ha nessuno scrupolo nell'ottenere l'abilitazione alla professione con un lavoro sui cambiamenti del tessuto muscolare in stato di denutrizione.[151] Ma non è forse Mengele a obbligare Ruth Elias, deportata ebrea cecoslovacca, a fasciarsi il seno affinché non possa nutrire il suo neonato nell'ambito di uno dei suoi «esperimenti» medici per determinare con precisione quanto può sopravvivere un neonato senza cibo?[152]

In altro ambito, la dottoressa Dorota Lorska riferisce anche di esperimenti dedicati allo studio delle incompatibilità del sangue che consistevano nell'iniettare ad alcuni deportati una piccola quantità

147 Irena Strzelecka, «Les expériences médicales à Auschwitz», in *Auschwitz 1940-1945*, t. 2, *Les détenus. La vie et le travail*, *cit.*

148 Hermann Langbein, *op. cit.*

149 Si interessa all'atrofia epatica bruna (*braune Atrophie*).

150 Hermann Langbein, *op. cit.*

151 Ernst Klee, *Auschwitz, die NS-Medizin und ihre Opfer*, *cit.*

152 Ruth Elias, *La speranza mi ha tenuto in vita: da Theresienstadt e Auschwitz a Israele*, CDE, Milano 1997. Traduzione di Marisa Margara.

di sangue di un gruppo diverso dal loro e nell'osservarne gli effetti.[153] Riporta inoltre anche salassi di una quantità tra i 100 e i 200 millilitri subiti dai deportati per consentire la preparazione di sieri essiccati destinati a test di ricerca sui gruppi sanguigni. Questi esperimenti sono eseguiti dal dottor Hans Münch. Una sopravvissuta del blocco 10[154] parla, nella sua testimonianza, di prelievi di sangue destinati ai soldati tedeschi feriti.

Esperimenti condotti su richiesta della *Wehrmacht*

Alla fine dell'estate 1944, la *Wehrmacht* deve affrontare un numero sempre più alto di soldati che si mutilano o che simulano l'epatite usando prodotti chimici per evitare di essere mandati sul fronte Est. Come riconoscere gli scansafatiche nella massa dei soldati feriti? Emil Kaschub, membro del servizio sanitario della *Wehrmacht*, è inviato al campo di Auschwitz per effettuare esperimenti sui deportati per rispondere a questa domanda. Tra il 24 agosto e il 25 ottobre 1944, in stretta collaborazione con il dottor Eduard Wirths, esegue una serie di esperimenti dermatologici sui deportati nel blocco 28 per approfondire le conoscenze sull'automutilazione cutanea. Kaschub provoca deliberatamente delle ferite che si trasformano in ulcerazioni applicando o iniettando soluzioni tossiche nei deportati che poi tratta con l'applicazione o di un unguento (un liquido) o di un trattamento orale a base di atebrina. Il dottor Samuel Steinberg assiste a questi esperimenti medici su un gruppo di una trentina di deportati ebrei in maggioranza ungheresi.[155] Osserva e fotografa tutti i giorni le ferite, annotando anche l'evoluzione del dolore. Campioni di pus e di pelle sono mandati all'VIII distretto sanitario di Breslavia per delle analisi.[156] Come testimonierà un deportato che aveva dovuto sottoporsi alla sperimentazione, ogni volta che uno di

[153] Dora Kleinova, «Communication de Mme le docteur Kleinova de Prague sur son séjour au block 10 à Auschwitz», estratto della tesi di André Lettich, *op. cit.*

[154] André Lettich, *op. cit.*

[155] Verbale dell'udienza di Samuel Steinberg, documento citato da André Lettich, *op. cit.*

[156] Testimonianza di Samuel Steinberg, estratto della tesi di André Lettich, *op. cit.*

loro dice di soffrire, Kaschub risponde: «E dire che i soldati tedeschi devono sopportare tali sofferenze a causa vostra, sporchi ebrei». Ciononostante, a differenza dei suoi colleghi, Kaschub, uno studente di medicina di ventisette anni, non fa parte delle SS e sarebbe stato restio a effettuare le sperimentazioni. Stern, un infermiere deportato ebreo francese, ricorda una confidenza fattagli mentre osserva una vittima con la febbre: «Mi creda, è stato per me altrettanto odioso che per lei, ma dovevo farlo».[157]

Samuel Steinberg riferisce anche di esperimenti che consistono nel causare ustioni di secondo e terzo grado con acetato di piombo (*Essigsaure Tonerde*) e salnitro su aree in genere rettangolari di 10 per 5 centimetri: provocano «forti dolori». Un altro esperimento tentato da Emil Kaschub su richiesta della *Wehrmacht* consiste nel provocare l'ittero con la somministrazione di pillole di acido picrico. I medici deportati sono incaricati di raccogliere le urine quotidianamente per tre settimane in barattoli da inviare a Breslavia.[158] L'obiettivo è anche in questo caso individuare i soldati che simulano l'epatite per evitare di essere mandati al fronte grazie a quel prodotto facilmente reperibile.

LO SFRUTTAMENTO DI UN VIVAIO DI CAVIE UMANE

Il professor August Hirt, direttore dell'Istituto di anatomia dell'Università di Strasburgo (*Reichsuniversität Strassburg*), ottiene da Heinrich Himmler l'invio di 115 deportati (109 ebrei, 2 polacchi e 4 asiatici) per creare una collezione anatomo-morfologica del particolarismo cranio-facciale degli ebrei. Questo lavoro si inserisce nel quadro delle attività di un'associazione culturale, la *Deutsche Ahnenerbe, Studiengesellschaft für Geistesurgeschichte* («Patrimonio ancestrale tedesco, Società per lo studio della storia delle idee»), fondata dalle SS nel 1939 per lo studio della storia della razza indoeuropea nordica. Hirt non vuole teschi di uomini morti perché vuole effettuare misurazioni antropometriche su soggetti viventi.

[157] Hermann Langbein, *op. cit.*
[158] Testimonianza di Samuel Steinberg, estratto della tesi di André Lettich, *op. cit.*

Così 29 donne ebree e 57 uomini ebrei sono selezionati ad Auschwitz da Bruno Berger[159] (medico antropologo e medico dell'Istituto di antropologia di Monaco) e poi mandati al campo di concentramento di Natzweiler-Struthof, dove sono uccisi in una camera a gas rudimentale organizzata per l'occasione. Le spoglie sono poi trasferite con discrezione all'Istituto di anatomia di Strasburgo, dove gli scheletri vengono conservati per finalità di ricerca anatomica. I corpi verranno abbandonati sul posto per mancanza di attrezzatura adeguata a trasformarli in scheletri, poi seppelliti in tutta fretta all'avanzata degli Alleati.[160, 161]

Nel dicembre 1944, 20 bambini ebrei,[162] 10 bambini e 10 bambine tra i sei e i dodici anni, vengono selezionati da Josef Mengele e trasferiti dal campo di Auschwitz a quello di Neuengamme: sono destinati a subire gli esperimenti sulla tubercolosi del dottor Kurt Heissmeyer. Nell'aprile 1945 saranno impiccati alle tubature del riscaldamento centralizzato nel seminterrato della scuola Bullenhuser Damm, ad Amburgo, insieme ai due medici francesi e alle due infermiere olandesi che se ne occupavano.[163] Il medico delle SS Alfred Trzebinski, medico del campo di Neuengamme, è direttamente coinvolto nel massacro.

Per approfondire le conoscenze sull'epatite, il dottor Arnold Dohmen, assistente di Eugen Gildemeister all'Istituto Robert-Koch

159 Frediano Sessi, *op. cit.*

160 I resti delle vittime conservati in un barattolo e alcune provette sono stati scoperti il 18 luglio 2015 all'Istituto di Medicina legale di Strasburgo.

161 Raphaël Toledano, «Anatomy in the Third Reich. The Anatomical Institute of the Reichsuniversität Strassburg and the deliveries of dead bodies», in *Annals of Anatomy*, 205, maggio 2016.

162 I bambini sono Georges-André Kohn e Jacqueline Morgenstern (entrambi di Parigi), W. Junglieb, Leelka Birnbaum, Eduard e Alexander Hornemann, Marek Steinbaum, Eduard Reichenbaum, Bluma Mekler, Ruchla Zylberberg, Sergio De Simone, H. Wassermann, Surcis Goldinger, Lea Klygerman et Riwka Herszberg (tutti di Radom, arrivati ad Auschwitz il 3 agosto), Roman Witonski, Marek James (di Radom, arrivati ad Auschwitz il 1° agosto), Eleonora Witonska, Mania Altmann e Roman Zeller. In tutto, 14 polacchi, 2 olandesi, 2 francesi, uno italiano e uno jugoslavo (cfr. Paul Weindling, *Vittime e sopravvissuti, cit.*).

163 Irena Strzelecka, « Les expériences médicales à Auschwitz», in *Auschwitz 1940-1945*, t. 2, *Les détenus. La vie et le travail, cit.*

di Berlino, si reca ad Auschwitz il 23 giugno 1943 e vi resta quattro giorni,[164] scegliendo sulla rampa 19 ebrei provenienti dai ghetti di Sosnowiec e di Będzin. Uno di loro, Saül Oren-Hornfeld, all'epoca un adolescente di quattordici anni, testimonierà di essere stato scelto dopo che Arnold Dohmen gli aveva chiesto se avesse sofferto di *Gelbsucht*; «e siccome non capivamo di che malattia si trattasse, ci ha mostrato la stella gialla: l'ittero».[165]

In agosto, 11 di loro, tra i nove e i diciannove anni, sono trasferiti da Auschwitz a Sachsenhausen, dove vengono sistemati in una stanzetta della baracca del *Revier* per quasi sette settimane prima di essere oggetto di esperimenti con iniezioni e prelievi. Saül Oren-Hornfeld e Simon Rotschild[166] subiscono esperimenti invasivi come l'iniezione di un «liquido gelatinoso nell'intestino»[167] attraverso una sonda duodenale e delle biopsie epatiche. Non disponiamo di informazioni precise sui risultati degli esperimenti di Dohmen, interrotti nel novembre 1943 dal bombardamento dell'Istituto dove lavorava ma ripresi a partire dal settembre 1944.

I medici di Auschwitz si sono quindi avventurati in una serie di esperimenti clinici spaventosi e inutili sui deportati, in collaborazione con i più prestigiosi gruppi di ricerca medica tedeschi (se non su loro richiesta). Questi ultimi faranno in modo che il loro coinvolgimento in questi crimini realizzati in nome della scienza sia dimenticato.

[164] Saül Oren-Hornfeld, *Comme un feu brûlant*, L'Harmattan, Paris 1999.

[165] Ivi.

[166] Paul Weindling, *Vittime e sopravvissuti*, *cit.*

[167] Saül Oren-Hornfeld, *op. cit.*

SECONDA PARTE
I MEDICI DEPORTATI

6 · NEL CUORE DELL'INFERNO

«Oltre il portone del *Lager* di Auschwitz
c'era un inferno che la mente umana
normalmente non riuscirebbe a immaginare
e mancano le parole per descriverlo.»
Il presidente del tribunale, durante il processo di Francoforte[1]

I medici ebrei che arrivano al campo di Auschwitz dopo un viaggio che dura tra uno e dieci giorni provengono da tutta Europa. Alcuni sono soli, altri accompagnati dalle mogli, dai figli e dai genitori. Il medico francese Adélaïde Hautval è un'eccezione perché non è ebrea; è stata condannata a «condividere la sorte degli ebrei» per avere difeso pubblicamente una famiglia ebrea molestata dai tedeschi. Inizialmente internata a Pithiviers, poi a Beaune-la-Rolande, è stata deportata ad Auschwitz con il convoglio del 24 gennaio 1943 insieme a 230 donne in ostaggio tra i diciassette e i sessantanove anni.

I MEDICI NEI CONVOGLI

Entrando nei carri bestiame, i deportati non hanno idea del terribile destino che li aspetta. Non sanno che il viaggio in treno è la prima tappa di un processo di disumanizzazione messo in atto attraverso un meccanismo lento e crudele iniziato con l'esclusione,

[1] Hermann Langbein, *op. cit.*

l'esproprio e infine l'arresto. Secondo un metodo abilmente messo in pratica e destinato a ingannare i deportati, le SS nominano di solito prima della partenza del convoglio dei responsabili del buono svolgimento del viaggio per ogni carrozza. Alcuni medici ebrei svolgono questa funzione e fanno tutto ciò che è in loro potere per alleviare le sofferenze dei compagni di sventura. Alcuni di loro ricevono prima della partenza un bracciale con la croce rossa affinché si possano distinguere dalla massa dei deportati.

Partire per Auschwitz

La maggior parte delle persone che si trova nei convogli diretti ad Auschwitz (anche i medici) non immagina la situazione orribile in cui è sprofondata. Robert Bloch[2] pensa ingenuamente di essere mandato in un «ghetto con cinema e caffè».[3] Viktor Frankl, deportato di Theresienstadt, è convinto chc il suo convoglio sia diretto verso una «fabbrica di armi e munizioni».[4] Il dottor Elie Cohen,[5] partito da Westerbork e ancora ingenuo, non autorizza il figlio di quattro anni a guardare i paesaggi che scorrono attraverso il lucernario della carrozza perché di recente il piccolo ha subito un intervento a causa di un'otite e teme una sovrainfezione:[6] «Due giorni dopo è stato ucciso; non gli ho concesso l'ultimo piacere della sua vita: vedere i campi, le mucche e i cavalli».[7]

Si confrontano tutti per la prima volta con le difficoltà e gli orrori di una situazione in totale rottura con quanto vissuto in pre-

[2] Medico ebreo francese nato il 4 giugno 1890 a Ingwiller (Basso Reno), partito con il convoglio n. 70 da Drancy il 27 marzo 1944.

[3] Verbale dell'udienza di Robert Bloch realizzato il 5 luglio 1945 dal tenente-colonnello Badin, delegato per la regione di Parigi del Servizio di ricerca sui crimini di guerra nemici (Archivi IHTP).

[4] Viktor Frankl, *op. cit.*

[5] Medico ebreo olandese (nato il 16 luglio 1909 a Groningen) deportato con la moglie e il figlio con un convoglio partito da Westerbork il 14 settembre 1943.

[6] Elie Aron Cohen, *The Abyss: a Confession*, W. W. Norton, New York 1973.

[7] Anton Gill, *The Journey Back from Hell: Conversations with Concentration Camp Survivors*, Grafton, London 1988.

cedenza. Il viaggio,[8] che definiscono «terribile»,[9] «interminabile»[10] o «spaventoso»,[11] è ancora più difficile da sopportare perché, a prescindere da quale sia il luogo di partenza del convoglio, è previsto in maniera deliberata che non ci sia praticamente nessuna fermata per fare rifornimento, di acqua in particolare. Le disposizioni sono state ponderate con attenzione dai nazisti per annullare qualsiasi desiderio di rivolta e obbligare i deportati ammassati nei vagoni a pensare solo ad arrivare il più in fretta possibile nel campo in cui sperano di potersi dissetare, lavare e riposare. Le terribili condizioni di trasporto nei carri bestiame sigillati, in cui regnano un calore intenso d'estate e un freddo gelido d'inverno, contribuiscono alla progressiva scomparsa di ogni forma di rispetto e civiltà, e all'emergere di numerosi conflitti. Il principale punto di attrito concerne l'accesso all'unico secchio che funziona da vaso per i bisogni per tutti i passeggeri della carrozza.[12] Essi non sopportano più l'odore particolarmente fetido che regna negli scompartimenti, sporchi di escrementi e urina che traboccano rapidamente dal vaso per gli scossoni del treno.

L'ungherese Olga Lengyel, dottoressa deportata, in viaggio in una carrozza con altri medici e le loro famiglie, persone che ritiene «istruite e anche ben educate», ricorda come si sia instaurata presto un'atmosfera «insostenibile», esacerbata da conflitti che si intensificano in particolare la notte, dando luogo a lotte e spintoni «per ogni centimetro quadrato».[13] L'atmosfera di cortesia e aiuto reciproco che vi è nel gruppo a inizio viaggio lascia il posto, molto rapidamente, a

[8] A titolo esemplificativo, il viaggio da Drancy ad Auschwitz dura in media tre giorni; quello da Atene ad Auschwitz circa undici giorni.

[9] Verbale dell'udienza di Michel Léon-Kindberg realizzato il 2 maggio 1945 dal tenente-colonnello Badin, delegato per la regione di Parigi del Servizio di ricerca sui crimini di guerra nemici (Archivi IHTP).

[10] Olga Lengyel, *op. cit.*

[11] Jean-Raphaël Hirsch, *op. cit.*

[12] Fred Sedel, *op. cit.*

[13] Olga Lengyel, *op. cit.*

un ambiente deleterio in cui prevale la legge dell'«ognuno per sé».[14] In questa situazione di conflitti, il medico svolge il ruolo di arbitro per risolverli, come per esempio fanno Odette Abadi e Olga Lengyel. A tal proposito, la prima spiega che serve «diplomazia affinché ogni adulto limiti il proprio territorio, perché sono "esseri liberi", non abituati a ricevere ordini, né a vivere in uno spazio ristretto buio e chiuso, rannicchiati gli uni contro gli altri».[15]

Assistenza medica improvvisata

In alcuni convogli (in particolare quelli partiti da Drancy), le autorità hanno allestito un «vagone sanitario» destinato ad accogliere i malati, le donne incinte e quelle con neonati. È così, per esempio, in quelli di Robert Waitz, Zina Morhange, Odette Abadi e Marc Klein. In questo modo, per puro machiavellismo, le SS fanno credere a una parvenza di umanità per rassicurare la massa dei deportati. Il vagone sanitario in cui Marc Klein ha il ruolo di responsabile medico è particolarmente ben attrezzato e si distingue dalle altre carrozze «per la presenza di alcuni materassi, di serbatoi d'acqua che ci era permesso riempire in certe stazioni e di un'ampia scorta di farmaci».[16]

Una delle principali difficoltà per i medici è l'assistenza a persone affette da disturbi psichiatrici, che non sopportano le condizioni di viaggio. Robert Waitz spiega come si debba occupare di anziani, convalescenti da malattie infettive, donne incinte, donne con neonati, ma anche di «nove pazzi fatti uscire dal manicomio dai tedeschi che urlano senza sosta».[17] Diversi medici (come Louis J. Micheels, Sigismond Hirsch e Léon Greif) sono obbligati a immobilizzare i malati con delle corde.[18]

14 Ivi.

15 Odette Abadi, *op. cit.*

16 Marc Klein, «Auschwitz I Stammlager», in *De l'université aux camps de concentration…, cit.*

17 Robert Waitz, «Auschwitz III: Monowitz», in *De l'université aux camps de concentration…, cit.*

18 Jean-Raphaël Hirsch, *op. cit.*

La situazione è particolarmente difficile per le donne incinte e le mamme accompagnate da neonati che non riescono a preparare i biberon o che hanno problemi ad allattare.[19] Odette Abadi si occupa di una di loro che si è slogata un ginocchio cadendo mentre cercava di prendere un biberon dalla valigia. «Devo rimetterle a posto la rotula e improvvisare un bendaggio compressivo di fortuna, malgrado le scosse del treno che mi buttano su di lei.»[20]

Capita addirittura che si debbano aiutare delle donne a partorire nelle carrozze. È il caso di Robert Bloch, che si occupa del parto di un neonato prematuro «di fianco a un vaso per i bisogni».[21] Il medico ebreo greco David Benbassat viene invece prelevato dal suo vagone durante la sosta in una piccola stazione austriaca affinché vada in quello gremito dove una donna si appresta a partorire per la prima volta: «Il parto avviene in condizioni deplorevoli, sotto lo sguardo di tutti gli ospiti della carrozza, uomini, donne e bambini. Per fortuna va tutto bene e alcune ore dopo viene alla luce un bambino. La famiglia della partoriente è molto felice e distribuisce dolci. Come si sarebbe potuto immaginare che due giorni dopo la giovane madre, il neonato e tre quarti degli spettatori sarebbero passati per la ciminiera di uno dei [crematori] di Birkenau!».[22]

L'assistenza medica è ancora più difficile dal momento che la maggior parte del tempo non c'è praticamente nessun farmaco. Lo studente di medicina Louis Micheels ha a disposizione solo l'aspirina ed è disorientato dalla propria impotenza: «Non potevo fare nulla come medico. Avevo alcuni libri di medicina, uno stetoscopio, ma nessun farmaco. Non avevo la minima idea di come avrei potuto svolgere le mie funzioni di medico e non sapevo nemmeno quello

[19] Robert Waitz, «Auschwitz III: Monowitz», in *De l'université aux camps de concentration…, cit.*

[20] Odette Abadi, *op. cit.*

[21] Verbale dell'udienza di Robert Bloch realizzato il 5 luglio 1945 dal tenente-colonnello Badin, delegato per la regione di Parigi del Servizi di ricerca sui crimini di guerra nemici (Archivi IHTP).

[22] David Benbassat, *op. cit.*

che succedeva nelle altre carrozze».[23] Olga Lengyel ricorda la lenta agonia di un anziano sotto gli occhi impotenti del figlio.[24] Riporta anche le difficoltà con cui lei stessa ha realizzato una lavanda gastrica a una paziente che aveva tentato di suicidarsi. Inoltre, alcuni medici deportati sono condotti a volte in altri vagoni per esaminare dei malati. Odette Abadi viene portata all'estremità del treno da un ragazzo con la febbre e i brividi, senza avere però il diritto di visitarlo, di portarlo nella sua carrozza o di andare a prendergli un farmaco.[25] Louis Micheels, da parte sua, è autorizzato a camminare lungo i vagoni con un collega per accertarsi che nessuno abbia bisogno di un medico.[26]

Per fortuna poter viaggiare con la famiglia contribuisce molto a calmare gli animi. Secondo lo psichiatra Paul Czitrom, i deportati sono davvero costernati nel constatare che il trasporto si svolge in carri bestiame ma anche in parte sollevati dalla prospettiva di rimanere con i propri cari. «Non c'è vera ansia. Non si è più soli, tutta la collettività è nella stessa situazione; in generale, le famiglie, gli amici rimangono insieme. La maggioranza, a dire il vero, si culla nell'illusione e sopporta i disagi del viaggio convinta che sia un intermezzo doloroso ma passeggero.»[27]

Tuttavia, alcuni medici hanno dei dubbi su ciò che li attende. Il medico ebreo austriaco Otto Wolken ha sentito parlare dei campi da un polacco che vi è stato, ma non ha voluto credergli: «Pensavamo non ci fosse stato e che raccontasse storie».[28] Zina Morhange ha sentito su Radio Londra che in Lituania e Polonia alcuni ebrei sono stati uccisi con il gas, ma, come ha spiegato: «La mente non accetta cose simili. Ci siamo detti: "Beh, è successo, ma non vuol dire che porteranno via tutti gli ebrei per fare loro subire la stessa cosa"».[29]

[23] Louis J. Micheels, *op. cit.*
[24] Olga Lengyel, *op. cit.*
[25] Odette Abadi, *op. cit.*
[26] Louis J. Micheels, *op. cit.*
[27] Paul Czitrom, *op. cit.*
[28] Robert Jay Lifton, *op. cit.*
[29] Michael Pollak, *op. cit.*

Anche Odette Abadi, arrestata nel 1944 perché ebrea e membro della resistenza a Nizza, si ricorda quello che ha sentito su Radio Londra: «La ragione si rifiuta di ammettere orrori simili, ma deve esserci un fondo di verità in tutto questo».[30] Come Paul Czitrom, che sente una certa paura mista a preoccupazione vedendo le mitragliatrici degli addetti ai convogli incaricati di sorvegliarli,[31] il professor Robert Waitz inizia ad avere seri dubbi quando sente le parole di un sottufficiale tedesco che somministra dei cardiotonici a un anziano: «*Er kann verrecken, er wird so wie so bald krepieren*» («Può morire, ma creperà presto in ogni caso»).[32]

L'arrivo al campo

L'arrivo ad Auschwitz-Birkenau è un punto memorabile nelle testimonianze dei medici deportati che hanno spesso insistito sulla strana atmosfera di silenzio che si respira quando il convoglio si ferma. Eva Tichauer, studentessa di medicina, ricorda un «silenzio angoscioso, interrogativo. E ora?».[33] Per Joseph-Désiré Hafner, l'arrivo è vissuto come qualcosa di irreale: «Dava l'impressione di una caduta improvvisa, di un crollo nelle profondità di un precipizio. Si percepiva il disastro, il cataclisma, ma non potevamo credere che sarebbe stato così atroce».[34] Lo psichiatra Viktor Frankl parla di un vero e proprio «shock dell'accettazione»[35] dal momento che tutti devono «essere portati al grande orrore, attimo dopo attimo, passo per passo».[36]

Il silenzio solitamente pesante è interrotto all'improvviso dal fischio della locomotiva, descritto da Viktor Frankl come «sinistro, penetrante come un grido di aiuto, denso di presagi, come se la

[30] Odette Abadi, *op. cit.*
[31] Paul Czitrom, *op. cit.*
[32] Robert Waitz, «Auschwitz III: Monowitz», in *De l'université aux camps de concentration...*, *cit.*
[33] Eva Tichauer, *op. cit.*
[34] Joseph-Désiré Hafner, *op. cit.*
[35] Viktor Frankl, *op. cit.*
[36] Ivi.

locomotiva personificasse la massa d'uomini che sta conducendo a una grande disgrazia».[37] «Quel fischio» ricorda Zina Morhange, «mi è rimasto nel cervello [...] e ancora adesso.»[38] In quel momento risuonano ondate di grida e urla. Si sentono soprattutto quelle lanciate dalle SS e dai *Kapos* che ordinano l'apertura immediata delle porte dei vagoni, accolta con sollievo: «I passeggeri avevano finalmente la possibilità di respirare aria fresca e non più quella viziata delle carrozze, di distendere gli arti doloranti dopo un viaggio atroce e scomodo».[39]

Gli eventi si susseguono subito a un ritmo incalzante, secondo il rituale ben rodato che abbiamo descritto in precedenza. I deportati devono abbandonare i bagagli nelle carrozze e scendere sulla banchina nella confusione totale. È in quel momento che i membri delle famiglie vengono separati. Secondo Paul Czitrom, la separazione è vissuta come il «momento più difficile per i deportati in convogli familiari».[40] Tuttavia si fa in modo che i disgraziati non si rendano conto delle conseguenze della selezione: «Succede tutto in una frazione di secondo».[41] In effetti, sono in pochi a capire che la propria vita e quelle dei loro familiari sono in gioco.

Senza rendersene conto, due medici commettono in questo modo degli errori che portano i loro cari direttamente nella fila di sinistra, destinata alla camera a gas. Per esempio, Olga Lengyel, ancora ingenua e pensando di fare bene, risponde negativamente quando il medico delle SS Fritz Klein, incaricato della selezione, le chiede se il figlio ha più di dodici anni (cosa che gli avrebbe permesso di entrare nel campo come deportato e di non essere mandato alla camera a gas): «Avrei potuto mentire. Invece volevo evitargli lavori pesanti per la sua giovane età». Il secondo errore è quello di intercedere con il medico delle SS affinché la madre possa rimanere

[37] Ivi.

[38] Michael Pollak, *op. cit.*

[39] Robert Lévy, «Auschwitz II: Birkenau», in *De l'université aux camps de concentration, cit.*

[40] Paul Czitrom, *op. cit.*

[41] Jean-Raphaël Hirsch, *op. cit.*

nella fila di sinistra con i suoi figli, per prendersene cura. Quando il dottor Klein accetta la richiesta e aggiunge che la famiglia avrà la possibilità di ritrovarsi in seguito nel campo, crede ingenuamente nella sua gentilezza: «"E tra poche settimane sarete tutti riuniti, rincara un'altra [SS] ridendo. Il prossimo!" Senza sospettare nulla e volendoli salvare, avevo appena condannato a morte mio figlio maggiore e mia madre».[42] Sigismond Hirsch invece, arrivato in una notte gelida, dà alla moglie la sua giacca e la sua sciarpa perché possa proteggersi dal freddo, senza immaginarne l'esito: «Fu un tragico errore, perché Berthe, non essendo molto alta, era infagottata in quel giaccone e all'arrivo aveva l'aria di una donna anziana mentre aveva solo trentasette anni, il che la fece mandare verso la colonna destinata alla camera a gas».[43]

Come spiega un medico deportato: «Pensavamo davvero che i tedeschi non fossero così cattivi», di conseguenza «c'era chi provava a salire sui camion [fingendo di] essere diabetico, o cardiopatico».[44] Molti medici anziani del convoglio di Miklós Nyiszli chiedono di seguire i malati che non possono camminare, gli anziani e i malati di mente, per poterli aiutare.[45] Ciononostante, i deportati arrivati dalla Polonia hanno a volte dei sospetti. È il caso di Hadassah Rosensaft,[46] quando sente il figlio di cinque anni e mezzo chiederle, dopo essere stato selezionato dal dottor Werner Rohde: «Mamma, resteremo vivi o moriremo?».[47] In quel momento, il dottor Léon Landau non immagina che sarà l'ultima volta che vedrà la moglie Anne, di trentacinque anni, e il figlio Alain, di tre, così come André Lettich che lascia andare la moglie Édith e il figlio Jean, di cinque anni, o il dottor Elie Cohen che si vede sfuggire il figlio di quattro anni.[48]

[42] Olga Lengyel, *op. cit.*
[43] Jean-Raphaël Hirsch, *op. cit.*
[44] Robert Jay Lifton, *op. cit.*
[45] Miklós Nyiszli, *op. cit.*
[46] Dentista ebrea polacca (nata il 26 agosto 1912 a Sosnowiec) deportata con i genitori, il marito e il figlio con un convoglio partito da Sosnowiec il 2 agosto 1943.
[47] Hadassah Rosensaft, *Yesterday: My Story*, Yad Vashem, Jerusalem 2005.
[48] Elie Aron Cohen, *The Abyss: a Confession*, *cit.*

E come potrebbero i medici ebrei ungheresi (in particolare quelli originari della Transilvania) anche solo immaginare che il dottor Victor Capesius, che è stato rappresentante farmaceutico dei prodotti Bayer in Transilvania e che tutti conoscono bene, sia coinvolto nella selezione per la camera a gas dei loro stessi figli? Olga Lengyel e il marito lo hanno anche ricevuto a casa pochi mesi prima. Tutti sono giustamente rassicurati dalla presenza sulla banchina di un medico che parla fluentemente l'ungherese e che è stato loro molto vicino in passato. Albert Ehrenfeld, direttore dell'azienda farmaceutica Royal A.G., riporta lo stupore generale: «All'inizio non potevo credere che fosse proprio Capesius l'uomo in uniforme delle SS in cui mi imbattevo ad Auschwitz. Nel nostro convoglio c'era un gran numero di medici e farmacisti. Tutti hanno riconosciuto Capesius, perché avevano avuto con lui rapporti d'affari a Klausenburg».[49] Sulla banchina Capesius dava prova di incredibile cinismo, come testimoniato dalla deportata ungherese Marianna Adam: «Era eccezionalmente gentile, davvero amabile e gioviale. Diceva a chi era stanco di andare dall'altra parte, che eravamo arrivati in un campo di riposo, che tutto sarebbe andato per il meglio e che ci saremmo ricongiunti con i nostri familiari. Molti seguivano i suoi suggerimenti di loro sponte, in fila per cinque addirittura».[50]

Medici messi da parte e salvati

Diverse testimonianze attestano che le SS cercano i medici all'arrivo dei convogli, soprattutto tra il 1943 e il 1944. Fred Sedel riferisce di un appello sulla rampa per chiedere ai medici, ai farmacisti e ai chimici di farsi riconoscere, fatto che ha largamente contribuito a tranquillizzarlo.[51] «I medici» spiega Olga Lengyel, «erano messi da parte con i loro strumenti. Era piuttosto rassicurante. Se c'era bisogno di medici voleva dire che si curavano i malati».[52] Tuttavia

[49] Ernst Klee, *Auschwitz, die NS-Medizin und ihre Opfer*, *cit.*

[50] Hermann Langbein, *op. cit.*

[51] Fred Sedel, *op. cit.*

[52] Olga Lengyel, *op. cit.*

la dentista Sima Vaisman si chiede quale sia la risposta da dare: «Bisogna uscire? Non è meglio unirsi alle famiglie e restare così con i propri amici? Non ci hanno forse promesso formalmente una vita più facile, un lavoro più leggero nei "campi per famiglie"?».[53]

Il caso gioca un ruolo importante di cui nessun medico si rende conto sul momento. Il dottor Heinz Thilo, che ha effettuato la selezione del convoglio arrivato il 21 novembre 1943, segna il nome di Sigismond Hirsch perché è medico e parla perfettamente tedesco.[54] Il dottor Elie Cohen invece ha la fortuna di sentire l'ordine dato ai medici di farsi da parte: «Se non avessi sentito quell'appello, sapete, non sarei qui. La fortuna è talmente importante. L'ho sentito e mi sono fatto avanti. Non pensavo [...] che potesse essere qualcosa di speciale. Mi dicevo che, forse [...] voleva dire qualcosa. Ma vorrei insistere sul fatto che devo la vita alla mia professione di medico, che è così grazie ai miei genitori, che non avevano molti soldi e si erano sacrificati per pagarmi gli studi. Non li ho mai ringraziati per questo».[55] Michel Léon-Kindeberg,[56] all'epoca sessantunenne, capirà in seguito che è stato il suo mestiere a salvargli la vita: «Per me è stata una fortuna fare parte di quel convoglio, perché i medici che vi si trovavano erano presi e messi da parte».[57] Robert Bloch, invece, all'inizio viene messo nella fila sbagliata, ma viene miracolosamente salvato da un medico delle SS che si accorge della fascia della Croce Rossa che egli ha al braccio.[58]

[53] Sima Vaisman, *op. cit.*

[54] Deposizione di Sigismond Hirsch, il 22 marzo 1973, Procedura Mengele, vol. 15, f. 112-113; *cit.* in Ernst Klee, *Auschwitz, die NS-Medizin und ihre Opfer*, *cit.*

[55] Robert Jay Lifton, *op. cit.*

[56] Michel Léon-Kindberg, nato il 13 dicembre 1883, è deportato insieme alla moglie con il convoglio n. 66 partito da Drancy il 20 gennaio 1944. È assegnato come medico all'ospedale di Monowitz il 26 gennaio e vi rimane fino alla sua evacuazione, il 20 gennaio 1945.

[57] Verbale dell'udienza di Michel Léon-Kindberg realizzato il 2 maggio 1945 dal tenente-colonnello Badin, delegato per la regione di Parigi del Servizi di ricerca sui crimini di guerra nemici (Archivi IHTP).

[58] Verbale dell'udienza di Robert Bloch realizzato il 5 luglio 1945 dal tenente-colonnello Badin, delegato per la regione di Parigi del Servizi di ricerca sui crimini di guerra nemici (Archivi IHTP).

Il medico ebreo austriaco Otto Wolken, destinato con un movimento del pollice al gruppo da inviare immediatamente alla camera a gas, viene salvato in extremis da una SS di cui non saprà mai il nome. Quest'ultimo lo fa uscire dalla fila dopo averlo sentito parlare: «"Di dove vieni?" "Da Vienna" risposi io. "Ah, un compatriota. Io sono di Linz. Che lavoro fai?" "Sono medico"».[59] Robert Lévy è selezionato nella fila degli ammessi perché spiega in tedesco a un ufficiale delle SS che è il medico del convoglio e che vuole sapere che cosa fare dei malati.[60] Allo stesso modo, Louis Micheels usufruisce della benevolenza del medico delle SS Eduard Wirths quando gli dice di avere svolto la funzione di responsabile medico del convoglio. Quest'ultimo lo tratta allora «come se fossimo colleghi. Mi dice anche di tenere i libri che avevo in mano, di prendere contatto con lui in seguito nel campo e che saremmo stati trattati bene».[61] Zina Morhange si ritrova dal «lato buono» dopo avere detto a Josef Mengele, seguendo i consigli di un deportato salito sulla carrozza: «Sono Ärztin [medico], *Doktor*».[62] E Miklós Nyiszli è selezionato dallo stesso Mengele che chiede a un gruppo di una cinquantina di medici se uno di loro è pratico di anatomia patologica e medicina legale: «"Fate bene attenzione" aggiunge "perché bisogna essere all'altezza del compito, altrimenti...!" E fa un segno di minaccia che la dice lunga. Io guardo i nostri compagni».[63]

Robert Waitz invece è un caso particolare perché, come testimoniato da numerosi deportati presenti nel suo convoglio (tra cui Freddie Knoller),[64] gli viene chiesto direttamente di farsi riconoscere sulla banchina, probabilmente a causa della grande fama internazionale di cui gode grazie al suo *Atlante di ematologia* pubblicato nel 1938.

59 Hermann Langbein, *op. cit.*
60 Testimonianza di Robert Lévy, in Vladimir Pozner, *op. cit.*
61 Louis J. Micheels, *op. cit.*
62 Michael Pollak, *op. cit.*
63 Miklós Nyiszli, *op. cit.*
64 Freddie Knoller, *Desperate Journey*, Metro Books, London 2002.

LA REGISTRAZIONE DEI DETENUTI

Gli *Zugänge* («nuovi arrivati») selezionati per il lavoro vengono raggruppati e diretti in fretta in fila verso l'interno del campo, scortati strettamente dalle SS. A seconda delle necessità di manodopera, alcuni sono mandati ad Auschwitz I, altri a Birkenau o anche direttamente a Monowitz. Ben presto i deportati sono paralizzati dal terrore quando scoprono l'atmosfera pesante che si respira sul posto. È il caso soprattutto di chi era accompagnato dalla famiglia ed è ancora scioccato dalla separazione, non sapendo dove siano stati portati i propri cari. Serge Golse dirà: «I volti sono cupi, angosciati: che cos'è successo "agli altri"? Molti di noi sono stati separati da qualcuno di caro, com'è difficile tutto! Com'è triste tutto!».[65] In ogni caso, tutti sono in attesa. Alcuni provano una specie di distacco da quest'universo che scoprono a poco a poco: Viktor Frankl si ricorda di un'«atmosfera di quasi oggettivazione del mondo e distacco dagli uomini, di fredda curiosità; era lo stato d'animo di chi sta a vedere e attende, la disposizione nella quale in siffatti momenti la psiche cerca di ritrarsi per trovare la salvezza».[66] In pochi sono consapevoli dell'orrore del campo in cui stanno entrando. Tuttavia, il medico legale ungherese Miklós Nyiszli è assalito dai dubbi quando riconosce l'odore nauseabondo della carne e dei capelli che bruciano.[67]

Abbandonare i propri beni

Nell'attesa di entrare nel campo, i deportati sono parcheggiati in una grande sala di registrazione vuota (a Birkenau è stata chiamata *Zentralsauna*). Là, sotto la sorveglianza delle SS, sono sottoposti dalla squadra dell'*Aufnahmekommando* («squadra incaricata di registrare i nuovi arrivati») a «cerimonie di iniziazione» che segnano l'inizio del processo di degradazione della loro condizione volto

[65] Serge Golse, «Birkenau en 1943», in *Témoignages sur Auschwitz, cit.*
[66] Viktor Frankl, *op. cit.*
[67] Miklós Nyiszli, *op. cit.*

a «trasformarli in bestie», come capirà in seguito Eva Tichauer.[68] Secondo le autorità, l'obiettivo è quello di disinfettare i deportati, ma è soprattutto l'occasione per spogliarli dei loro abiti e degli ultimi oggetti che erano riusciti a conservare. I documenti e le fotografie, ormai inutili, sono strappati senza pietà. L'abbandono dei beni personali segna la rottura con la vita precedente[69] e sottolinea la precarietà della loro esistenza: «Non ci appartiene più nulla».[70] Serge Golse assiste a scene patetiche in cui alcuni uomini piangono, implorando in ginocchio per farsi lasciare una foto della propria figlia: «Niente da fare, "loro" erano implacabili».[71] I tentativi vani di conservare le fotografie erano subito sanzionati senza pietà.[72] Tuttavia il medico francese Zina Morhange riesce a conservarne due grazie a un sotterfugio che non ha raccontato.[73] Henri Goldstein rimane invece turbato dalla confisca del suo certificato di laurea in Medicina. Viktor Frankl si sente rispondere «Merda» da un ex detenuto quando gli chiede ingenuamente se può conservare un «manoscritto di un lavoro scientifico» contenente il lavoro di una vita: «E capisco benissimo anch'io come vanno le cose. Giungo al punto finale di questa prima fase di reazioni psicologiche: cancello con un sol tratto la vita trascorsa finora!».[74]

Dopodiché devono rimanere nudi per subire una rasatura violenta e completa del corpo e della testa, seguita dall'applicazione di un disinfettante per il corpo. Questo passaggio si svolge in un clima di brutalità arbitraria e svilimento degradante. Fred Sedel capirà in seguito l'importanza di questa «derisione umiliante», che è parte del desiderio di trarre piacere dalla sofferenza, secondo il termine tedesco di *Schadenfreude*.[75] Perdendo qualunque pudore o dignità,

[68] Ivi.
[69] Anne Martinet, *op. cit.*
[70] David Benbassat, *op. cit.*
[71] Serge Golse in *Témoignages sur Auschwitz, cit.*
[72] Olga Lengyel, *op. cit.*
[73] Michael Pollak, *op. cit.*
[74] Viktor Frankl, *op. cit.*
[75] Fred Sedel, *op. cit.*

gli *Zugänge* sono ancora immersi nell'incertezza di cosa li attenda. È in quel preciso momento che le SS svelano le loro vere intenzioni e i deportati perdono le ultime illusioni. «Siete tutti condannati a morte che camminano»:[76] è in questi termini che un ufficiale delle SS si rivolge al gruppo di Robert Waitz. Come Robert Lévy, i deportati capiscono di essere caduti in una trappola da cui non bisogna sperare di uscire vivi: «Come nell'*Inferno* di Dante, si sarebbe potuto dire: "Lasciate ogne speranza, voi ch'intrate"».[77]

«Marchiati a fuoco come gli ultimi dei criminali»

Infine, i prigionieri ricevono dei vestiti, che costituiscono «ormai tutti gli averi e la ricchezza di un internato».[78] Nella maggior parte dei casi si tratta di un'uniforme a righe, grigio-blu, composta da un pantalone e una giacca, a cui si aggiungono degli zoccoli di legno e a volte delle bende da usare come calze. L'abbigliamento è distribuito senza tenere conto delle taglie o dei numeri delle scarpe, con l'obiettivo ancora una volta di spersonalizzare coloro che lo indossano. L'ultima tappa del rito di iniziazione e umiliazione subito dagli *Zugänge* è l'immatricolazione nel registro del campo e la marchiatura di un tatuaggio sulla pelle. Questa pratica viene istituita nel marzo 1942; inizialmente tatuato sul torace, il numero del deportato è inciso sul braccio sinistro dal maggio 1942. Lo scopo è quello di consentire un'identificazione rapida dei cadaveri per cancellare i nomi dal registro del campo.

Questo fenomeno di disumanizzazione colpisce duramente chi lo vive. È qui che il dottor Benbassat si rende conto di non essere più considerato un essere umano: «Da quel momento ognuno di noi è obbligato ad ammettere, nel profondo e con amarezza, di essere completamente assimilato a una bestia».[79] Anche il dottor Louis Micheels si accorge di essere ormai assimilato a un animale: «I nu-

[76] Robert Waitz, «Auschwitz III: Monowitz», in *De l'université aux camps de concentration..., cit.*

[77] Robert Lévy, «Auschwitz II: Birkenau», in *De l'université aux camps de concentration, cit.*

[78] David Benbassat, *op. cit.*

[79] Ivi.

meri tatuati erano letteralmente i primi segni di un cambiamento irreversibile imposto al mio corpo con la punta di un fucile: assomigliava alla marchiatura del bestiame».[80] C'è chi, come Joseph-Désiré Hafner, ne rimarrà segnato a vita, fisicamente ma anche moralmente: «Marchiati a fuoco come gli ultimi dei criminali. Perché? Perché quegli abiti a righe come i galeotti? Perché quel numero cucito su giacche e pantaloni? Oggi ho approfondito e capito la logica di Auschwitz, e ogni nostra volontà di rivolta è stata distrutta».[81]

La scheda informativa

Per ogni deportato viene compilata un'accurata scheda che dichiara identità, provenienza, nazionalità, professione. Come Marc Klein, molti medici si chiedono quale sia la migliore risposta da dare alla domanda sulla professione, perché durante contatti furtivi con i deportati sono stati informati che «il lavoro manuale specializzato era una forte garanzia di sopravvivenza nel campo».[82] Robert Waitz si pone la stessa domanda: ha sentito che gli intellettuali sono mandati nei «*Kommandos* più duri».[83] Obbedendo alla stessa logica, un medico arrivato nel novembre 1943 si fa registrare all'inizio come «muratore», poi come medico su consiglio di un altro deportato.[84]

La deportata ebrea francese Myriam David,[85] invece, non si dichiara come medico, non volendosi separare dalla sorella e dalle compagne con cui ha legato durante il viaggio: «La paura di ritrovarmi sola, isolata in quel mondo da nuova arrivata quale ero, mi dava l'impressione di una discesa agli inferi».[86] Solo alcuni mesi dopo, quando

[80] Louis J. Micheels, *op. cit.*

[81] Joseph-Désiré Hafner, *op. cit.*

[82] Ivi.

[83] Robert Waitz, «Auschwitz III: Monowitz», in *De l'université aux camps de concentration…*, *cit.*

[84] Robert Jay Lifton, *op. cit.*

[85] Deportata ad Auschwitz il 13 aprile 1944 per avere partecipato al movimento di resistenza Combat.

[86] Christian Bernadac, *Manichini nudi*, Ferni, Ginevra 1976. Traduzione di Ondina Chirizzi.

le viene assicurato che potrà far entrare la sorella in un *Kommando* meno sfiancante, accetta di prestare servizio al *Revier* come medico.

L'assenza di documenti dà spazio alla diffusione di informazioni false, in particolare di ordine professionale.[87] Ma le autorità del campo, che sospettano possibili inganni, minacciano i deportati con le peggiori sanzioni utilizzando il pretesto che «ogni indicazione falsa costituisce un falso ideologico e sarà punita come tale».[88] Eppure c'è chi non sarà dissuaso dal farsi passare per medico o studente di Medicina per essere ammesso al *Revier*.

LA QUARANTENA

Come negli altri campi di concentramento, ad Auschwitz gli *Zugänge* sono parcheggiati in uno o più blocchi, se non in un'altra parte del campo, per un periodo chiamato quarantena (*Quarantäne*). L'isolamento[89] dura in genere due o tre settimane, ma a volte anche sei o otto,[90] e ha lo scopo di evitare la diffusione di quelle epidemie che sono comuni in diversi campi, prigioni e altri luoghi di detenzione. Durante la quarantena vengono effettuate nuove selezioni che consentono di mandare alla camera a gas chi era passato attraverso le maglie della prima. Il giovane deportato ebreo francese Raphaël Esrail rischia di essere gasato per avere conservato una ginocchiera senza rendersi conto del pericolo che poteva costituire. Il medico delle SS gli ordina, nel corso della visita medica, di abbassarsi e rialzarsi. Quel giorno, compiendo l'esercizio senza difficoltà, scampa senza saperlo alla camera a gas.[91]

87 Eva Tichauer, *op. cit.*

88 Robert Lévy, «Auschwitz II: Birkenau», in *De l'université aux camps de concentration, cit.*

89 All'interno di Auschwitz-Birkenau, i tedeschi istituiscono diversi campi di quarantena. Quello di Birkenau è stabilito, a partire dal 1943, per gli uomini in un settore specifico (il BIIa) che riunisce sedici baracche la cui capienza è in media tra i 4000 e i 6000 deportati. Il campo di quarantena per le donne è nel blocco 13 del settore BIa del campo femminile. Anche a Monowitz (Auschwitz III) viene organizzato uno spazio di quarantena costituito da tende gigantesche.

90 Frediano Sessi, *op. cit.*

91 François-Guillaume Lorrain, «Auschwitz, les survivants», in *Le Point*, 2 dicembre 2012.

Un clima di terrore permanente

L'obiettivo della quarantena è prima di tutto quello di domare le teste calde, spezzare a livello psicologico i deportati e trasformarli in automi obbedienti. I capi blocco fanno in modo di ridurli fin dalle prime ore «allo stato di bestie», «e il paragone sarebbe spesso un insulto agli animali»[92] dirà Robert Waitz. Gli *Zugänge* sono oggetto di vessazioni, umiliazioni, bullismo e brutalità da parte degli anziani del blocco, dei *Kapos* e dei loro assistenti. Tutti i *Prominenten* sono incaricati di inculcare loro le regole della vita nel campo. Per tutto il giorno gli *Zugänge* devono imparare a stare sull'attenti, a salutare e camminare al passo. Eseguono esercizi fisici privi di interesse a cui è dato il nome di «sport». Non è concessa loro nessuna tregua, né giorno né notte. Devono imparare a obbedire immediatamente a ordini impartiti con un dito o con lo sguardo e urlati in tedesco o polacco. Guai a chi non riesce a decifrarne il significato o non li esegue abbastanza in fretta, perché è immediatamente subissato di colpi o sottoposto a nuove umiliazioni.

Gli *Zugänge* imparano gradualmente a vivere secondo il ritmo del campo. Vengono svegliati brutalmente alle 4 del mattino con botte e urla. Devono alzarsi, lavarsi e mangiare a un ritmo frenetico. Poi la giornata di lavoro comincia alle 6 e finisce alle 17, con una pausa di una mezz'ora per il pranzo. I *Kapos* ingannano la monotonia della giornata sottoponendo i deportati a vessazioni, colpendoli e provocando incidenti in maniera imprevista. Per esempio, Lazar Moscovici assiste a più riprese al «gioco del bersaglio vivente», durante cui si ordina a un deportato di allontanarsi di 200 o 300 metri, poi gli si spara addosso per fare credere a un'evasione.[93] Il giorno «pareva durasse quasi all'infinito», paradossalmente «un periodo di tempo maggiore, come la settimana [...] sembrava scorrere rapidissima».[94] Questa lentezza è ricordata

[92] Robert Waitz, «Auschwitz III: Monowitz», in *De l'université aux camps de concentration..., cit.*

[93] Lazar Moscovici, *op. cit.*

[94] Viktor Frankl, *op. cit.*

dallo storico polacco Ber Mark: «Qui, ad Auschwitz, il tempo era diverso da quello del resto del globo terrestre».[95]

I deportati sono molestati e picchiati senza motivo per tutto il giorno. A tal proposito Olga Lengyel ricorda l'istituzione fin dai primi giorni di un «terrore senza motivo» di cui nessuno capisce i dettagli.[96] Viktor Frankl fa ogni sera un sospiro di sollievo dicendosi: «Ecco, è passato un altro giorno».[97] L'istituzione di un clima di aggressione permanente ha l'obiettivo di paralizzare ogni riflessione, in modo da rendere i deportati vessabili a piacimento. Questa violenza arbitraria dei *Kapos* e dei *Blockältesteren*, che Joseph-Désiré Hafner descrive come dei degenerati e dei pazzoidi in grado di uccidere diverse persone al giorno, lo fa riflettere: «Chi ha conosciuto quei banditi si è chiesto spesso come si potessero verificare simili intrecci di crudeltà, incoscienza e cinismo».[98] Molti deportati testimoniano del proprio stupore di fronte alla violenza verbale dei *Blockältesteren* («sorveglianti del blocco»). Il dottor Lazar Moscovici è completamente sconvolto dal discorso di benvenuto del suo capo blocco che spiega come loro si trovino in un campo di sterminio e non di concentramento, che l'obiettivo è il lavoro e lo scopo finale la morte: «La vostra vita non vale nulla, zero. Vale meno di un filo d'erba che cresce nella piccola aiuola intorno al blocco. Tengo molto a quel poco di verde. Che nessuno si azzardi a camminarci sopra. Lo ucciderò a bastonate senza pietà».[99]

Nelle parole di Serge Golse, il clima di terrore sistematico crea «un'atmosfera di dramma, crimine, follia e psicosi collettiva».[100] Nessuno è immune, come testimonia il deportato ebreo francese Stanislas Feinsilber: «I *Blockältesteren* approfittavano di ogni occasione per uccidere la gente, perché più ne uccidevano, migliore

[95] Ber Mark, *Des voix dans la nuit*, Plon, Paris 1977.
[96] Olga Lengyel, *op. cit.*
[97] Viktor Frankl, *op. cit.*
[98] Joseph-Désiré Hafner, *op. cit.*
[99] Lazar Moscovici, *op. cit.*
[100] Serge Golse, «Birkenau en 1943», in *Témoignages sur Auschwitz*, *cit.*

era la loro reputazione».[101] Come spiegato da Hermann Langbein, il sadismo si inserisce nella logica del sistema istituito dal comandante del campo, Rudolf Höss: «Proprio il dover assistere senza alcun potere di intervento e senza difesa a come i funzionari degli internati tormentano i loro compagni di prigionia ha un effetto schiacciante su tutta la psiche degli internati».[102] I deportati finiscono perfino con il temere più le torture della morte,[103] come testimonia la dottoressa Hadassah Rosensaft: «Non avevo paura di morire, ma avevo sempre paura di essere picchiata».[104] Serge Golse capisce in fretta che prima di morire avrebbe sofferto molto: «Bisogna morire, si deve morire, ma non subito: [...] ci picchieranno, ci vesseranno, ci umilieranno, ci obbligheranno a ridere, cantare, ballare».[105]

I *Blockältesteren* e i *Kapos*, che nella vita civile erano molto spesso criminali tedeschi, godono quindi di un'impunità totale e di un potere senza limiti. Il medico Michel Schekter riporta che il suo capo di blocco lo colpisce con una tavola per il «minimo peccato veniale» e che un giorno lo obbliga a ballare tutta la notte.[106] Il deportato politico francese Raymond Montaigu è testimone di veri e propri combattimenti tra gladiatori organizzati dal capo del blocco 8 di Auschwitz I (*Stammlager*): «Gli ebrei erano le perenni vittime designate: due disgraziati dovevano battersi fino alla morte. Erano dei feroci corpo a corpo, con pugni e denti come armi. Il sangue schizzava da ogni parte, le grida di dolore riempivano la stanza e la cosa più orribile era che intorno [...] c'erano uomini che ridevano e applaudivano [...]. Il vincitore riceveva come ricompensa un *miski* [ciotola] di zuppa o una porzione di pane rubata alla collettività [...].

101 Testimonianza di Alter Foicinbler, in *Des voix sous la cendre, cit.*

102 Hermann Langbein, *op. cit.*

103 Marc Dvorjetski, «L'adaptation des concentrationnaires à la vie du camp et leur réadaptation à la vie normale», in *Revue d'histoire de la médecine hébraïque*, luglio 1962, n. 56.

104 Hadassah Rosensaft, *op. cit.*

105 Serge Golse, «Birkenau en 1943», in *Témoignages sur Auschwitz, cit.*

106 Verbale dell'udienza di Michel Sheckter, *doc. cit.*

Guai a chi avesse rifiutato di combattere: sarebbe stato picchiato a morte seduta stante».[107]

Il crollo psicologico

Viktor Frankl spiega che i deportati sono in effetti più colpiti dal «disagio psichico» dovuto alle percosse che dal dolore fisico, e sottolinea come «in certi casi, un colpo andato a vuoto sia più doloroso di una vera percossa».[108] Soprattutto ciò che «fa più male delle percosse è lo scherno che le accompagna». I deportati vivono con «l'angoscia per il futuro» e temono costantemente di essere spezzati fisicamente e moralmente.[109] Hanno l'impressione di avere una spada di Damocle pronta ad abbattersi su di loro in qualunque momento. Più i capi blocco danno prova di violenza immotivata, più cresce lo sgomento.[110]

Per lo psichiatra Paul Czitrom, il periodo della quarantena «porta alla spersonalizzazione più o meno completa, all'automazione della maggior parte dei comportamenti».[111] Le reazioni psicologiche degli *Zugänge* si smussano, rendendoli incapaci di reagire alle bastonate, alle vessazioni e alle umiliazioni che subiscono i loro compagni.[112] Anche Joseph-Désiré Hafner sottolinea la comparsa di uno «stato di assuefazione e indifferenza di fronte alla sofferenza». «In essi si può riscontrare una conferma del fatto che l'organismo riduce facilmente la propria capacità di reazione a stimoli di particolare intensità se essi si ripetono continuamente con la stessa forza. La morte di altri, persino la probabilità della propria morte prossima, non fa più alcuna impressione.»[113] Per Viktor Frankl i nuovi arrivati finiscono col manifestare «l'apatia, il torpore, l'indifferenza interna

[107] Claudine Cardon-Hamet, *Triangles rouges à Auschwitz. Le convoi politique du 6 juillet 1942*, Éditions Autrement, Paris 2005.
[108] Viktor Frankl, *op. cit.*
[109] Marc Dvorjetski, *art. cit.*
[110] Frediano Sessi, *op. cit.*
[111] Paul Czitrom, *op. cit.*
[112] Viktor Frankl, *op. cit.*
[113] Hermann Langbein, *op. cit.*

e l'insensibilità progressiva».[114] Un medico deportato scrive chiaramente che «era impossibile vivere ad Auschwitz senza una specie di anestesia emotiva».[115]

Ormai, per Paul Czitrom, lo *Zugäng* è un personaggio estremamente kafkiano, sprofondato in un mondo incomprensibile, «assurdo, impermeabile alla ragione, [che] gli sembrerà irreale, gli darà la sensazione dell'assoluta inefficacia di qualunque sforzo di previsione, dell'impossibilità di determinare le proprie azioni in funzione di un qualunque sistema di causa ed effetto comprensibile dalla ragione. Come quello dell'eroe di Kafka, il processo del detenuto si svolge senza che sappia esattamente cosa fare o non fare, mentre ogni suo minimo gesto, positivo o negativo, può comportare indifferentemente vita o morte. Le "regole del gioco" del campo non sono note all'internato che non è addentro ai segreti dei "giudici"».[116]

Sigismond Hirsch spiega che «fin dai primi giorni, alcuni deportati non parlavano più, si mettevano a piangere e avevano un esaurimento nervoso».[117] In effetti non è raro che qualcuno si butti contro le recinzioni elettrificate o si faccia sparare, prima ancora di raggiungerle, da una SS alla ricerca di un bersaglio nella torre di guardia, come confermato da Paul Czitrom.[118] Il dottor Aron Bejlin assiste in prima persona al suicidio di un collega che si getta nel filo spinato all'annuncio della morte di moglie e figli.[119] Il numero dei suicidi è particolarmente alto nel 1942: Lazar Moscovici ne conta tra i 20 e i 30 al giorno.[120] Per Czitrom si tratta di atti «emotivi, passionali, razionali, difensivi».

Ma secondo Tzvetan Todorov, i suicidi vengono commessi più per sfida che per disperazione, perché costituiscono «la suprema

[114] Viktor Frankl, *op. cit.*
[115] Robert Jay Lifton, *op. cit.*
[116] Paul Czitrom, *op. cit.*
[117] Jean-Raphaël Hirsch, *op. cit.*
[118] Paul Czitrom, *op. cit.*
[119] Hermann Langbein, *op. cit.*
[120] Lazar Moscovici, *op. cit.*

libertà».[121] Olga Lengyel parla addirittura del sollievo che prova quando pensa al veleno che è riuscita a nascondere nonostante le perquisizioni: «La certezza che in ultima istanza si è padroni della propria vita rappresenta l'ultima libertà».[122] In effetti, darsi la morte è considerato dalle autorità SS un affronto al potere assoluto da loro incarnato e i tentativi di suicidio sono puniti severamente per evitare che altri deportati possano seguirne l'esempio, soprattutto nel caso dei suicidi per elettrocuzione che provocano cortocircuiti nelle recinzioni elettrificate. Per Wolfgang Sofsky: «Il suicidio portava a compimento un ultimo atto di volontà proprio nel luogo – il confine, appunto – che incarnava al massimo grado la completezza di quel potere, e che perciò vedeva nel martirio spontaneo un'offesa e una sottrazione diretta del suo monopolio decisionale sulla vita e sula morte dei reclusi. Il suicida, invece, si riappropriava di questa decisione proprio nel punto fisico in cui il potere aveva creduto di limitarne definitivamente la libertà».[123]

Viktor Frankl da parte sua si è promesso fin dalla prima sera di non «correre nel filo spinato». Spiega che questa decisione non è stata difficile da prendere: «Era abbastanza superfluo tentare il suicidio dato che l'internato medio non poteva sperare di far parte della percentuale minima di quelli che avrebbero superato tutte le ulteriori selezioni che li attendevano sotto diverse forme, secondo il semplice calcolo delle probabilità o una "speranza di sopravvivenza" espressa in numeri. Ad Auschwitz, il detenuto ancora nello stadio dello shock non teme affatto la morte; nei primi giorni di detenzione, la camera a gas non è uno spauracchio per lui. In ultima analisi, gli risparmia il suicidio».[124]

[121] Tzvetan Todorov, *op. cit.*

[122] Olga Lengyel, *op. cit.*

[123] Wolfgang Sofsky, *L'ordine del terrore. Il campo di concentramento*, Laterza, Roma 2021. Traduzione di Nicola Antonacci con la collaborazione di Francesco Saverio Nisio.

[124] Viktor Frankl, *op. cit.*

«Com'è possibile?»

Molti detenuti, in particolare quelli arrivati da poco, non credono ai medici deportati quando spiegano loro che la finalità della selezione è la camera a gas. Secondo Serge Golse: «Per quanto sembri assurdo, numerosi internati immaginano che il gas sia destinato solo agli "inabili al lavoro", non ammessi nel campo e uccisi subito all'arrivo. In molti sono increduli quando si verifica una partenza dall'ospedale [verso il] forno crematorio».[125] Il giovane detenuto ungherese Nicolas Roth, di sedici anni, spiega che esiste una specie di negazione su coloro che sono stati selezionati: «Anche quelli le cui condizioni generali sono peggiorate o restano stazionarie devono lasciare il *Revier*. Per andare dove? Non volevamo saperlo».[126] C'è chi crede addirittura alle parole rassicuranti dei medici delle SS, come Fritz Klein, che «contrariamente alle altre SS, non urlava mai e aveva dei modi piuttosto gentili».[127] Olga Lengyel è testimone della sconcertante ingenuità di una deportata ricoverata al *Revier* che la ringrazia per la gentilezza mentre condivide con lei il proprio stupore di fronte alle voci che ha sentito: «"E dire che al campo alcune persone sostengono che i malati vengano mandati alla camera a gas". Il dottor Klein si finse sorpreso poi aggiunse sorridendo: "Non bisogna dare credito a tutte le stupidaggini che vi raccontano. Chi ha diffuso questa voce?"». Per fortuna, di fronte agli sguardi fulminanti delle compagne, capisce in tempo il proprio errore, che avrebbe potuto causare gravi sanzioni per Olga Lengyel e risponde: «Oh, non lo so. Qui dicono di tutto».

Così, il momento in cui la realtà colpisce duramente gli *Zugänge* quando capiscono il triste destino di donne, bambini e anziani da cui erano stati separati all'arrivo è terribile. Secondo lo storico Michael Pollak, l'annuncio della verità è «non solo tollerato dalle SS presenti, ma anche considerato parte del rito di passaggio che mira

[125] Serge Golse, «L'hôpital», in *Témoignages sur Auschwitz, cit.*

[126] Nicolas Roth, *Avoir 16 ans à Auschwitz. Mémoire d'un Juif hongrois*, Éditions Le Manuscrit, Paris 2011.

[127] Olga Lengyel, *op. cit.*

alla spersonalizzazione e distruzione di ogni speranza».[128] Sigismond Hirsch apprende in maniera brutale dai deportati che lo accolgono all'arrivo la sorte di chi è stato indirizzato verso la fila di sinistra, tra cui la moglie: «Rispondevano: "Sono già liberi; sono già tranquilli; stanno bruciando". Non ci volevamo credere, pensavamo che ce lo dicessero per abbrutirci, ma a poco a poco si è insinuato il dubbio e ci ha ridotto in uno stato di trance».[129]

Nonostante tutto, di fronte all'inimmaginabile, in molti sono convinti che le storie raccontate dai *Kapos* o dai deportati del campo principale su camere a gas e crematori non siano altro che bugie per spaventarli: «In che modo? Gli uomini non capiscono, non vogliono capire. Il nostro intero essere si rivolta contro questo massacro di massa, si rifiuta di credere alla realtà delle immagini che vediamo e soprattutto che la morte qui sia una legge. In tutte le lingue, in tutte le bocche, torna la stessa domanda:com'è possibile?».[130]

Serge Golse descrive molto bene le reazioni di chi viene a sapere dello sterminio dei propri cari: «Immaginate la situazione di chi ha appena saputo della morte di moglie, figli o genitori. I volti si allungano, i nasi si stringono, la morte si disegna su quelle facce livide. È un cataclisma che supera la nostra comprensione; la nostra capacità di soffrire va in frantumi. Si può piangere la morte di una persona cara, si può essere afflitti da due disgrazie simultanee, ma una catastrofe di tale portata va al di là dei limiti delle nostre percezioni. Che cosa importa delle mie sofferenze passate? Che cosa importa delle mie sofferenze future? E penso al vecchio detto: "Mio Dio, non dare all'uomo tutti i mali che può sopportare"».[131]

Da parte sua un medico olandese deportato nel settembre 1943 racconta di come abbia appreso un'ora dopo la separazione dalla famiglia che erano stati tutti gasati: «È stato uno shock. Che cosa è normale? Se ricevete, *Gott behüte* ["Dio mi perdoni"], una telefonata

[128] Michael Pollak, *op. cit.*
[129] Jean-Raphaël Hirsch, *op. cit.*
[130] Joseph-Désiré Hafner, *op. cit.*
[131] Serge Golse, «Birkenau en 1943», in *Témoignages sur Auschwitz, cit.*

che vi annuncia la scomparsa di vostra moglie e vostro figlio, qual è la reazione normale? [...] E mi hanno detto che mia moglie, mia figlia, i miei genitori, i miei suoceri, mia sorella, erano stati tutti uccisi. Eppure io voglio vivere. E voi potete dire che è lo *Selbsterhaltungstrieb* o il *Lebenstrieb* di Freud ["istinto di conservazione" o "pulsione di vita"], chiamatelo come volete, ma è impossibile da capire».[132]

Tra lavori abbrutenti e appelli prolungati

Durante la quarantena, i nuovi arrivati scoprono anche le sofferenze dovute alla fame, che contribuiscono ad accelerare il loro deterioramento fisico e psicologico. Le razioni alimentari sono limitate al minimo indispensabile e sono meno sostanziose che per gli altri deportati con il pretesto del loro essere improduttivi. Tuttavia sono sottoposti a lavori particolarmente svilenti, come spiegato da Hermann Langbein: «Una legge non scritta prescriveva in qualunque *Lager* che i lavori fisicamente più pesanti venissero assegnati ai nuovi arrivati».[133]

I *Kapos* si divertono a imporre compiti abietti come svuotare le latrine. Viktor Frankl lo conferma: «Ai nuovi arrivati capita abbastanza spesso di finire nelle colonne di lavoro che devono pulire le latrine, sgomberare gli escrementi ecc. Se gli escrementi ci sporcavano il volto mentre, come accadeva di frequente, li trasportavamo su un terreno accidentato, i *Kapos*, indignati per la "leziosaggine" dei loro uomini, li accusavano di aver sobbalzato o del tentativo di asciugarsi con un colpo di bastone».[134] I *Kapos* traggono un piacere maligno dal fare realizzare questo tipo di lavoro agli intellettuali, medici compresi. Viktor Frankl si attira questo commento da parte di un sorvegliante del cantiere che ha appena saputo che è un medico: «Hai dato fondo al denaro della gente, ne sono certo!».[135] A Robert Bloch è assegnato «come lavoro medico svuotare i gabinetti con

[132] Robert Jay Lifton, *op. cit.*
[133] Hermann Langbein, *op. cit.*
[134] Viktor Frankl, *op. cit.*
[135] Ivi.

un'asta e un secchio». Un altro medico, con una dozzina di colleghi, deve svuotare un'enorme fossa riempita di feci «alla maniera del campo, sarebbe a dire senza strumenti di pompaggio, con le mani».[136]

I *Kapos* e i capisquadra (*Vorarbeiter*) non concedono loro nessuna tregua sul posto di lavoro. Un medico deportato racconta di avere passato due mesi a trasportare detriti nella giacca «sempre correndo, mentre i *Kapos* ci picchiavano tutto il tempo».[137] Il dottor Lazar Moscovici è stato obbligato per diversi giorni a trasportare terra, sabbia o pietre in casse di legno da un posto all'altro, molto spesso correndo per non essere colpito dai *Kapos*. Inoltre le SS «venivano sempre a controllare il nostro lavoro e allora bisognava andare ancora più veloci per non ricevere venticinque o cinquanta colpi. Le SS che ci accompagnavano avevano dei cani appositamente addestrati che di tanto in tanto scagliavano contro di noi».[138] Il dottor Léon Greif invece è stato assegnato a una squadra incaricata del carico e scarico di sacchi da 75 chili.[139]

Nel corso della quarantena i deportati scoprono anche l'importanza degli appelli quotidiani che scandiscono la vita nel campo. Si ripetono due volte al giorno nel silenzio totale e durano per ore, durante le quali i detenuti devono rimanere in piedi, immobili come statue qualunque sia il tempo (canicola, pioggia o neve). Ciò genera a poco a poco la «paralisi di ogni facoltà di pensiero» e la «scomparsa di qualunque desiderio o volontà di combattere».[140] Gli appelli sono ulteriormente prolungati in caso di evasione, perché questo obbliga le autorità del campo a contare e ricontare gli effettivi. In seguito a un'evasione avvenuta nel novembre 1940, i deportati subiscono un appello a piedi nudi, senza cappello né cappotto, per tutto il pomeriggio fino al calare della notte. Alla fine, quasi 120 uomini devono essere portati via morti o svenuti.[141]

[136] Robert Jay Lifton, *op. cit.*
[137] Ivi.
[138] Lazar Moscovici, *op. cit.*
[139] Verbale dell'udienza di Léon Greif, *doc. cit.*
[140] Marc Dvorjetski, *art. cit.*
[141] Frediano Sessi, *op. cit.*

I disadattati

La quarantena è quindi un periodo cruciale, come sottolineato dal deportato politico polacco Wojciech Barcz, perché «l'effetto demoralizzante del sistema si abbatteva con una violenza inaudita su persone inesperte e le schiacciava psicologicamente al punto di prepararle a una morte imminente».[142]

Il medico deportato Marc Dvorjetski stabilisce così che, al termine dei primi giorni di prigionia, tra i deportati emergono due tipi di personalità: quelli che decidono di lottare e quelli che sprofondano nella disperazione, morendo in tempi più o meno brevi.[143] Robert Waitz ritiene che astrarsi dalla propria esistenza precedente, cosa che richiede una rapida capacità di adattamento alle modalità di vita del campo di concentramento, con giornate lavorative massacranti tra le sedici e le diciotto ore mentre le notti non superano le cinque-sei ore di sonno, sia la condizione necessaria per sopravvivere nel campo.[144] Riuscirci è la condizione *sine qua non* della sopravvivenza. Ciò spiega in larga parte la mortalità molto elevata nel corso della quarantena tra i deportati incapaci di sopportare le condizioni di vita e di igiene, molto spesso vittime di depressione di fronte all'inferno nel quale si trovano e alla perdita dei propri cari.

Come resistere?

La vita quotidiana è incentrata su di un solo obiettivo: la sopravvivenza. È la legge dell'«ognuno per sé». I deportati si dedicano a una vera e propria battaglia per la sopravvivenza. La patina di civilizzazione si sgretola rapidamente. Questo cambiamento può manifestarsi con l'adozione di un comportamento immorale focalizzato unicamente sulla sopravvivenza, in cui non c'è spazio per gli scrupoli.

Ella Lingens riporta la lezione di filosofia di vita datale dalla dottoressa deportata ebrea austriaca Ena Weiss: «Come resto viva ad

[142] Ivi.
[143] Marc Dvorjetski, *art. cit.*
[144] Robert Waitz, «Auschwitz III: Monowitz», in *De l'université aux camps de concentration…, cit.*

Auschwitz? Il mio principio è che io vengo per prima, seconda e terza. Poi nulla. E dopo ancora io, e poi tutti gli altri».[145] E Olga Lengyel, invece, assiste con tristezza al cambiamento nel comportamento di donne che conosceva bene prima dell'arrivo al campo: «Forse il più grande delitto commesso dalle SS contro i prigionieri non fu quello di mandarli alle camere a gas per annientarli, quanto piuttosto il tentativo, spesso riuscito, di formali secondo la propria immagine».[146]

Ciononostante il medico deportato ebreo ceco Rudolf Vitek nota nei deportati due tipi di atteggiamento: «Ho visto detenuti che superavano qualunque SS nella crudeltà e nelle pulsioni sadiche. Ho visto compagni molto colti che di fronte alla morte di massa avevano rifiutato ogni forma di cultura, educazione, carattere e autocontrollo che gli erano stati dati dalla società umana per la vita, che avevano conservato solo l'elemento puramente animale, bestiale, l'istinto di conservazione più primitivo e che, come iene, se la prendevano persino con il compagno di detenzione più debole e disgraziato per togliergli di bocca l'ultimo minuscolo morso di pane [...] ma ho visto anche, e li ho ammirati, altri compagni di prigionia che, malgrado le sofferenze e i tormenti, nonostante la fame onnipresente, rimanevano fermi, retti e forti, che malgrado la propria sofferenza, malgrado il proprio dolore, potevano ancora aiutare gli altri e li aiutavano perché erano rimasti umani».[147]

L'assistenza reciproca è il primo baluardo contro la spersonalizzazione imperante ovunque ad Auschwitz. Ogni tentativo di solidarietà è però severamente punito poiché le autorità del campo vogliono rendere lo *Zugäng* consapevole di essere solo, impotente e senza difese in quell'universo da incubo. Ma come si può conservare la speranza in una situazione simile, tanto più che non c'è nessun segno che indichi una possibile liberazione?

[145] Norman Geras, *The Contract of Mutual Indifference: Political Philosophy after the Holocaust*, Verso, New York 1999.

[146] Hermann Langbein, *op. cit.*

[147] Dottor Rudolf Vitek, il 10 luglio 1964, in una lettera al procuratore generale Fritz Bauer; citato in Ernst Klee, *Auschwitz, die NS-Medizin und ihre Opfer*, *cit.*

Secondo il professor Robert Waitz, la sopravvivenza dipende in effetti più dal morale e dalla volontà del deportato che dal suo fisico. Con altri medici suoi colleghi Waitz è in grado di valutare, dopo otto-dieci giorni di internamento, se uno *Zugäng* ha le capacità che gli consentiranno di sopravvivere: «L'aspetto generale del detenuto, il timbro della voce, il modo di parlare, di comportarsi ecc., sono sufficienti per questa valutazione».[148] Ai suoi occhi, quelli in grado di adattarsi sono innanzitutto coloro che hanno un ideale, che sono abituati a combattere, sono capaci di adottare una rigida disciplina e accettano di vivere in gruppo. Ne distingue cinque tipi: «Primo: i veri resistenti (detenuti che hanno effettivamente fatto parte della resistenza in Francia); secondo: i comunisti; terzo: alcuni giovani che hanno fatto molto scoutismo; quarto: alcuni intellettuali di grande forza morale; quinto: alcuni lavoratori manuali».[149] Dal canto suo, Marc Dvorjetski identifica alcuni valori che contribuiscono ad aiutare i deportati a sopravvivere, come l'assistenza, i consigli amichevoli, la conversazione, le parole gentili e incoraggianti, discutere di un futuro migliore, il valore dell'idea di salvezza religiosa, nazionale e sociale.[150]

Viktor Frankl paragona i deportati alle pecore di un gregge che cercano di proteggersi dagli attacchi dei cani,[151] cosa che lo porta a pensare che le condizioni per sopravvivere siano non solo di «immergersi nella massa» ma anche di «essere assorbito dalla massa». Secondo Fred Sedel, il miglior modo di evitare i fastidi e la morte è di non farsi distinguere per il proprio comportamento (ossia mostrando troppo o troppo poco zelo).[152] Ciò detto, anche rispettando queste regole, in ultima istanza solo il caso e la fortuna sono responsabili della sopravvivenza. Il dottor Marc Dvorjetski parla di «fortuna cieca» che può portare alla morte o alla vita: «Il prigioniero avrebbe ricevuto dei colpi mortali che ne avrebbero spezzato il corpo [...]

148 Robert Waitz, «Auschwitz III: Monowitz», in *De l'université aux camps de concentration...*, *cit.*

149 Ivi.

150 Marc Dvorjetski, *art. cit.*

151 Viktor Frankl, *op. cit.*

152 Fred Sedel, *op. cit.*

o sarebbe scampato a tale sorte? Avrebbe ricevuto una porzione abbondante di zuppa o, al contrario, una misera? Avrebbe avuto una quota di lavoro più duro o se la sarebbe cavata con mansioni più leggere? Sfuggirà alle selezioni o ne sarà vittima?».[153]

La necessità di «organizzarsi»

Dopo diverse settimane, la maggioranza dei deportati manifesta uno stato di malnutrizione, in linea con uno stratagemma sapientemente «calcolato e voluto» dalle autorità del campo. Per Robert Lévy, «non si trattava di cattiva organizzazione, negligenza, no, tutto il sistema che cercavamo di capire consisteva nell'uccidere lentamente coloro che non erano stati sterminati subito all'arrivo».[154]

La razione alimentare quotidiana, stimata tra le 900 e le 1000 calorie da Robert Lévy,[155] è totalmente insufficiente tenuto conto del «gravoso lavoro fisico e al gelo (che per di più dovevamo affrontare con un abbigliamento piuttosto sommario)».[156] La dieta è basata sulla distribuzione di tre pasti al giorno: mattina, mezzogiorno e sera. Al mattino i prigionieri ricevono un infuso chiamato «caffè». A mezzogiorno, al lavoro, ogni deportato riceve circa 0,75 litri di zuppa, un liquido poco appetitoso e diluito. La sera vengono distribuiti 300 grammi di pane e 25 grammi di salsiccia o di margarina, con a volte un cucchiaio di confettura o un pezzo di formaggio. Inoltre, gran parte degli alimenti destinati ai deportati viene sottratta dai *Prominenten*, che scelgono le parti migliori e più nutrienti nei calderoni delle cucine. Secondo Georges Wellers e Marc Klein, con la razione alimentare che ricevono e il tipo di attività fisica a cui sono sottoposti, i deportati più robusti possono sopravvivere solo sei mesi. Wellers ritiene che affamare i deportati sia parte di un «sistema ingegnoso», nel senso che permette a un piccolo numero

153 Marc Dvorjetski, *art. cit.*

154 Robert Lévy, «Auschwitz II: Birkenau», in *De l'université aux camps de concentration*, *cit.*

155 Ivi.

156 Viktor Frankl, *op. cit.*

di SS di mantenere una disciplina di ferro su diverse decine di migliaia di prigionieri.[157]

Di conseguenza, molto rapidamente il bisogno di soddisfare la fame diventa la sola e unica preoccupazione degli *Zugänge*. Per Elie Wiesel: «Il pane, la zuppa, erano tutta la mia vita. Ero un corpo. Forse ancora meno: uno stomaco affamato. Solo lo stomaco sentiva il passare del tempo».[158] Lucie Adelsberger, pediatra berlinese, ricorda in maniera laconica: «La fame rende malvagi e rovina il carattere».[159] Viktor Frankl rievoca una vera e propria regressione dell'attività psichica responsabile di un «istinto della nutrizione», i cui corollari sono un'ossessione per il cibo e discussioni infinite sui piatti preferiti e i dolciumi.[160] «Il momentaneo sollievo psichico deriva da illusioni le cui conseguenze dannose si ripercuoteranno sulla vita fisiologica.» Secondo Aron Bejlin, il fatto di «parlare senza sosta di cibo» e in particolare dei «pasti che faceva a casa» costituisce il primo stadio del processo di decadimento fisico e psichico dei deportati.[161]

Solo quelli che riescono a «organizzarsi» con pazienza e astuzia hanno una possibilità di sopravvivere, come spiega Primo Levi: «Chi non sa diventare un *Organisator*, *Kombinator*, *Prominent* (truce eloquenza dei termini!) finisce in breve musulmano.[162] Una terza via esiste nella vita, dove è anzi la norma; non esiste in campo di concentramento».[163] Per il dottor David Benbassat, organizzarsi è un atto fondamentale nel *Lager*: «"Organizzarsi" è la parola sacra del *Lager*. Quel termine racchiude tutto. "Organizzarsi" è a seconda dei casi ricevere in regalo, scambiare con dei viveri, prendere in prestito da un compagno, rubare a un altro; in pratica "organizzarsi" è

[157] Georges Wellers, *op. cit.*
[158] Elie Wiesel, *La notte*, Giuntina, Firenze 2004.
[159] Hermann Langbein, *op. cit.*
[160] Viktor Frankl, *op. cit.*
[161] Hermann Langbein, *op. cit.*
[162] Si tratta di un deportato che soffre di malnutrizione. La denominazione di «musulmano» (*Muselmann*), nel linguaggio del *Lager*, si riferisce alla rassegnazione e al fatalismo presunti dei musulmani, o al loro atteggiamento quasi apatico durante la preghiera.
[163] Primo Levi, *Se questo è un uomo*, *cit.*

sinonimo di avere, poco importa come».[164] Nella sua testimonianza, Olga Lengyel ha insistito molto sulla sottile differenza che esiste tra rubare e organizzarsi: «Nel termine "organizzarsi" c'era una sfumatura che ho afferrato solo in seguito. Non si trattava solo di rubare, ma soprattutto di rubare a spese dei tedeschi. Inteso in questo modo, il furto diventava un'azione buona di per sé e molto spesso una benedizione per gli internati».[165] In pratica, «organizzarsi» costituisce una necessità per i deportati che vogliono sopravvivere e permette anche ad alcune SS di arricchirsi.[166]

Il sistema, basato sul baratto con il surplus di cibo ottenuto dai *Prominenten* o con beni sottratti nell'ambito del lavoro in un *Kommando*, cosa che costituisce un'infrazione alle regole, permette di ottenere vantaggi o privilegi e di migliorare la propria situazione. Per esempio, i lavoratori del *Kommando Kanada*[167] (incaricati dello smistamento dei beni) scambiano i vestiti che hanno sottratto con una razione supplementare di cibo. Nella sua testimonianza raccolta nel 1947 (mentre è internato in una prigione polacca), Hans Münch, medico delle SS ad Auschwitz, insiste sullo squilibrio tra la scarsa razione di cibo e il peso del lavoro richiesto dalle autorità. Spiega che la malnutrizione sistematica è parte di una logica infernale che vuole che la sopravvivenza di un deportato ad Auschwitz avvenga a discapito di qualcun altro: «Sopravvivere significava contribuire, in modo più o meno consapevole, alla fine di qualcuno».[168] Marc Klein ricorda peraltro a tal proposito: «Non c'è niente di più vero che questa frase di un ufficiale delle SS: "Ogni detenuto che sopravvive più di sei mesi è un truffatore, perché vive a spese dei suoi compagni"». Gli altri detenuti diventano «musulmani» e finiscono per essere vittime delle selezioni.[169]

164 David Benbassat, *op. cit.*
165 Olga Lengyel, *op. cit.*
166 Hermann Langbein, *op. cit.*
167 Deposito dei beni sottratti alle vittime, chiamato ufficialmente *Effektenlager* e ribattezzato così dai deportati per cui il Canada è un simbolo di ricchezza.
168 Frediano Sessi, *op. cit.*
169 Marc Klein, «Auschwitz I Stammlager», in *De l'université aux camps de concentration…*, *cit.*

7 · IL PERSONALE MEDICO NEI REVIERE

«Non si doveva andare all'infermeria, si doveva continuare a lavorare malati fino all'ultimo minuto; perché si vociferava che i malati fossero uccisi in misteriose camere a gas. Ma chi poteva credere a cose simili? Massacrare così degli uomini malati, oggi, nel XX secolo? Eppure, quando non se ne poteva più, bisognava andare in infermeria.»

Joseph-Désiré Hafner[1]

Gli *Zugänge* («i nuovi arrivati») capiscono molto rapidamente che, per poter sopravvivere, bisogna ottenere un lavoro poco stancante, in un luogo protetto, al riparo dalla canicola in estate e dal freddo gelido in inverno, che offra inoltre la possibilità di ottenere delle razioni supplementari. Naturalmente, tutti i medici deportati che arrivano al campo si augurano di essere integrati nel *Revier*, che presenta questo tipo di vantaggi.

LA VITA NEL SETTORE DEI MALATI

Il medico ebreo francese Émile Igner,[2] assegnato al campo di Gleiwitz dall'11 aprile 1944 fino all'evacuazione il 19 gennaio 1945, afferma a ragione che l'ospedale è considerato come uno

1 Joseph-Désiré Hafner, *op. cit.*

2 Nato il 18 maggio 1910 a Tecuci, è deportato con il convoglio n. 55 partito da Drancy il 23 giugno 1943.

dei migliori «nascondigli» («*das best Kommando ist trotzdem das K.B.*», «il miglior *Kommando* è, nonostante tutto, l'ospedale»).[3] Ma il numero di posti è limitato e ciò implica una grande concorrenza.

Inserirsi al *Revier*

Affinché un medico deportato possa lavorare al *Revier*, è indispensabile che parli e scriva correttamente il tedesco, che è la condizione *sine qua non*. Il dottor Leonardo De Benedetti, arrivato con lo stesso convoglio di Primo Levi, non parla tedesco e non potrà quindi mai esercitare come medico, essendo obbligato a lavorare in un *Kommando* incaricato di spingere vagoni, di trasbordare carbone o terra in tutte le condizioni atmosferiche.[4] Questa conoscenza è un requisito necessario dal momento che i medici delle SS prestano la massima attenzione alla scrittura delle cartelle mediche, che devono essere il più complete possibile. Inoltre alcuni di loro dispongono anche di una specifica competenza ricercata in un dato momento. È il caso del dottor Sigismond Hirsch, estratto *in extremis* dal camion che lo porta alla camera a gas da Mengele, che cerca un radiologo che parli tedesco per i suoi esperimenti medici.[5] La dottoressa Sima Vaisman invece ottiene un posto per la grave carenza di medici dovuta a una devastante epidemia di tifo.[6]

Un altro modo per inserirsi in infermeria è quello di usare le proprie relazioni. Il chimico Georges Wellers ha la «fortuna provvidenziale» di essere promosso *Pfleger* («infermiere») dopo una «brillante carriera da manovale» grazie a un amico medico responsabile di una baracca all'HKB.[7] Zina Morhange è nominata medico al *Revier* grazie a quello che descrive come un «colpaccio», o in altre parole l'incontro con una «vecchia compagna di studi».[8] Il caso di Léon Greif,

[3] Émile Igner, «Un hôpital et le rôle du médecin dans le camp de concentration», tesi di laurea in Medicina, Paris 1945.

[4] Myriam Anissimov, *op. cit.*

[5] Jean-Raphaël Hirsch, *op. cit.*

[6] Sima Vaisman, *op. cit.*

[7] Georges Wellers, *L'Étoile jaune à l'heure de Vichy*, Fayard, Paris 1973.

[8] Michael Pollak, *op. cit.*

che abbiamo già introdotto, è particolarmente interessante perché integra il *Revier* in occasione del suo ricovero grazie all'appoggio dell'«Organizzazione», la rete di resistenza comunista di Auschwitz.[9] Infine, il dottor Iancu Vexler entra in servizio al *Revier* grazie al dottor Bendel in occasione di un ricovero mentre è affetto da tifo.

Uno scenario diverso: alcuni medici ottengono il posto dopo averne fatto domanda diretta a una SS, con tutti i rischi che ciò implica. Così il dottor Fred Sedel è nominato medico del *Kommando* dopo aver avuto l'audacia di chiedere a un sottufficiale delle SS che gli sia assegnato un lavoro in linea con le sue competenze.[10] La studentessa di medicina ebrea francese Eva Tichauer e altre deportate francesi con competenze mediche (ostetriche, infermiere ecc.) ottengono dei risultati dopo aver proposto i propri servigi all'ufficiale delle SS di servizio all'uscita dei *Kommandos* poco dopo il loro arrivo.[11]

Ma l'alto numero di approfittatori che si spacciano per medici porta i responsabili dei *Reviere* a far sostenere un esame prima di accettare qualcuno. Robert Lévy, per esempio, viene interrogato dal medico capo del campo e dal *Lagerarzt SS* («medico del campo»).[12] Fred Sedel subisce un esame «la cui posta in gioco era la sopravvivenza», durante cui Roman Zenkteller gli chiede di esporre le diverse forme di malaria e il loro trattamento. «È così che ho passato l'esame più importante della mia vita!»[13] Citiamo anche Mengele che domanda a Sigismond Hirsch il nome del bacillo responsabile della dissenteria.[14] Odette Abadi invece è ammessa dopo aver sostenuto un esame orale con Ena Weiss, la dottoressa ebrea slovacca che ricopre il ruolo di medico capo del campo.[15] Anche Eva Tichauer sostiene un colloquio con una SS per avere un posto da biologa per

[9] Verbale dell'udienza di Léon Greif, *doc. cit.*

[10] Fred Sedel, *op. cit.*

[11] Eva Tichauer, *op. cit.*

[12] Robert Lévy, «Auschwitz II: Birkenau», in *De l'université aux camps de concentration*, *cit.*

[13] Fred Sedel, *op. cit.*

[14] Jean-Raphaël Hirsch, *op. cit.*

[15] Odette Abadi, *op. cit.*

Rajsko. Lo ottiene grazie alla conoscenza delle tecniche di laboratorio di anatomia patologica.[16]

I primi medici ebrei entrano al *Revier* nell'estate del 1942 in qualità di *Pfleger*. Il loro ruolo consiste essenzialmente nello svolgere lavori di manutenzione, tra cui il trasporto all'obitorio dei cadaveri, come riportato da Joseph-Désiré Hafner: «Davanti a ogni baracca ce ne erano dieci, venti, trenta ogni mattina».[17] All'inizio dell'inserimento nel *Revier*, in genere vengono affidati dei lavori non correlati alle qualifiche dei deportati. Così il dottor Michel Schekter comincia lavando la biancheria dei cadaveri.[18] Il dottor Samuel Steinberg è incaricato di trasportare corpi, svuotare secchi di feci e lavare pavimenti. Solo in un secondo tempo è autorizzato a eseguire delle medicazioni.[19] Il dottor Robert Lévy deve effettuare lavori di pulizia, occuparsi del trasporto del cibo dalla cucina centrale e soprattutto parteciparc al dcpistaggio dci dcportati affetti da pidocchi e scabbia.[20] Tutti loro svolgono i propri compiti con ancorancora più dedizione dal momento che sono consapevoli di come il lavoro al *Revier* sia particolarmente ambito e non sia possibile farvi accedere tutti i medici deportati del campo.

I vantaggi dei medici

Dispensati dall'appello generale, i medici sono oggetto di un conteggio che dura al massimo due o tre minuti[21] e resta «molto informale».[22] Le loro condizioni di lavoro e di alloggio non hanno paragoni con quelle dei loro compagni, perché essi hanno la possibilità di lavorare in locali chiusi e riscaldati in inverno.[23] Dopo

16 Eva Tichauer, *op. cit.*

17 Robert Jay Lifton, *op. cit.*

18 Verbale dell'udienza di Michel Sheckter, *doc. cit.*

19 Verbale dell'udienza di Samuel Steinberg, *doc. cit.*

20 Robert Lévy, «Auschwitz II: Birkenau», in *De l'université aux camps de concentration*, *cit.*

21 Miklós Nyiszli, *op. cit.*

22 Louis J. Micheels, *op. cit.*

23 Georges Wellers, *L'Étoile jaune à l'heure de Vichy*, *cit.*

aver condiviso la sorte degli altri deportati, Olga Lengyel descrive le nuove condizioni di alloggio come «un paradiso», perché non è più obbligata a vivere «nell'indescrivibile promiscuità della *koya* («letto a castello»), in mezzo alla sporcizia, ai pidocchi, alla puzza». Aggiunge: «Eravamo liberi di parlare tra di noi e andare in bagno quando ne avevamo bisogno. Chi non è mai stato privato di tale libertà non immagina quanto possa essere preziosa».[24]

I medici godono anche di una razione alimentare molto più cospicua degli altri deportati. Alcuni di loro hanno diritto a un supplemento di cibo, come André Lettich, assegnato come batteriologo all'Istituto di igiene di Auschwitz, che fa cuocere i cadaveri degli animali di cui è incaricato di eseguire l'autopsia per stabilirne le cause della morte.[25] Louis Micheels spiega che i medici deportati dall'aria ben nutrita godono anche di maggiore autorità all'interno del *Lager*.[26] Ricevono anche delle sigarette e del cibo aggiuntivo come onorario da parte dei loro «clienti ricchi riconoscenti, come i capi di blocco, i *Kapos*, i cuochi, i pelapatate».[27] Avendo a disposizione più pane, «moneta di base, simbolo del potere e di status»,[28] della media, possono ricorrere al baratto e sono quindi generalmente ben vestiti. Louis Micheels ottiene la giacca di un prigioniero politico che esercita la professione di macellaio in cambio di una dose di eroina. Come bene spiega Georges Wellers, l'aspetto dell'abbigliamento è molto importante nel *Lager*: «Di certo non esiste nessun'altra società umana in cui l'aspetto esteriore dell'individuo ha un'importanza così decisiva come in questo campo di afflizione».[29] Un bel vestito comporta il rispetto da parte delle SS e dei *Prominenten*[30] perché, come riassunto dal dottor Fred Sedel: «Più che in qualunque altro luogo, l'abito fa il monaco e avere dei vestiti decenti costituisce già

[24] Olga Lengyel, *Souvenirs de l'au-delà*, *op. cit.*
[25] André Lettich, *op. cit.*
[26] Louis J. Micheels, *op. cit.*
[27] Georges Wellers, *L'Étoile jaune à l'heure de Vichy*, *cit.*
[28] Louis J. Micheels, *op. cit.*
[29] Georges Wellers, *L'Étoile jaune à l'heure de Vichy*, *cit.*
[30] Hermann Langbein, *op. cit.*

una sorta di promozione sociale».[31] Olga Lengyel scambia una razione di otto giorni di pane per un taglio di tessuto che le permette di confezionare un camice da infermiera. «Vestirsi o nutrirsi, quello era l'eterno dilemma che si poneva agli internati»,[32] conclude.

Anche l'igiene, ben migliore di quella che regna nel resto del campo, è molto apprezzata nel *Revier*. A titolo esemplificativo, il personale medico di Monowitz[33] dispone di lavandini adeguati, di docce calde e di un rubinetto di acqua fredda per 50-60 persone.[34] Olga Lengyel ricorda la soddisfazione provata il primo giorno all'infermeria quando ha la possibilità di concedersi il «lusso di lavarsi» utilizzando una ciotola rudimentale con «della vera acqua, lusso supremo, e addirittura un sapone».[35] Secondo Georges Wellers, i medici hanno la possibilità di radersi ogni due giorni con dei rasoi riservati al personale, contrariamente agli altri deportati rasati una volta a settimana con uno strumento di pessima qualità.[36] Di fatto, secondo Marc Klein, essere ben rasati costituisce «una condizione assoluta di sopravvivenza ad Auschwitz», perché bisogna dare l'impressione, nonostante tutto, di essere in salute: «Una faccia non rasata attirava schiaffi e ad Auschwitz uno schiaffo poteva portare prima o poi alla morte! Un volto rasato con cura dimostrava agli occhi dei nostri "superiori gerarchici" la ferma volontà di difenderci malgrado tutte le avversità».[37]

Infine, altro vantaggio non trascurabile: i *Prominenten* adottano un comportamento diverso con i deportati che hanno legami con i

31 Fred Sedel, *op. cit.*

32 Olga Lengyel, *op. cit.*

33 Robert Waitz, medico ad Auschwitz III-Monowitz dal 10 ottobre 1943 al 18 gennaio 1945, è incaricato del dispensario allo *Häftlingskrankenbau* (HKB). Rende una testimonianza dettagliata della sua attività medica. Ci sono altri medici con lui: alla fine del 1943, Simon Lubicz, Leo Cuenca (laringoiatra), Alabar Sternberg (oculista), Moritz Lengyel (chirurgo), Hugo Ohrenstein (chirurgo), Bronisław Rutkowski (chirurgo), Zenon Drohocki (neurologo).

34 Georges Wellers, *L'Étoile jaune à l'heure de Vichy*, *cit.*

35 Olga Lengyel, *op. cit.*

36 Georges Wellers, *L'Étoile jaune à l'heure de Vichy*, *cit.*

37 Marc Klein, «Auschwitz I Stammlager», in *De l'université aux camps de concentration...*, *cit.*

medici. La situazione di Fred Sedel cambia completamente il giorno in cui un collega, Jacques Pach, medico capo del *Sonderkommando*, gli fa visita. Ciò gli permette di essere ammesso «nella cerchia di chi conta» con il pretesto che è «amico di qualcuno molto potente».

L'antisemitismo dei medici polacchi

L'arrivo dei medici ebrei nei *Reviere* è difficile, peraltro, perché devono affrontare il violento antisemitismo di diversi medici polacchi. In linea con lo stato d'animo incoraggiato dalle autorità del campo, i deportati con una situazione privilegiata preferiscono aiutare chi è della stessa origine o chi è stato internato per gli stessi motivi. Così, il deportato slovacco Igor Bistric ha molte difficoltà nel farsi accettare in un *Revier* perché i deportati polacchi che occupano posti di responsabilità si oppongono.[38] L'ascesa di ebrei a posti da *Prominenten* suscita la gelosia malsana e l'odio di un certo numero di dottori polacchi. Il medico deportato polacco Roman Zenkteller nutre dell'animosità nei confronti del medico ebreo ungherese Miklós Nyiszli a causa dei rapporti privilegiati che quest'ultimo intrattiene con Mengele.[39] Il medico deportato Otto Wolken invece è mandato via da un blocco occupato da deportati polacchi da un collega che gli dice: «Questo è un blocco ariano. Fuori!».[40]

Tre medici polacchi si distinguono particolarmente per il proprio antisemitismo: Władysław Dering, Roman Zenkteller e Stefan Budziaszek.[41] Il dottor Roman Zenkteller dà prova di brutalità nei confronti di tutti i deportati ebrei. Il suo carattere ignobile è per Joseph-Désiré Hafner «una delle delusioni per noi più dolorose».[42] Secondo Adolf Weiss, punteggia instancabilmente ogni frase con

38 Hermann Langbein, *op. cit.*

39 Miklós Nyiszli, *op. cit.*

40 Otto Wolken, «Die Befreiung von Auschwitz-Birkenau», in Hamburger Institut für Sozialforschung (a cura di), *Die Auschwitz-Hefte*, vol. 2, Weinheim et Bâle, Beltz 1987; Ernst Klee, *Auschwitz, die NS-Medizin und ihre Opfer*, *cit.*

41 Stefan Budziaszek, medico assistente all'Università di Cracovia, arriva ad Auschwitz il 10 febbraio 1942, poi a Monowitz il 20 giugno 1943.

42 Joseph-Désiré Hafner, *op. cit.*

«porco ebreo».[43] André Lettich esprime del rancore nei suoi confronti per le vessazioni a cui li sottopone e perché ha mandato alcuni colleghi alla camera a gas: «Accettavamo di essere maltrattati da fabbri, parrucchieri, condannati per crimini comuni ecc., ma che un medico cinquantenne colpisse dei colleghi giovani in modo assolutamente brutale e che li spedisse alla camera a gas ci sembrava un'enormità, un'anomalia mostruosa e, in una parola, un crimine particolarmente odioso».[44] Dopo essere stato bastonato da una SS, Otto Wolken consulta Zenkteller, che gli risponde: «Sparisci, altrimenti ti spacco altre due costole!».[45] Anche Henri Goldstein è testimone dei suoi maltrattamenti: «I malati che non stavano dritti davanti a lui o che non calavano abbastanza in fretta i pantaloni ricevevano dei pugni nello stomaco».[46] David Benbassat l'ha descritto come il «terribile polacco Zenkteller», temuto dai deportati ebrei perché «ha preso l'abitudine di picchiare i malati e i medici; ha il pugno svelto ed è sempre pronto ad affondare nella bocca dello stomaco; appena si avvicina siamo assaliti dal terrore, respiriamo solo quando se ne va».[47]

Secondo Igor Bistric, nonostante questo diversi polacchi si comportano «sempre in modo amichevole», in particolare i dottori Adam Zacharski, Tadeusz Paczula e Jurek Czubak.[48] E il medico deportato Władysław Fejkiel, *Lagerältester* dell'HKB, prova a contrastare i sentimenti antisemiti dei suoi compatrioti.[49]

AFFRONTARE LE MALATTIE

Il lavoro dei medici deportati consiste nel curare i pazienti ricoverati ma anche nell'occuparsi dei detenuti al ritorno dal lavoro. Questi ultimi sono molto spesso riportati dai loro compagni sfiniti. Il dottor Joseph-Désiré Hafner riferisce dello «spettacolo

[43] Hermann Langbein, *op. cit.*
[44] André Lettich, *op. cit.*
[45] Hermann Langbein, *op. cit.*
[46] Verbale dell'udienza di Henri Goldstein, *doc. cit.*
[47] David Benbassat, *op. cit.*
[48] Hermann Langbein, *op. cit.*
[49] Ivi.

allucinante» del ritorno dei *Kommandos*: «Chi può descrivere tutta la sofferenza causata dalla sfilata di così tanti relitti? Sfiniti da un lavoro sovrumano, picchiati, logori, assetati e affamati, migliaia di fantasmi si trascinano verso il campo. In testa ci sono gli ultimi arrivati, quelli che ancora riescono a camminare; e sempre più lentamente, la grande folla dei cadaveri di domani, la folla degli scheletri viventi di oggi. Lo spettacolo era sconvolgente. Gli anziani sfiniti erano portati dai figli disperati; i malati sostenuti da chi aveva ancora un po' di forza, uomini con le gambe gonfie ed enormi flemmoni, crani aperti da cui sgorgava sangue in abbondanza. C'erano ovunque degli spettri che di umano conservavano solo un immenso dolore, la rassegnazione. Prima d'ora non erano mai state riunite così tante sofferenze in un luogo solo. Un'ora, due ore, la sfilata della morte continuava».[50]

Dopo una giornata in un *Kommando* all'esterno, la maggior parte dei deportati torna con i piedi insanguinati a causa degli zoccoli, inadatti alla camminata e quasi sempre o troppo grandi o troppo stretti. Ogni minima ferita fatica a cicatrizzarsi per la carenza di vitamine e le superinfezioni sono quindi frequenti. Molti deportati vittime di fratture, ecchimosi e flemmoni (dovuti ai colpi e alle flagellazioni), di morsi di cani e ferite dovute al lavoro si recano al *Revier* per ricevere cure sommarie. Inoltre la fame, la promiscuità e le condizioni climatiche favoriscono la diffusione di infezioni polmonari come la tubercolosi,[51] che causa enormi danni.[52]

La diarrea dello *Zugäng*

I deportati soffrono particolarmente di diarrea, dovuta alle cattive condizioni igieniche, all'alimentazione insufficiente, all'inquinamen-

[50] Joseph-Désiré Hafner, *op. cit.*

[51] Il medico austriaco Otto Wolken, assegnato come medico al *Revier* del campo di quarantena maschile di Birkenau tra il 20 settembre 1943 e il 1° novembre 1944, riferisce che nel 63% dei casi la tubercolosi è contratta dopo l'arrivo ad Auschwitz.

[52] Frediano Sessi, *op. cit.*

to delle condutture dell'acqua,[53] alla sporcizia dei bagni e soprattutto all'assenza di misure preventive efficaci. David Benbassat riporta che praticamente tutti i nuovi arrivati, fin dal giorno successivo alla loro prima distribuzione di zuppa, soffrono di diarrea.[54] È particolarmente invalidante: Joseph-Désiré Hafner parla di un numero tra le 20 e le 50 defecazioni al giorno per i dissenterici.[55] Zina Morhange conferma la comparsa di queste diarree invalidanti fin dai primi giorni nel campo e le umiliazioni dovute alla necessità di correre alle latrine situate all'estremità opposta del campo: «Non si faceva in tempo ad andare al blocco laggiù e tornare che ricominciava!».[56] Questa malattia è particolarmente degradante, come evidenziato dalla deportata Stanisława Leszczyńska: «Gli escrementi acquosi delle malate colavano dalle brande sovrapposte addosso alle internate che stavano sotto di loro».[57] Diventa addirittura un'ossessione: «La diarrea è punitiva. Ci prende senza scampo. Per definirla, diciamo come per scherzo: *Hose runter, Hose rauf!* ("Giù i pantaloni, su i pantaloni!"). E così via, all'infinito. Non ci sono bagni e ancor meno carta igienica. Soffro ancora di quest'ossessione. Ancora oggi mi sento male all'idea della mancanza di carta».[58] Per curarla, i deportati dispongono solo di mezzi di fortuna come l'assunzione di carbone prodotto con la crosta di pane o con dei pezzetti di legno.

L'avvilimento è sfruttato dai *Kapos* per umiliare coloro che ne soffrono fortemente. David Benbassat racconta le grida selvagge e disperate del cognato picchiato nel mezzo della notte perché ha osato urinare nella camerata.[59] Nel blocco di Olga Lengyel, «gli *Stu-*

[53] Otto Wolken stila delle statistiche sulle malattie e sulle cause di mortalità nel corso di quel periodo: rileva la comparsa di dissenteria ed edemi nel 52,7% di chi muore durante la quarantena e «solamente» nel 31,7% di chi è curato al *Revier* (Hermann Langbein, *op. cit.*).

[54] David Benbassat, *op. cit.*

[55] Hermann Langbein, *op. cit.*

[56] Michael Pollak, *op. cit.*

[57] Hermann Langbein, *op. cit.*

[58] Eva Tichauer, *op. cit.*

[59] David Benbassat, *op. cit.*

bendienste [responsabili di camerata] traevano un piacere malsano dall'impedire loro di uscire la notte, costringendo alcuni di loro a sporcarsi».[60] La mancanza di igiene è, come regola generale, uno degli elementi che contribuiscono ad acuire il degrado fisico e psichico. Sima Vaisman racconta come i *Kapos* diano colpi di bastone ai nuovi che, i primi giorni, non osano sedersi «sulle assi bagnate e sporche» delle latrine.[61] Ciò porta a condizioni di vita deplorevoli nel campo femminile, come riportato da Joseph-Désiré Hafner: «Dai blocchi occupati da loro proveniva un odore più forte che nel *Lager* maschile, l'odore di migliaia di donne che da mesi non potevano lavarsi».[62]

Numerose testimonianze di medici deportati parlano di una sete «intensa e demoralizzante»[63] dovuta alla diarrea che causa, come riportato da Eva Tichauer, una grave sofferenza, peggiore della fame. «Al di là dell'orribile infuso del mattino e della zuppa acquosa della sera non c'era altro. I nostri corpi si disidratavano ineluttabilmente. In questo contesto, il problema dell'acqua potabile non si pone più per me. Succhio il ghiaccio che si forma sui tetti dei nostri *Blöcke* o altrove. Rompo il ghiaccio delle pozzanghere che troviamo per caso sul nostro cammino.»[64] Secondo Olga Lengyel: «Per tutte, acqua voleva dire: bere. La razione d'acqua era derisoria e torturate continuamente dalla sete non esitavamo a scambiare la nostra magra pietanza, pane e margarina, per un quartino d'acqua. Meglio sopportare la fame che quel fuoco che consumava le nostre viscere senza sosta. L'acqua che passava per le tubature arrugginite del *Waschraum* aveva un cattivo odore, un colore sospetto e non era potabile [...]. Ma era comunque meglio dell'acqua piovana che stagnava nei pantani e che alcuni internati lappavano come cani, col rischio di morirne».[65] Come trattamento i medici deportati somministrano del carbone o del tannino quando ne hanno a disposizione.

[60] Olga Lengyel, *op. cit.*
[61] Sima Vaisman, *op. cit.*
[62] Hermann Langbein, *op. cit.*
[63] Marc Dvorjetski, *art. cit.*
[64] Eva Tichauer, *op. cit.*
[65] Olga Lengyel, *op. cit.*

Il tifo

I medici deportati si confrontano anche con l'assistenza alle vittime di tifo esantematico. I primi casi di questa malattia che ha segnato fortemente la storia del campo di Auschwitz sono riportati nell'aprile 1941, tra i deportati provenienti dal campo di Majdanek. Poi, secondo Joseph-Désiré Hafner, nel corso del 1942 e nei primi mesi del 1943 quasi tutti i deportati del campo contraggono il tifo.[66] In seguito si assiste a nuove riprese dell'epidemia, intervallate da periodi di remissione parziale, in particolare nel corso del secondo semestre 1943.[67] La malattia tocca o l'integralità del campo (come successo nell'agosto 1942) o un settore specifico come il campo degli zingari o quello femminile. Infine Jacques Lewin[68] ritiene che solo il 5% dei deportati non abbia contratto la malattia.[69] I medici non hanno praticamente nessun farmaco per curare il tifo, quindi forniscono assistenza con i deboli mezzi di cui dispongono. Non hanno paura di contrarre anche loro il tifo occupandosi dei pazienti, come Sigismond Hirsch e Lazar Moscovici.[70] Eppure alcuni medici ne muoiono, cosa che per esempio permette a Sima Vaisman di essere integrata come medico al *Revier* tre settimane dopo il suo arrivo.[71]

Anche alcuni medici nazisti e alcune SS sono contagiati dal tifo. Per altro sono più preoccupati rendendosi conto che, paradossalmente, gli organismi ben nutriti resistono meno bene.[72] Kurt

[66] Nel luglio 1942, per esempio, muoiono 3779 detenuti, per la maggior parte di tifo, nei campi di Auschwitz I e di Birkenau.

[67] Frediano Sessi, *op. cit.*

[68] Medico ebreo francese nato il 13 febbraio 1904. Viene deportato ad Auschwitz con il convoglio n. 1 (in partenza da Compiègne o Drancy) il 27 marzo 1942.

[69] Jacques Lewin, «Le docteur Lévine de retour d'Auschwitz accuse…», Valmy, n. 40, 1945, citato da Claude Romney, «Ethical problems encountered by Auschwitz prisoner doctors», in John K. Roth e Elisabeth Maxwell (a cura di), *Remembering for the Future. The Holocaust in an Age of Genocide*, vol. 1, Palgrave, Basingstoke 2001.

[70] Lazar Moscovici, *op. cit.*

[71] Sima Vaisman, *op. cit.*

[72] Hermann Langbein, *op. cit.*

Uhlenbroock[73] contrae la malattia durante il mese di agosto 1942 e Siegfried Schwela[74] ne muore il 10 maggio 1942, come la moglie dell'SS Gerhard Palitzsch, che abita vicino al campo, nell'autunno dello stesso anno. Quest'ultima si è probabilmente contagiata attraverso dei vestiti sottratti dai bagagli dei deportati.[75] La morte di molti tedeschi nel corso della primavera e dell'estate del 1942 li porta ad adottare delle misure preventive, come la disinfezione di massa dei detenuti, dei loro abiti e dei loro paglericci per distruggere i pidocchi, vettori della malattia. E la minaccia viene presa così seriamente che il cartello «*Eine Laus dein Tod!*» («Un pidocchio e sei morto!») viene affisso ovunque nel campo.

I «musulmani»

Al di là dei malati e dei feriti, i *Reviere* sono pieni di deportati vittime di malnutrizione soprannominati i «musulmani» (*Muselmänner*). Nei deportati malnutriti, «il corpo cominciava a divorarsi: l'organismo consumava il suo proprio albume, la muscolatura scompariva pian piano. A questo punto il corpo non aveva più nessuna capacità di resistenza».[76] Dopo un certo tempo questa condizione colpisce la schiacciante maggioranza dei deportati, sottoposti a lavori massacranti, affaticati psicologicamente, denutriti e non protetti a sufficienza dal freddo. Hanno perso tra il 30% e il 35% del loro peso, come ha ben spiegato Robert Waitz: «L'individuo consuma le sue riserve di grasso, i muscoli».[77] L'unica soluzione per evitare l'accelerazione del processo di decadimento fisico è quella di limitare il ritmo di lavoro quando i sorveglianti non guardano. Fred Sedel ricorda il caso di un medico morto

[73] Medico di guarnigione *SS-Sturmbannführer* assegnato al campo di Auschwitz dal 17 agosto al 1° settembre 1942.

[74] Medico di guarnigione *SS-Hauptsturmführer* assegnato al campo di Auschwitz a partire dal 1° marzo 1942.

[75] Frediano Sessi, *op. cit.*

[76] Viktor Frankl, *op. cit.*

[77] Robert Waitz, «Auschwitz III: Monowitz», in *De l'université aux camps de concentration…, cit.*

perché si era speso nel proprio lavoro «fino al limite delle proprie possibilità».[78]

Sempre secondo Fred Sedel, il *Lager* comprende una maggioranza di «musulmani», considerati come dei «cadaveri ambulanti», e un gruppo di nuovi arrivati ancora in buona salute «che assicuravano il ricambio periodico di "materia fresca" ma che si fondevano rapidamente nella massa».[79] Per Władysław Fejkiel, il processo di trasformazione in «musulmano» si svolge in due fasi distinte. La prima si manifesta con una perdita di peso, un'atonia muscolare e una crescente diminuzione dell'energia motoria. La seconda, che inizia dopo la perdita di un terzo del peso normale, si traduce in un dimagrimento più pronunciato e in un cambiamento dell'espressione del volto: «Lo sguardo si faceva opaco e il volto assumeva un'espressione indifferente, meccanica e triste. Gli occhi erano ricoperti da un velo, le pupille profondamente incavate. La pelle assumeva un colorito grigio pallido, diventava sottile, dura, simile alla carta e si desquamava. Era molto sensibile a ogni tipo di infezione e contagio, specialmente la scabbia. I capelli diventavano ispidi, stopposi e si spezzavano facilmente. La testa si allungava, gli zigomi e le orbite diventavano ben evidenti».[80] Robert Waitz ricorda lo scioglimento dei muscoli rapido e completo: «Resta letteralmente solo la pelle sulle ossa. Si vede sporgere tutto lo scheletro e, in particolare, le vertebre, le costole e l'osso pelvico».[81] A poco a poco, i «musulmani» diventano lenti, non hanno più energie, poi diventano completamente amorfi e indifferenti a ciò che succede intorno e anche ai colpi dei *Kapos* che se la prendono con loro.

I «musulmani» diventano allora oggetto di vero disprezzo da parte delle SS e dei detenuti ben nutriti; sono soprattutto una pre-

[78] Fred Sedel, *op. cit.*

[79] Ivi.

[80] Frediano Sessi, *op. cit.*

[81] Robert Waitz, «Auschwitz III: Monowitz», in *De l'université aux camps de concentration…*, *cit.*

da facile per i lavori e le sevizie più duri, e diventano le vittime ideali per le selezioni. In definitiva, secondo Georges Wellers: «La fame, le uccisioni, le torture fisiche e morali, il freddo, la sporcizia indescrivibile, la brutalità estrema praticata a tutti i livelli finivano col demoralizzare chiunque. Dopo pochissimo tempo, migliaia di uomini perdevano ogni volontà tranne quella di salvarsi la pelle e, a partire da un certo punto, lo sfinimento fisico e gli sconquassi morali indebolivano anche quest'ultimo riflesso della volontà. In modo che gli uomini arrivavano a un grado di docilità sorprendente o a un abbattimento totale mentre li si conduceva a morte certa».[82]

RESISTERE NEL REVIER

I medici deportati che integrano i *Reviere* dispongono di un ristretto margine di manovra all'interno del campo, cosa che consente loro di partecipare ad azioni di resistenza.

La creazione di reti di resistenza

Nel campo, i deportati polacchi istituiscono presto una rete attiva di resistenza all'interno dell'ospedale (HKB) di Auschwitz I. Il dottor Władysław Dering nasconde una radio portata dal deportato politico polacco Witold Pilecki[83] in un angolo attrezzato al piano terra di una stanza del blocco 21 (dove si trovano il dipartimento di chirurgia e il medico delle SS). Il capo blocco Alfred Stössel, che è stato uno dei primi membri reclutati da Pilecki, partecipa al suo occultamento. La cellula di resistenza polacca del campo vi si reca di notte ad ascoltare i bollettini di guerra.[84] Nel seminterrato del blocco 20, dove si trova il reparto di malattie infettive,[85] viene installato anche un trasmettitore radio. L'Ufficio politico del campo prova a più riprese a smantellare questa rete facendo arrestare alcuni

82 Georges Wellers, *L'Étoile jaune à l'heure de Vichy*, *cit.*

83 Nel 1940, l'ufficiale polacco si è fatto arrestare per essere deportato ad Auschwitz con lo scopo di darne testimonianza ma anche di organizzare la resistenza all'interno del campo. (Si veda Marco Patricelli, *Il volontario*, Laterza, Roma 2010).

84 Marco Patricelli, *Il volontario*, *cit.*

85 Ivi.

medici e infermieri polacchi sospettati di attività clandestine. Alcuni di loro sono fucilati davanti al «muro della morte»[86] situato nella corte del blocco 11.[87]

Anche nei *Reviere* degli altri campi annessi ad Auschwitz ci sono reti di resistenza. In quello di Birkenau, il medico polacco Alfred Fiderkiewicz[88] la crea con il dottor Josef Celmeister di Varsavia e lo scrittore Stanislas Wygodski di Sosnowiec.[89] Nel *Revier* del campo femminile di Birkenau si distinguono diverse deportate francesi: Macha Ravine-Speter,[90] Tsipora Chapiro-Gutnik (l'infermiera dei malati di mente), Esther Margulis, Eva Grinbal-Feldenkreiz, Macha Fischer, Ala Frimet Gold-Moschowitz, Orly Reudert (l'«anziana» del *Revier*) e Sarah Nomberg-Przytyk.[91] Sempre all'interno del *Revier* del campo femminile di Birkenau, Zina Morhange ricorda l'esistenza di una rete a cui partecipano la *Lagerälteste* Orli Reichert-Wald,[92] la

[86] Citiamo per esempio Marian Gieszczykiewicz, professore all'Univeristà Jagellon, Czesław Gawracki, Julian Koziel, Henryk Suchnicki, Witold Preis, Wilhelm Türschmid, Ludwik Eduard Witkowski o Stefan Żabicki.

[87] Irena Strzelecka, «Les hôpitaux dans le camp de concentration d'Auschwitz», in *Auschwitz 1940-1945*, t. 2, *Les détenus. La vie et le travail, cit.*

[88] Il dottor Alfred Fiderkiewicz ha soggiornato negli Stati Uniti, dove è stato membro del Partito socialista americano e segretario della sezione polacca. Dopo il ritorno in Polonia, nel 1922, è stato co-organizzatore e capo del Partito indipendente contadino legato al Partito comunista polacco. Durante l'Occupazione, nel 1940, è stato anche cofondatore dell'organizzazione comunista clandestina Proletariusz ed è diventato uno degli attivisti del Partito operaio polacco. Arrestato dalla Gestapo nel 1943, arriva il 25 agosto 1943 al KL Auschwitz.

[89] Ber Mark, *op. cit.*

[90] Macha Ravine-Speter, nata in Polonia, è emigrata in Francia nel 1932 e ha compiuto gli studi di Medicina a Parigi, militando in un'organizzazione studentesca di sinistra e nella sotto-sezione ebraica del Partito comunista francese. Dal 1940, ha aderito a un movimento di resistenza. Arrestata dalla Gestapo il 25 settembre 1942, viene deportata l'11 febbraio 1943 da Drancy verso Auschwitz-Birkenau.

[91] Ber Mark, *op. cit.*

[92] Arrestata nel 1936 per aver partecipato a un'organizzazione giovanile illegale, è trasferita nel marzo del 1942 con il primo convoglio di donne da Ravensbrück all'infermeria di Auschwitz. Riesce a diventare, nel 1943, *Lagerälteste*, cosa che le consente di salvare numerosi ebrei e altri deportati. Sarà soprannominata l'«angelo di Auschwitz».

dottoressa Ena Weiss e Margareta Glas-Larson.[93] È questo gruppo a ricoverare Mala Zimetbaum, detta Malka, membro della resistenza, prima della sua evasione in modo che possa farsi crescere i capelli senza sollevare sospetti. Nella sua testimonianza, Paulette Sarcey ricorda una riunione svoltasi nel *Revier* del campo femminile di Birkenau il 1° maggio 1944, durante la quale comunisti di tutta Europa intonano canti rivoluzionari.[94] Il professor Robert Waitz, da parte sua, crea una rete di resistenza francese nel campo di Monowitz. A tal proposito scrive: «Nell'atmosfera tragica dei campi, ci sono degli uomini che non rinunciano. Continuano a resistere come facevano in Francia».[95] Questa rete clandestina interviene per aiutare i deportati francesi a ottenere l'assegnazione in un *Kommando* meno duro di quelli dei cavi, degli scavi, del trasporto dei sacchi di cemento, delle travi, o nell'HKB. Robert Waitz ha un certo margine di manovra che gli consente di ricoverare i deportati e fa in modo di accogliere i più deboli o malati, li cura, dà loro un supplemento di cibo e anche un sostegno morale e psicologico.

Identificare e giustiziare i traditori

Un deportato politico polacco, Witold Kosztowny, membro della cellula di resistenza polacca che dirige il laboratorio dell'HKB, alleva dei pidocchi raccolti da pazienti affetti da tifo e destinati a essere depositati sulle uniformi delle SS.[96] È in questo modo che il medico delle SS Siegfried Schwela è contagiato il 20 maggio 1942. Numerosi tentativi di Kosztowny e dei suoi accoliti di uccidere il capo dell'Ufficio politico, Maximilian Grabner, così come lo *SS-Hauptscharführer* Gerhard Palitzsch, falliscono,[97] ma, nonostante ciò, le SS vittime di questa guerra batteriologica che muoiono all'ospedale di Katowice

[93] Michael Pollak, *op. cit.*

[94] Paulette Sarcey e Karen Taieb, *Paula, survivre obstinément*, Tallandier, Paris 2016.

[95] Robert Waitz, «Auschwitz III: Monowitz», in *De l'université aux camps de concentration...*, *cit.*

[96] Marco Patricelli, *op. cit.*

[97] Per contro, la moglie di quest'ultimo muore di tifo, come abbiamo visto, il 4 novembre.

sembrano essere comunque numerose.[98] Per venire a capo della resistenza, le autorità del campo istituiscono un sistema di denuncia con ricompensa a sostegno: a un muro del blocco 15 viene appesa una piccola scatola. I deportati possono deporvi, in maniera discreta e per iscritto, tutto quello che hanno potuto vedere o sapere ascoltando conversazioni.[99] Grazie alla sagacia di un membro del comitato della Resistenza, viene fatto un doppione della chiave della cassetta, cosa che permette di identificare gli spioni.

All'HKB vige anche una corte di giustizia clandestina che esamina i casi di delazione. È diretta dal dottor Rudolf Diem e comprende gli avvocati Stefan Niebudek e Józef Woźniakowski, così come il deportato Henryk Bartosiewicz, membro della resistenza polacca.[100] In seguito a deliberazione vengono pronunciate condanne a morte. A volte le esecuzioni sono eseguite nelle cave e mascherate da incidenti sul lavoro, ma la maggior parte del tempo avvengono in ospedale dove i delatori (o i deportati particolarmente brutali) sono ammessi con un pretesto qualunque. Secondo il dottor Fejkiel,[101] all'HKB avvengono anche degli omicidi per negligenza nelle cure o attraverso iniezione letale. Per evitare rappresaglie, il personale medico somministra sostanze tossiche o un agente infettivo, o meglio infetta i condannati con aghi arrugginiti. A volte gli infermieri suggeriscono ai medici SS di utilizzare alcuni delatori come soggetti per gli esperimenti medici o di selezionarli per l'iniezione cardiaca di fenolo sulla base di radiografie dei polmoni false secondo cui soffrirebbero di tubercolosi.[102]

Il deportato Hermann Langbein e il dottor Władysław Fejkiel ricordano l'omicidio del deportato spione Eugeniusz Olpiński, collocato nel *Revier* dall'Ufficio politico, per mezzo di un bel maglione su cui sono stati apposti dei pidocchi portatori di tifo. Olpiński si

98 Marco Patricelli, *op. cit.*

99 Ivi.

100 Ivi.

101 Robert Jay Lifton, *op. cit.*

102 Marco Patricelli, *op. cit.*

ammala rapidamente e medici e infermieri ne accelerano la morte nonostante la richiesta dell'Ufficio politico di prestargli cure di qualità.[103] Si sospetta però un regolamento di conti, dal momento che, in occasione del ricovero di un altro delatore chiamato Bogdan Komarnicki, i membri dell'Ufficio politico minacciano di uccidere dieci infermieri polacchi se quest'ultimo fosse morto.[104] Inoltre, dopo il decesso sospetto di uno dei suoi informatori, Maximilian Grabner affida a Josef Klehr un'indagine che rischia di smascherare i medici deportati che partecipano a queste esecuzioni mirate.

Raccogliere le testimonianze

Molti medici deportati sono consapevoli dell'importanza di testimoniare i crimini medici compiuti nel campo di Auschwitz-Birkenau per le generazioni future. In effetti non sanno se riusciranno a sopravvivere e temono che i medici SS cancellino le tracce dei loro abusi. Di conseguenza accumulano in maniera clandestina documenti che provano la mostruosità degli esperimenti medici che si svolgono all'interno del campo. La dottoressa Dorota Lorska e la deportata ebrea francese Perelka Guterman,[105] assegnate al blocco 10, trasmettono al *Kampfgruppe Auschwitz* («gruppo di battaglia di Auschwitz»)[106] informazioni su questi esperimenti criminali e documenti segreti mandati inizialmente a Cracovia e poi a Londra. Ciò spiega come, dal mese di giugno del 1943, nonostante il segreto che le autorità naziste cercano di preservare intorno alle loro sperimentazioni, la Jewish Telegraphic Agency, agenzia di stampa ebraica con

[103] Władysław Fejkiel, «The health service in Auschwitz main camp», traduzione di Maria Kantor, in *Medical Review*, Auschwitz, 28 maggio 2021. Pubblicata originariamente con il titolo «O służbie zdrowia w obozie koncentracyjnym w Oświęcimiu I (Obóz główny)», in *Przegląd Lekarski*, Oświęcim 1961.

[104] Hermann Langbein, *op. cit.*

[105] Ber Mark, *op. cit.*

[106] Si tratta di un'organizzazione di resistenza creata nel 1943 da deportati comunisti e socialisti di diverse nazionalità. Nel 1944, l'Esercito nazionale e il *Kampfgruppe Auschwitz* stabiliscono un Consiglio militare congiunto di Auschwitz, incaricato di preparare una rivolta nel campo.

sede a New York, sveli gli esperimenti sulla sterilizzazione di uomini e donne ad Auschwitz.[107] A partire dall'ottobre 1944, Robert Waitz realizza delle ricerche sulla malnutrizione prolungata nei campi di deportazione con il supporto di un compagno di detenzione, Georges Wellers, per conservarne traccia.[108] E il dottor Tadeusz Paczula, incaricato dell'aggiornamento dei registri di morte (*Totenbücher*), elabora un ingegnoso sistema di segni affinché si possano registrare le vere cause della morte dei deportati.[109]

107 «Nazis use Polish Jews for experiments on new methods of artificial impregnation», in *Jewish Telegraphic Agency*, 13 giugno 1943; «580 000 Jews perish in a camp; Nazis use Jewish women for sterilization experiments», in *Jewish Telegraphic Agency*, 13 dicembre 1943.

108 Questo lavoro porta, nel 1947, alla pubblicazione di un articolo: Georges Wellers e Robert Waitz, «Recherche sur la dénutrition prolongée dans les camps de concentration», in *Revue canadienne de biologie*.

109 Rebecca Wittmann, *op. cit.*

8 · IL CORPO MEDICO IN SOCCORSO DEI DEPORTATI

«A fianco dei medici nazisti, c'erano quindi i medici-vittime.
Mi ricordo il loro sguardo ardente, il loro volto di cenere.
Perché alcune persone hanno saputo fare onore
all'uomo mentre altre lo ripudiavano con disprezzo?
Si trattava di una scelta. Abbiamo sempre una scelta:
è vero per i soldati in uniforme, ma ancor più per i medici.»
Elie Wiesel[1]

Come ben sottolineato dalla storica Annette Wieviorka, i medici deportati sono l'unica categoria di *Prominenten* che cerca di usare la propria posizione per aiutare e salvare i detenuti.

AGIRE NONOSTANTE I DISEGNI IMPERSCRUTABILI DEI MEDICI SS

Fino all'ultimo giorno di esistenza del campo di Auschwitz, i medici delle SS si comportano in un modo che i medici deportati non comprendono minimamente. In effetti, qual è la logica nell'operare, sottoporre a trasfusioni e curare i detenuti se è per mandarli alla camera a gas? Il *Rapportführer* Oswald Kaduk dichiara al tribunale di Francoforte di avere lui stesso grande difficoltà nel capire il ragionamento dei medici SS: «Nell'ospedale c'erano dei malati che,

[1] Elie Wiesel, «Éthique, responsabilité civique et crimes contre l'humanité», *cit.*

dopo un'operazione, venivano messi a dieta per due o tre settimane e dopo sei settimane erano mandati alle camere a gas. Allora io, da profano, mi domando: a cosa serviva?».[2] In queste condizioni e non sapendo davvero che cosa fare, i medici deportati come potevano sperare di salvare i propri compagni?

Segnali contraddittori

Anche se i medici deportati sono sempre sul chi vive quando ricevono una domanda dai medici delle SS, spesso non immaginano fino a che punto questi ultimi siano machiavellici e non riescono sempre a decifrare i loro oscuri disegni. Così, Ella Lingens non sospetta nulla quando un collega nazista le chiede di censire tutte le deportate che soffrono di malaria per mandarle in un campo senza zanzare. Pensa ingenuamente che quell'SS sia in buona fede e stila quindi la lista richiesta. Per fortuna viene informata giusto in tempo da un medico ceco delle possibili conseguenze di quell'azione e cancella quindi subito tre quarti dei nomi sulla lista. «Però poi gli internati in effetti non furono portati alle camere a gas, bensì soltanto portati via e io continuavo a rimproverarmi: avrei dovuto inserirli tutti.»[3] Quest'esempio mostra bene come i medici deportati fossero sistematicamente incapaci di capire e anticipare le vere intenzioni dei colleghi delle SS. Inoltre, il sollievo delle detenute ricordate da Ella Lingens sarà di breve durata: «Soltanto più tardi venimmo a sapere che erano stati portati a Lublino e qui mandati alle camere a gas. In realtà non si poteva mai sapere se la gente veniva mandata nelle camere a gas o rimessa in circolazione».[4]

Allo stesso modo, alla fine del 1944, l'ordine di censire i deportati più deboli di Monowitz per trasferirli in tre blocchi affinché potessero rimettersi in forze suscita la diffidenza dell'infermiere ebreo francese Georges Wellers, che per precauzione vi inserisce solo i 68 malati più gravi sugli 800 di cui è responsabile. Contrariamente a

[2] Hermann Langbein, *op. cit.*

[3] Ivi.

[4] Ivi.

quello che pensa, quei pazienti non vengono sterminati e usufruiscono di un ricovero in condizioni nettamente più favorevoli di quelle in cui hanno vissuto fino all'evacuazione del campo. Tutti gli ordini ricevuti sollevano quindi degli interrogativi: si tratta di un espediente per mandare i deportati malati alla camera a gas? O al contrario è una manovra per risparmiarli e mandarli in un campo dove riceveranno cure migliori?

Il dottor Thilo

Nella sua testimonianza, la dottoressa Ella Lingens rievoca quello stesso machiavellismo nel dottor Heinz Thilo: «Mi ricordo di una selezione particolarmente subdola del dottor Thilo. Dal momento che tutti i medici SS sapevano che nascondevamo il più possibile le pazienti ebree gravemente malate per non doverle mostrare in occasione delle selezioni, un giorno fece il contrario. Fece sfilare di fronte a sé le pazienti, annotando molti numeri. Poi disse: "Ecco, queste sono forti e possono restare, tutte le altre matricole del blocco saranno deportate!". Furono necessari grandi sforzi per convincerlo a inserire altre donne sulla lista di quelle graziate».[5] Il dottor André Lettich, da parte sua, racconta: «Nell'ottobre 1944 [...] l'*Obersturmführer* dottor Klein si presentava davanti al blocco-ospedale per vedere i malati [...]. Quel medico sembrava davvero gentile in apparenza. Si faceva presentare tutti i casi dai medici detenuti, chiedendo quanti giorni [fossero] necessari [...] prima che i malati potessero riprendere il lavoro. Un medico diceva: "Questo compagno ha bisogno di tre giorni di riposo prima di poter tornare al *Kommando*; quell'altro quattro o cinque giorni". Ma ogni volta il dottor Klein, con grande gentilezza e cortesia, rispondeva: "No, vecchio mio, dategli cinque giorni, dategliene otto. Vedete bene che è pallido e che gli serve del riposo". Diversi nostri colleghi sono caduti nella trappola e hanno accettato di prolungare il soggiorno dei propri malati all'ospedale [...]. Due giorni dopo la visita del dottor Klein, sono arrivati dei

[5] Léon Poliakov, *op. cit.*

camion con delle liste che includevano tutti i malati che dovevano rimanere più di cinque giorni, [malati che sono stati] portati alla camera a gas».[6]

UN RICOVERO SALVIFICO?

I medici deportati che lavorano nei *Reviere* dispongono di un certo margine di manovra per soccorrere gli altri deportati. Si adoperano per mettere da parte un surplus di cibo ottenuto o non dichiarando subito tutti i decessi o dai *Prominenten*, come compenso per le cure prestate. Grazie al loro sostegno hanno la possibilità di aiutare i prigionieri comuni trovando loro un posto nei *Kommandos* meno sfiancanti. Secondo Michael Pollak, il *Revier*, insieme alla *Schreibstube* (la segreteria incaricata della registrazione), è «uno dei punti di convergenza delle strategie collettive e individuali volte a procurarsi una posizione con l'aiuto [dei deportati] che già vi lavoravano».[7]

Ricoverare per proteggere

Il professor Robert Waitz si distingue per l'aiuto che dà ai giovani deportati facendoli ricoverare. È consapevole di come l'ospedale offra loro un riposo salvifico. L'allora quattordicenne Jacques Zylbermine racconta: «Sì, prima di tutto permettetemi di confidarvi che senza Robert Waitz oggi non sarei tra di voi. Mi ha salvato più di due volte da morte certa».[8] Robert Wajcman, anche lui solo quattordicenne al momento dei fatti, ne dà testimonianza: «Sono stato presentato al professor Waitz che mi ha detto: "Quando sarai troppo stanco o ti sentirai troppo debole, vieni all'ospedale e chiedi di me". Dopo alcune settimane, mentre stavo nel *Kommando* degli scavi, ero completamente sfinito. Mi sono presentato al KB la sera, dopo il lavoro, e ho chiesto del professor Waitz, che mi ha fatto

[6] André Lettich, *op. cit.*

[7] Michael Pollak, *op. cit.*

[8] Cercle d'étude de la déportation et de la Shoah-Amicale d'Auschwitz (a cura di), *Robert Waitz, médecin, résistant, dans les camps d'Auschwitz III (Buna-Monowitz) et de Buchenwald*, Union des déportés d'Auschwitz, Paris 2011.

entrare all'ospedale. Là dormivo quasi trentasei ore, senza neanche nutrirmi, ma era il mio modo di recuperare. All'inizio passavo circa una settimana all'ospedale. Poi il cibo era migliore, riprendevo un po' di forze e tornavo al *Kommando*. È andata avanti fino alla liberazione di Monowitz».[9]

Anche Herbert Kreutzmann, responsabile del *Revier* del campo annesso di Jawischowitz, fa ricoverare i deportati per alcuni giorni, in modo che possano recuperare le forze.[10] E il giovane deportato ebreo francese Maurice Cling, di quindici anni, nel 1944 gode della protezione di una deportata del Rajsko che interviene permettendogli di passare l'inverno al caldo come «uomo di servizio».[11] Un altro esempio: il giovane Herni Borlant, di sedici anni, viene preso sotto l'ala del dottor Joseph-Désiré Hafner[12] a Birkenau. Dal canto suo, il giovane deportato ebreo francese Marcel Wainstain (di ventidue anni), deperito e allo stremo delle forze dopo quasi due anni di prigionia ad Auschwitz, in seguito all'intervento di Alfred Nakache[13] viene ammesso dal professor Robert Waitz nel *Revier* dove sono ricoverati i malati di angina difterica incapaci di ingoiare la zuppa, cosa che gli permette di riprendersi.

Léon Stasiak testimonia del coraggio di Robert Waitz che salva un deportato di Monowitz (un pilota sovietico) da un trasferimento disciplinare a Flossenbürg facendogli una puntura che gli provoca la febbre alta e lo rende «inadatto al trasporto».[14] Anche il deportato

9 Ivi.

10 Christian Langeois, *Mineurs de charbon à Auschwitz. Jawischowitz 15 août 1942-18 janvier 1945*, Éditions du Cherche-Midi, Paris 2014.

11 Testimonianza di Maurice Cling, in Vladimir Pozner, *op. cit.*

12 Georges Bensoussan, *Traces de l'enfer*, Larousse, Paris 2015.

13 Alfred Nakache, infermiere al KB di Monowitz, è nato a Constantine (Algeria francese) nel 1915. Ha ottenuto sei volte il titolo di campione di Francia dei 100 metri a stile libero e quattro volte quello dei 200 metri stile libero e dei 200 metri rana. Nel novembre 1943, Alfred Nakache e la sua famiglia vengono arrestati a Tolosa e poi trasferiti a Drancy; sono deportati nel gennaio 1944 con il convoglio n. 66 da Drancy ad Auschwitz. La moglie di Alfred, Paule, e la figlia Annie (di due anni), sono uccise al loro arrivo.

14 Estratto dell'omaggio reso da Léon Stasiak, in *Robert Waitz, médecin, résistant, dans les camps d'Auschwitz III (Buna-Monowitz) et de Buchenwald, cit.*

membro della resistenza André Montagne, minacciato di trasferimento nello stesso campo di Flossenbürg nell'agosto 1944, beneficia dell'iniezione di un prodotto da parte del deportato politico austriaco Franz Danimann, che svolge le funzioni di infermiere. Quel prodotto provoca la febbre alta e gli consente di essere ricoverato al *Revier*. Samuel Radzinski, membro della resistenza nel gruppo della *Main-d'œuvre immigrée* («MOI, manodopera immigrata»), si ammala nel campo di Jawischowitz, dove è stato assegnato al lavoro prima nelle miniere di carbone poi al durissimo *Kommando* dei cavi, ed è salvato attraverso il ricovero grazie ai membri della resistenza.[15]

Uno dei salvataggi più straordinari di Auschwitz è quello di Luigi Ferri, di dodici anni, da parte del dottor Otto Wolken. Il bambino arriva ad Aushwitz il 3 giugno 1944 con la nonna, in un convoglio di ebrei proveniente da Trieste.[16] Fortunatamente non è mandato alla camera a gas ed è internato nel campo della quarantena. Là, il dottor Wolken lo nasconde con l'aiuto di due detenuti polacchi capi-blocco, Czesław Gaszyński e Bohdan Cynka, e del deportato ebreo tedesco Ludwig Frank, impiegato come addetto alla stesura dei rapporti. Riescono a registrarlo ufficialmente il 18 agosto 1944 come matricola B 7525 e impiegato del dispensario come fattorino. Sopravviverà e sarà liberato nel gennaio 1945 dall'esercito sovietico.

Lasciare l'ospedale a qualunque costo

A volte i medici deportati cercano al contrario di dissuadere i malati dal restare nel *Revier*, in particolare quando sono informati dell'imminenza di una selezione. Ma come riporta Léon Greif, alcuni deportati sono «morti per colpa loro, [...] volendo restare più a lungo in modo da ristabilirsi completamente».[17] Il medico deportato ebreo francese Émile Igner parla di «un imbecille, è

[15] David Diamant, *Jeune combat. La jeunesse juive dans la Résistance*, L'Harmattan, Paris 1993.

[16] Henryk Świebocki, «L'entraide des détenus», in *Auschwitz 1940-1945*, t. 2, *Les détenus. La vie et le travail*, *cit.*

[17] Verbale dell'udienza di Léon Greif, *doc. cit.*

questo il termine, [che], avendo saputo che i malati andavano in un "campo di riposo", si è presentato al medico delle SS chiedendogli di essere inserito nella lista. La sua richiesta è stata presa in considerazione ed è partito per il "riposo". Eppure era una cosa risaputa, nessuno ignorava l'esistenza delle camere a gas, e ciononostante in molti non volevano crederci».[18] Come spiega Marc Klein, i medici deportati si ritrovano allora in una situazione delicata: devono mostrarsi fermi rifiutando l'ammissione ai deportati malati e feriti quando esiste il rischio di una selezione, ma non possono spiegarne il motivo.

Quest'atteggiamento non viene sempre capito dagli interessati, come testimoniato dal deportato ebreo francese René Weil, messo alla porta del *Revier* del campo di Gleiwitz dal suo medico dopo avere subito l'amputazione del dito medio della mano destra: «Il rischio era enorme: incapace di lavorare, ero stato notato dai *Kapos*, dalle SS, ed ero pronto per la prossima selezione generale. Ero terribilmente risentito nei suoi confronti, fino a quando il giorno dopo seppi che la sera stessa c'era stata una selezione speciale al KB, che il medico ne era stato avvertito e che il solo modo per provare a salvarmi era stato quello di farmi lasciare il KB. Se ci fossi stato, sarei stato senza dubbio mandato alla camera a gas».[19] Il medico deportato ebreo norvegese Leo Eitinger adotta allora una strategia personale: fa lasciare sistematicamente il *Revier* ai deportati malati dopo 14 giorni di ricovero, poi li riammette dopo pochi giorni di lavoro.

Alla ricerca di sotterfugi

Come salvare i malati in queste condizioni? I medici trovano delle soluzioni nascondendoli o mandandone alcuni sotto la doccia, per esempio. «In questo modo» ci dice Louis Micheels, «anche se non si poteva fare molto, forse avevano una possibilità

[18] Émile Igner, *op. cit.*

[19] René Weil, *Oui...... je me souviens, Jérusalem*, Département de l'éducation et de la culture par la Torah dans la diaspora de l'Organisation sioniste mondiale, 1979.

di sopravvivere o, almeno, potevano sperare di morire in un modo più naturale».[20] La dottoressa Sima Vaisman e i suoi colleghi danno ad alcune pazienti obbligate a rimanere nude dei cappotti, dei camici e dei grembiuli, dicendo loro di far finta di lavare e strofinare i vestiti, in modo da farsi passare per infermiere al lavoro.[21] Anche lo stesso dottor Iancu Vexler viene nascosto durante una selezione da altri due medici, i dottori Kłodziński e Fejkiel.

Émile Igner sottolinea che è importante dare false informazioni sulle qualifiche professionali dei malati affinché possano scampare alla morte. «Al medico delle SS si davano tutte le indicazioni false possibili: "specialista indispensabile", perché sapevamo che come regola generale gli specialisti non erano "selezionati", o "guarirà molto in fretta", "è appena rientrato", e una volta fatta la scelta, provavamo a camuffare una parte delle schede dei "selezionati".»[22] Tuttavia il dottor Samuel Steinberg riesce a salvare un deportato francese ricoverato nel suo *Revier* in seguito a un incidente alla miniera di Jawischowitz perorandone la causa con il medico delle SS che gli chiede dettagli sulla sua capacità di recupero.[23]

In generale, i medici incoraggiano i malati ad alzarsi e ad avere un buon aspetto, per evitare la selezione sistematica di chi non è in grado di lasciare il proprio pagliericcio. Odette Abadi racconta il calvario di una giovane deportata ebrea olandese con una profonda ferita alla gamba che lei incoraggia senza successo ad alzarsi al momento della selezione: «Nonostante il divieto formale, mi piego verso di lei. Cerco di convogliare nel mio sguardo tutte le mie forze, mi sembra che potrò aiutarla se la corrente magnetica tra di noi sarà abbastanza intensa: "Ruth, alzati! Ruth, hai la vita davanti a te... Tornerai a casa, Ruth, alzati!". Mi fissa con gli occhi sbarrati, si irrigidisce. La prendo tra le braccia, la metto in piedi. Com'è leggera! Sento che digrigna i denti. Come un automa, tutta dritta e tesa, fa

20 Louis J. Micheels, *op. cit.*
21 Sima Vaisman, *op. cit.*
22 Émile Igner, *op. cit.*
23 Christian Langeois, *op. cit.*

un passo, poi un altro… Un grido di dolore, si accascia… Mengele scoppia a ridere, alza le spalle».[24]

Nel campo di Birkenau gli infermieri istituiscono dei «comitati» in cui elaborano l'atteggiamento da assumere di fronte alle selezioni. Zina Morhange parla di un «codice di condotta» praticato nel campo femminile di cui l'ha informata una dottoressa slovacca, Manzy, legata alla tedesca Orli Reichert-Wald,[25] membro della resistenza. La prima regola è il divieto formale di inserire nelle schede e nelle cartelle dei pazienti una diagnosi di malattia cronica che potrebbe comportarne l'invio alla camera a gas. La seconda consiste nel «concentrare le cure sui malati che possono essere salvati» e mira a evitare che le cure siano prestate sulla base di criteri «soggettivi» come la simpatia o l'appartenenza a un gruppo politico o nazionale. La terza regola punta a vietare, per quanto possibile, il ricovero di deportati durante i giorni che precedono una selezione. La dottoressa Odette Abadi consiglia così a una giovane deportata turca di ventidue anni che ha appena avuto un aborto spontaneo uscendo dal convoglio di non andare in infermeria, perché «sappiamo già che non si deve entrare al *Revier* se si può evitarlo e se si vuole vivere».[26]

FALSIFICARE PER RESISTERE

Le autorità sono terrorizzate perché il tifo contagia tutti: deportati e SS. I medici nazisti adottano quindi delle misure radicali ogni volta che viene segnalato un caso di tifo. I detenuti infetti sono isolati al *Revier* e poi mandati alla camera a gas in modo sbrigativo, senza badare a principi morali. Chi è ricoverato per sospetto tifo rischia inevitabilmente la morte, come spiega Olga Lengyel: «Era una vera e propria anticamera della morte: le donne che vi entravano erano cancellate dalla lista degli effettivi del campo, non ricevevano più il cibo e potevano solo aspettare l'ultimo trasferimento».[27] Durante l'epidemia di tifo del settembre

24 Odette Abadi, *op. cit...*
25 Michael Pollak, *op. cit...*
26 Odette Abadi, *op. cit.*
27 Olga Lengyel, *op. cit.*

1942, circa 1000 malati del blocco 20 sono mandati alla camera a gas, così come i medici che si occupavano di loro.[28] L'esempio più lampante è la sorte dei 1700 zingari arrivati nel marzo 1943 da Białystok. Prima di tutto vengono isolati nei blocchi 20 e 22, poi mandati alla camera a gas alcuni giorni dopo senza essere registrati.[29]

Anche nel caso siano individuate altre malattie infettive come la scabbia, la difterite o la scarlattina, sono adottate misure rapide dello stesso genere. Il medico delle SS Münch lo conferma: «Appena si sapeva che in un blocco era scoppiato il tifo o un'altra epidemia, tutti i suoi occupanti erano gasati, l'edificio disinfettato con acqua di calce o altri mezzi di fortuna, poi riempito nuovamente».[30] Questo metodo è chiamato ipocritamente dalle autorità SS «lotta intensiva contro la diffusione dell'infezione». Ella Lingens ne rimane profondamente scioccata perché, piuttosto che sterminare i malati di una baracca, sarebbe sufficiente costruirne un'altra al suo posto, senza mandare a morte nessuno.[31] Stessa reazione del dottor Miklós Nyiszli: «Nella mia precedente pratica medica, la lotta intensiva contro le malattie infettive consisteva nell'isolamento del malato e nella somministrazione di punture preventive alle persone della sua cerchia e qualche volta a quelle che abitavano vicino al suo domicilio, perfino una strada intera. Altra città, altre usanze».[32]

Fare diagnosi false

La paura delle malattie infettive ha nonostante tutto il vantaggio di lasciare ai medici deportati un certo margine di manovra, perché i medici delle SS sono i primi a temere le epidemie. Così, Adélaïde Hautval riporta che il medico delle SS Hans König non si avventura mai al di là della soglia del *Revier* perché è «sopraffatto dalla paura del contagio».[33] Il dottor Stefan Budziaszek lo conferma: «Il dottor

[28] Ernst Klee, *Auschwitz, die NS-Medizin und ihre Opfer, cit.*
[29] Danuta Czech, *Kalendarium, cit.*
[30] Ernst Klee, *Auschwitz, die NS-Medizin und ihre Opfer, cit.*
[31] Hermann Langbein, *op. cit.*
[32] Miklós Nyiszli, *op. cit.*
[33] Adélaïde Hautval, *op. cit.*

König non ha mai auscultato o toccato con le mani un malato».[34] I medici deportati decidono quindi di dissimulare i casi di infezione ai medici delle SS. Odette Abadi falsifica tutte le cartelle diagnostiche prima di ogni visita di Mengele: «Esamino di nuovo le mie cartelle diagnostiche: sono quasi tutte false. Non c'è un solo caso di tubercolosi, di malaria o di epilessia segnalato, per esempio. Ma Mengele si accorgerà della proporzione inverosimile delle "influenze" e che queste si prolungano in maniera davvero anomala?».[35]

Come Odette Abadi, altri medici dichiarano che i loro pazienti[36] soffrono di influenza piuttosto che di tifo,[37] e non menzionano mai malattie gravi o contagiose come la tubercolosi o la malaria.[38] Rosa Binger testimonia che la dottoressa deportata ebrea polacca Alina Brewda[39] ha dichiarato di essere stata vittima di un'angina mentre soffriva in realtà di tifo esantematico.[40] Ed è sempre Alina Brewda che, nel mese di settembre 1943, cura segretamente alcune ebree olandesi affette da scarlattina nel blocco 10, senza metterne a parte i medici delle SS.[41] I medici deportati si organizzano per installare i deportati affetti da tifo nelle parti più remote dei *Reviere* affinché i medici delle SS non possano scoprirli.

Quest'atteggiamento non è privo di rischi. Rilasciare false diagnosi con piena cognizione di causa è passibile delle peggiori sanzioni: «Facevamo di tutto per nasconderli. Ma rischiavamo la morte per questo. Non era raro che un *Kapo* misurasse lui stesso le temperature

34 Ernst Klee, *Auschwitz, die NS-Medizin und ihre Opfer*, *cit.*

35 Odette Abadi, *op. cit.*

36 Ernst Klee, *Auschwitz, die NS-Medizin und ihre Opfer*, *cit.*

37 Eugène Aroneanu (a cura di), *Inside the Concentration Camps. Eyewitness Accounts of Life in Hitler's Death Camps*, Greenwood Publishing Group, Westport (Connecticut) 1996.

38 Odette Abadi, *op. cit.*

39 Alina Brewda, all'anagrafe Alina Bialostocka, è una ginecologa ostetrica che ha compiuto gli studi alla facoltà di Medicina di Varsavia prima di svolgere un tirocinio a Parigi nel 1931. Dopo aver vissuto nel ghetto di Varsavia ed essere stata mandata a Majdanek, arriva ad Auschwitz il 21 settembre 1943.

40 Ruth Jolanda Weinberger, *op. cit.*

41 Ivi.

per vedere se ci fossero dei malati che si nascondevano qua o là».[42] Olga Lengyel insiste su questo punto: «Ovviamente il regolamento era formale e ci esponevamo alle sanzioni più gravi tenendo da noi dei casi di malattie contagiose».[43] Per aver osato nascondere una diagnosi di malattia infettiva, il medico ebreo ceco Rudolf Vitek viene trasferito in un *Kommando* di becchini.[44]

Nella sua testimonianza, il dottor Władysław Fejkiel racconta la più audace operazione di falsificazione realizzata all'HKB di Auschwitz nella primavera del 1943: dal momento che avevano sentito parlare dell'intenzione dei medici nazisti di trasferire tutti i pazienti con precedenti di malaria alla camera a gas, per tutta la notte il personale medico distrugge le cartelle di 150 deportati coinvolti e redige altre diagnosi.[45] Inoltre, quando esaminano i deportati arrivati di recente, i medici li dissuadono dal riferire alcuni sintomi e precedenti, in particolare quelli di malaria.[46]

Falsificare gli esami di laboratorio

Anche i medici deportati che lavorano all'Istituto Rajsko e sono incaricati di realizzare gli esami di laboratorio[47, 48] sanno che è importante dissimulare l'esistenza di alcune malattie gravi.[49] Il dottor André Lettich è consapevole che la consegna di un esame positivo equivale a una condanna a morte: «Quante decine di campioni di saliva in cui pullulavano i B.K. [bacilli di Koch] abbiamo dato come

42 Jean-Raphaël Hirsch, *op. cit.*

43 Olga Lengyel, *op. cit.*

44 Robert Jay Lifton, *op. cit.*

45 Władysław Fejkiel, *art. cit.*

46 Robert Waitz, «Auschwitz III: Monowitz», in *De l'université aux camps de concentration…*, *cit.*

47 Eseguono gli esami istopatologici di biopsie e documenti autoptici provenienti dai differenti campi di Auschwitz, come anche gli esami batteriologici e parassitologici di alimenti o frammenti di animali provenienti da grandi allevamenti di cani o da scuderie e stalle dei campi di Auschwitz.

48 Marc Klein, «Auschwitz I Stammlager», in *De l'université aux camps de concentration…*, *cit.*

49 Adélaïde Hautval, *op. cit.*

negativi? Chi non ha vissuto in un campo di concentramento non può certamente capire le nostre azioni. Ma come! Dare dei risultati sbagliati? Agendo così abbiamo semplicemente prolungato la sopravvivenza dei nostri compagni. In ogni caso non venivano curati».[50] Nella sua testimonianza, Gisella Perl racconta che un giorno Mengele ha ordinato di far eseguire un test diagnostico sulla febbre tifoidea a tutti i deportati con la febbre. Per contrastare l'ordine, i medici hanno l'idea di dare il proprio sangue al posto di quello dei malati. «L'esito dei test è stato negativo e i pazienti sono stati salvati.»[51]

Il dottor Miklós Nyiszli, incaricato dal dottor Mengele di eseguire l'autopsia di due deportati deceduti per una sospetta febbre tifoidea, è consapevole che la conferma di quella diagnosi implicherà immancabilmente la morte della totalità dei deportati ricoverati nello stesso blocco. Dichiara quindi senza esitazione che sono morti entrambi per un'intossicazione alimentare: «Come risultato dell'autopsia, il dottor Mengele non riceverà da me una diagnosi di febbre tifoidea…».[52] E, nella sua testimonianza, il dottor Tadeusz Paczula ricorda che anche i radiologi dell'ospedale del campo evitano con cura di presentare determinate diagnosi.[53]

Dilemmi etici

La falsificazione sembra essere quindi una vera e propria forma di resistenza. Wolfgang Sofsky lo sottolinea: «L'occultamento dell'epidemia era una forma di resistenza al potere assoluto del regime».[54] Ciò pone tuttavia dei dilemmi etici ai medici, perché sono consapevoli del rischio che i malati affetti da malattie infettive fanno correre agli altri malati ricoverati nel *Revier*. A posteriori, la

[50] André Lettich, *op. cit.*

[51] Gisella Perl, *op. cit.*

[52] Miklós Nyiszli, *op. cit.*

[53] Tadeusz Paczula, «The organization and administration of the camp hospital in the concentration camp Auschwitz I», in *International Auschwitz Committee, Nazi Medicine, Doctors, Victims and Medicine in Auschwitz, Howard Fertig*, New York 1986 [1965].

[54] Wolfgang Sofsky, *op. cit.*

dottoressa Lingens-Reiner si interrogherà sul merito delle proprie azioni di dissimulazione e si chiederà se non sarebbe stato necessario adottare «misure più energiche»,[55] senza precisarne la natura. Nella sua testimonianza, Olga Lengyel spiega di fronte a quali interrogativi si trovi anche se le capita di infrangere il regolamento «il più spesso possibile»: «Per noi era sempre una questione di coscienza. In effetti, tenendo i contagiosi rischiavamo di diffondere la malattia da noi ma, d'altra parte, sapevamo che una volta all'ospedale del B-3, quei malati correvano il rischio di essere selezionati».[56]

Constatiamo tuttavia che i medici delle SS non sempre vengono ingannati; a volte sono consapevoli di come i loro colleghi cerchino di proteggere i malati. Questa confidenza del dottor König a un membro del personale medico del *Revier* lo prova: «Giochiamo a carte scoperte. Io so che lei nasconde ammalate di febbre petecchiale e scarlattina. Continui pure a farlo, mi faccia vedere però quali sono le malate e le relative diagnosi che lei pone al posto delle malattie infettive».[57] Sembra che sostenga un atteggiamento più morbido con i deportati affetti da malattie infettive e che tema lo zelo del suo superiore gerarchico, il dottor Mengele.

DISTRIBUIRE I POCHI FARMACI

I farmaci sono ancora più indispensabili ad Auschwitz dal momento che il personale medico deve occuparsi di patologie che evolvono a una velocità folgorante, come spiegato da Myriam David: «La patologia del campo era straordinaria e non assomigliava a nulla di ciò che avevo visto durante gli studi. Anche la più piccola ferita si infettava e si trasformava in un flemmone che invadeva un intero arto; la maggior parte dei deportati avevano ferite incurabili alle gambe, molto dolorose, che non si cicatrizzavano e si estendevano lentamente; le gengiviti, le coliti ulcerose, le dissenterie, assumevano proporzioni straordinarie e invadevano progressivamente l'intero

[55] Ella Lingens-Reiner, *Prisoners of Fear*, Victor Gollancz, London 1948.
[56] Olga Lengyel, *op. cit.*
[57] Hermann Langbein, *op. cit.*

corpo, trasformando tutte le persone, rendendole assolutamente irriconoscibili».[58]

Un approvvigionamento limitato

Sfortunatamente, i *Reviere* dispongono di una dotazione estremamente limitata di medicinali, come sottolineato nelle loro testimonianze da numerosi medici deportati[59] tra cui il dottor André Lettich (che ha a disposizione solo dieci o quindici compresse di aspirina per trattare tra gli 800 e i 900 pazienti)[60] o la dottoressa Gisella Perl (che si rammarica di non poter garantire dei trattamenti sufficientemente prolungati[61] e a cui mancano anche le bende o gli strumenti che le permetterebbero, in tempi normali, di salvare delle vite).[62]

Sima Vaisman elenca ciò che riceve nel suo *Revier*: «Quello che ci danno è talmente poco che possiamo considerarlo come inesistente. Sia che si tratti del reparto infettivi, edemi o dissenteria, ci mandano tutti i giorni la stessa cosa: dieci pasticche di aspirina, dieci pasticche di carbone, dieci pasticche di urotropina, dieci pasticche di tamalbrul, raramente una fiala di cardiazol, di caffeina o di prontosil; un po' di cotone di cellulosa e delle fasce di carta una volta a settimana, per fare delle fasciature sommarie e nei casi più urgenti».[63] Come gli altri, è costretta a usare gli stessi farmaci per trattare malattie diverse: utilizza il caolino per trattare sia la scabbia che la dissenteria.[64]

Così la mancanza di medicinali comporta spesso la morte di malati che sarebbero guariti in pochi giorni in condizioni normali.[65] Tale situazione getta i medici deportati in una profonda tristezza,

58 Christian Bernadac, *op. cit.*
59 Michael Pollak, *op. cit.*; Sima Vaisman, *op. cit.*
60 André Lettich, *op. cit.*
61 Michael Pollak, *op. cit.*
62 Gisella Perl, *op. cit.*
63 Sima Vaisman, *op. cit.*
64 Michael Pollak, *op. cit.*
65 Robert Waitz, «Auschwitz III: Monowitz», in *De l'université aux camps de concentration…*, *cit.*

anche se, come Zina Morhange, arrivano a esprimere un certo fatalismo: «Nell'insieme, non potevamo fare molto, sfortunatamente».[66] Sima Vaisman insiste anche sul sentimento di impotenza e sulla differenza tra la medicina ad Auschwitz e quella che esercitavano in precedenza: «Noi medici non potevamo fare molto. Davvero, tra la medicina che praticavamo nella vita e la medicina che si poteva praticare laggiù...».[67] Di conseguenza il loro ruolo è spesso limitato. In mancanza di trattamenti danno sostegno morale ai deportati[68] e li incoraggiano a non lasciarsi andare.

Circuiti paralleli

Tuttavia alcuni medici cercano di istituire dei circuiti paralleli di rifornimento.[69] «L'approvvigionamento ufficiale di farmaci era praticamente nullo [...]» spiega Ella Lingens. «Per tutto il resto bisognava "organizzarsi".»[70] Con «organizzarsi» la dottoressa Lingens intende che i farmaci sono ottenuti con tutti i mezzi: furto, contrabbando, scambio, corruzione... Ci si procurano alcune compresse con l'intermediazione di deportati assegnati al *Kommando Kanada*, incaricati di smistare i bagagli dei nuovi arrivati.[71] Il deportato ebreo francese Rubin Blucwern, che si occupa di smistare i medicinali, ne approfitta per sottrarne alcuni da distribuire ai medici deportati, nonostante i rischi a cui si espone.[72] Allo stesso modo, i membri greci del *Kommando* incaricato di svuotare le carrozze riforniscono il medico ebreo di Salonicco Leo Cuenca «anche se questo costituiva un pericolo costante per loro»,[73] come sottolinea Yaacov Handeli.

66 Michael Pollak, *op. cit.*

67 Ivi.

68 Sima Vaisman, *op. cit.*

69 Robert Lévy, «Auschwitz II: Birkenau», in *De l'université aux camps de concentration, cit.*

70 Deposizione di Ella Lingens-Reiner, il 19 settembre 1960, Procedura Auschwitz, f. 6548 *sq.*; citata in Ernst Klee, *Auschwitz, die NS-Medizin und ihre Opfer, cit.*

71 Robert Lévy, «Auschwitz II: Birkenau», in *De l'université aux camps de concentration, cit.*

72 Testimonianza personale del figlio, Simon Bluckwern, il 17 ottobre 2016.

73 Yaacov Jack Handeli, *De la tour blanche aux portes d'Auschwitz: un Juif grec de Salonique se souvient*, L'Harmattan, Paris 2001.

Robert Waitz sottrae delle compresse nell'infermeria delle SS.[74] Ma rubare medicine comporta dei rischi: Alina Brewda viene incarcerata alla fine del mese di luglio 1944 per aver rubato dei farmaci, in particolare della morfina per alleviare le sofferenze delle donne sottoposte a esperimenti medici.[75]

A volte i medici deportati riescono a scambiare farmaci con altri *Reviere*.[76] Zina Morhange ne ottiene clandestinamente attraverso l'intermediazione di un farmacista ebreo polacco del *Revier* maschile: stricnina e vitamine che le consentono di trattare una deportata che soffre di polineurite da avitaminosi.[77] Altri farmaci provengono dai bagagli che i nuovi arrivati lasciano prima di entrare nelle camere a gas. Molti medici che lavorano nel *Sonderkommando*, come Jacques Pach, Miklós Nyiszli (dal giugno 1944) e Paul Bendel (a partire da agosto 1944), si organizzano per trasferirli clandestinamente nel campo.[78] Come racconta Miklós Nyiszli, ogni volta che lui fa visita ai colleghi medici di Birkenau si organizza per portare loro alcuni di quei preziosi medicinali: «Non voglio fare visita alle persone del mio vecchio domicilio, la baracca ospedale n. 12, a mani vuote. Del resto, ciò non sarebbe degno di un uomo del *Sonderkommando*».[79] Czestaw Ostatikowicz testimonia inoltre di come all'ospedale del campo femminile sia stata ottenuta della strumentazione chirurgica attraverso l'intermediazione dei membri del *Sonderkommando*.[80]

Una moneta di scambio

Ma i medici deportati devono anche scegliere a chi destinare i pochi farmaci di cui dispongono, cosa non facile. La dottoressa

[74] Hermann Langbein, *op. cit.*

[75] Ruth Jolanda Weinberger, *op. cit.*; «Clauberg's interrogation», 17 agosto 1956, 2 Js 3484/55; Rubeigh James Minney, *I Shall Fear No Evil. The Story of Dr. Alina Brewda*, William Kimber, London 1966.

[76] Michael Pollak, *op. cit.*

[77] Ivi.

[78] Filip Müller, *op. cit.*

[79] Miklós Nyiszli, *op. cit.*

[80] Hermann Langbein, *op. cit.*

Adélaïde Hautval spiega bene come ogni giorno sia posta di fronte a dilemmi etici quando diverse centinaia di pazienti hanno bisogno di cure.[81] E Sima Vaisman ricorda le tante deportate (con i piedi gelati o delle cancrene) che soffrono terribilmente, supplicando che si diano loro dei farmaci per calmare il dolore.[82] Robert Waitz definisce così il dilemma: «O non fare nulla, come la viltà avrebbe potuto dettare, oppure darsi da fare: ma in questo caso si poteva aiutare soltanto un numero limitato di ammalati e ci si doveva mettere nella posizione di giudice. Si potevano aiutare soltanto quelli che avevano la possibilità di rimettersi fisicamente e moralmente dopo che erano stati aiutati. Fare una simile scelta costituisce per un medico che sia degno del suo nome uno dei problemi più difficili che possa trovarsi davanti».[83] Zina Morhange lo riassume così: «Che cosa potevamo fare con i farmaci che avevamo? O sceglievamo una malata dicendoci: "Lei ha delle possibilità di salvarsi, mentre cosa possiamo fare per quell'altra che è in coma?"».[84] La questione condiziona fortemente i rapporti medico-malato all'interno del *Lager* perché i pazienti non sanno o non vogliono credere che la dotazione di farmaci è estremamente limitata. A volte pensano, a torto, che i medici deportati non facciano tutto ciò che è in loro potere per curarli.

Allora, alcuni medici deportati danno priorità ai *Prominenten* nel riservare i pochi medicinali di cui dispongono.[85] Robert Waitz spiega che potendo somministrare i sulfamidici solo a un malato su dieci affetto da polmonite,[86] essi sono riservati prima di tutto ai privilegiati e agli ariani. In effetti ogni compressa costituisce «un vero e proprio tesoro»[87] e la tentazione di negoziarli può essere grande.

81 Adélaïde Hautval, *op. cit.*

82 Sima Vaisman, *op. cit.*

83 Hermann Langbein, *op. cit.*

84 Michael Pollak, *op. cit.*

85 Bernd C. Wagner, *IG Auschwitz. Zwangsarbeit und Vernichtung von Häftlingen des Lagers Monowitz 1941-1945*, Saur, Munich 2000.

86 Robert Waitz, «Auschwitz III: Monowitz», in *De l'université aux camps de concentration…*, *cit.*

87 Olga Lengyel, *op. cit.*

Zina Morhange vi resiste: nella sua testimonianza ricorda una donna con una patologia dell'orecchio pronta a offrirle un orologio da polso in platino tempestato di brillanti in cambio di un tubetto di ossido di mercurio. Le risponde: «Che cosa volete che me ne faccia del vostro orologio? E poi non c'è niente da fare, ho quel tubetto per tutti i malati, ho solo un tubetto per tutto il campo, non posso darvelo».[88] Olga Lengyel invece ammette di avere accettato una volta di dare due compresse di aspirina a una *Stubenälteste* che ha una malattia benigna dell'orecchio in cambio di gallette di pane e patate saltate con la margarina. Riconosce a posteriori un atteggiamento eticamente inaccettabile: «Abusavamo del potere conferitoci dal nostro ruolo per interesse personale. In circostanze normali, penso che né la mia amica né io saremmo cadute così in basso da compiere un gesto simile».[89]

I farmaci possono quindi essere monetizzati. L'*SS-Rottenführer* Tadeusz Dobrzański, che lavora alla farmacia delle SS, li scambia con dollari e oro rubati dai membri del *Kanada*.[90] Nella sua testimonianza, Sim Kessel ricorda il caso nel 1944 di un deportato parte di un convoglio di 76.000 vittime colto da una crisi di appendicite e salvato grazie alla solidarietà degli altri membri del convoglio: «Uno dei 76.000 era stato vittima di una crisi di appendicite. Si trattava di operarlo o della morte. Tra i medici deportati non mancavano i chirurghi di valore. Mancava solo l'anestetico. Con l'intermediazione di Meister e il pagamento di un'enorme somma in sigarette, i 76.000, che avevano tra loro una solidarietà inaudita, hanno fatto entrare il farmaco nel campo e potuto operare il loro compagno, che è sopravvissuto all'intervento».[91] Ma bisogna aggiungere che una SS, Martin Stockert di Mannheim, si distingue per aver fornito dei farmaci a Felix Amann senza alcuna contropartita.[92] Simone Veil ricorda nella sua testimonianza l'azione straordinaria di un altro membro delle SS che si procura nella città

88 Michael Pollak, *op. cit.*
89 Olga Lengyel, *op. cit.*
90 Hermann Langbein, *op. cit.*
91 Joseph Bialot, *C'est en hiver que les jours rallongent*, Seuil, Paris 2002.
92 Hermann Langbein, *op. cit.*

di Auschwitz dei sulfamidici per curare una deportata polacca che lavorava con lei, permettendole così di guarire.[93]

A volte i medici si fanno pagare anche in farmaci in cambio delle cure che dispensano ai *Prominenten*: secondo Adélaïde Hautval essi costituiscono la «miglior moneta di scambio».[94] Un deportato ebreo slovacco, Rudolf Vrba, racconta perfino di essere stato curato durante il proprio ricovero, dovuto a 47 manganellate ricevute, grazie ai farmaci ottenuti clandestinamente al *Revier* attraverso un *Kapo* del *Kanada*.[95]

Un codice di condotta

Così, per evitare che le cure siano dispensate secondo criteri soggettivi come le contropartite materiali offerte, la nazione di provenienza, la religione praticata o semplicemente la simpatia ispirata, alcuni elaborano un codice di condotta. I medici di Monowitz, per esempio, decidono di somministrare farmaci ai giovani, che hanno più possibilità di sopravvivere.[96] Per esempio, il giovane studente di chimica ventiduenne Roland Hate, che presenta un flemmone al piede, viene notevolmente assistito da Robert Waitz, che lo fa operare: «Il mio alluce era diventato enorme e tutto il resto del piede era infetto. Avevo una leggera anestesia. La sera stessa dell'operazione ricevetti la visita del dottor Waitz, che aveva saputo che ero al KB. Mi diede, con discrezione perché era un favore eccezionale, alcune compresse di sulfamidici che era riuscito a procurarsi per me e, contro ogni aspettativa, sono guarito, probabilmente grazie a quelle compresse».[97]

Il deportato ebreo francese Paul Sternberg ha diciassette anni quando viene ricoverato a più riprese all'HKB di Monowitz. Osserva il comportamento dei medici deportati: «I medici sono arrivati al

[93] Simone Veil, *Une jeunesse au temps de la Shoah*, LGF/ Livre de Poche, Paris 2010.

[94] Adélaïde Hautval, *op. cit.*

[95] Rudolf Vrba e Alan Bestic, *I cannot forgive*, Bantam Books, New York 1964.

[96] Hermann Langbein, *op. cit.*

[97] Cercle d'étude de la déportation et de la Shoah-Amicale d'Auschwitz (a cura di), *Robert Waitz, médecin, résistant, dans les camps d'Auschwitz III (Buna-Monowitz) et de Buchenwald, cit.*

limite estremo del loro potere decisionale. Io sono un privilegiato, faccio parte di quelli che provano ad aiutare a sopravvivere, uno contro i dieci che devono abbandonare alla loro sorte».[98] Quando viene ricoverato per un'erisipela, anche lui gode di un trattamento con sulfamidici che gli consente di rimanere in vita, cosa che lo porterà in seguito ad analizzare nel dettaglio i dilemmi etici che si pongono ai medici deportati, in particolare a Robert Waitz: «Per loro è impossibile salvare o anche solo aiutare tutti. Quali criteri hanno seguito? [...] Le loro scelte sono dettate da età, istruzione, bellezza, condizione sociale, professione o simpatia? Come vivono il rifiuto degli altri, loro che hanno prestato il giuramento di Ippocrate? Dopo la guerra Waitz ha ripreso la sua cattedra alla facoltà di Medicina di Strasburgo. Le domande che ha dovuto porsi credo siano diventate quasi un'ossessione. L'impossibilità materiale è una scusa irrefutabile ma non è una consolazione per il senso di colpa».[99]

Al campo di Fürstengrübe, anche il dottor Simon Lubicz dà la priorità ad aiutare i giovani del *Revier*. Per esempio, ricovera il deportato belga Haïm Vidal Séphiha (di ventun anni) per alcuni giorni affinché possa rimettersi in forze. Aiuta anche Siman-Tov Mahel (in seguito Zvi Michaeli) ricoverandolo quando è allo stremo delle forze.[100] Anche lui ricorda la difficile scelta da compiere quando si hanno farmaci solamente per cinque persone mentre ce ne sono cento al *Revier*: «Curavo i più giovani e robusti di costituzione che per qualche motivo pensavo potessero sopravvivere».[101]

Come distribuire i farmaci?

La dottoressa Ella Lingens riferisce di diversi problemi etici concreti che ha dovuto affrontare. Tenuto conto dei quantitativi ridotti di tonici cardiaci a disposizione, deve optare per una posologia di 6 o 8 millilitri per una donna gravemente malata o suddividere la

98 Paul Steinberg, *Un altro mondo*, TEA, Milano 2000. Traduzione di Dolores Musso.
99 Ivi.
100 https://www.yadvashem.org/yv/en/exhibitions/rescue-by-jews/lubicz.asp
101 «Un juste à Auschwitz», in *La Lettre sépharade*, 1° giugno 1995.

stessa dose tra due donne sofferenti ma in maniera meno grave? La questione di coscienza è ancora più complicata dal momento che la donna gravemente malata ha un'alta probabilità di morire sia se verrà trattata che se non lo sarà, mentre c'è una possibilità che le due donne meno afflitte guariscano spontaneamente senza trattamento.[102] Ella Lingens spiega: «Quando somministravamo farmaci ai malati gravi, correvamo sempre il rischio di vederli morire comunque, mentre lo stato di salute dei malati lievi e non trattati, nel caso rifiutassimo loro i medicinali che potevano guarirli, peggiorava e morivano anch'essi. Pur limitando la somministrazione dei farmaci ai casi con una prospettiva di guarigione (come regola generale a malati tra i venti e i trentacinque anni), bisognava compiere delle scelte».[103] La situazione provoca sensi di colpa e frustrazione, come sottolinea Adélaïde Hautval: «Una fiala per diverse centinaia di malati. Sapete che cosa significa?».

Di conseguenza molti medici si pongono questa domanda: è meglio dare venti compresse di sulfamidici a una sola persona ed essere certi che guarirà dopo alcuni giorni di cura o è meglio suddividerle tra due o tre persone, anche a rischio di non guarirne nessuna?

NESSUN COMPROMESSO CON IL NEMICO

La maggior parte dei medici deportati nutre odio e disprezzo per i medici delle SS a causa del loro atteggiamento criminale. Comprende di dover evitare qualunque compromesso di fronte a uomini che violano quotidianamente l'etica medica. D'altra parte si rende conto di dover utilizzare il poco potere che ha all'interno del campo per fare tutto ciò che può per salvare la vita degli altri deportati contro ogni previsione.

Ogni mezzo è buono per salvare delle vite

Alcuni compiono sforzi incredibili fino alla fine per cercare di salvare delle vite. A volte tentano di far sparire le matricole dei nuovi selezionati rimpiazzandole con quelle di persone già morte. Otto

102 Ella Lingens-Reiner, *op. cit.*

103 Deposizione di Ella Lingens-Reiner, il 28 settembre 1970, Procedura Auschwitz, f. 884; citata in Ernst Klee, *Auschwitz, die NS-Medizin und ihre Opfer*, *cit.*

Wolken, per esempio, sottrae sotto gli occhi di un medico delle SS una pila di schede di deportati destinati alla camera a gas.[104] Tuttavia, una volta che il medico delle SS ha preso la sua decisione, è estremamente difficile fargli cambiare opinione. Igor Bistric, segretario dell'HKB di Auschwitz I (*Stammlager*), racconta di avere chiesto invano al dottor Fritz Klein, che ha compiuto gli studi presso la facoltà di medicina di Budapest, di cancellare il nome di un ebreo ungherese.[105, 106]

Robert Lévy invece riesce nonostante tutto a far cancellare un nome a Mengele, convincendolo che l'interessato sarà presto di nuovo in grado di lavorare.[107] Julius Paltiel, un norvegese di diciannove anni, vede il proprio nome cancellato diverse volte dalla lista grazie all'intervento di un detenuto tedesco, Arthur Posnanski.[108] Allo stesso modo la belga Hélène Gancarska e la sua amica francese Janine Frydman, selezionate nel *Revier*, vengono salvate dall'interprete belga Mala Zimetbaum,[109] che le trucca, mette loro dei fazzoletti puliti sulla testa e le fa passare per studentesse di medicina.[110]

A volte è possibile anche salvare delle vite corrompendo delle SS. Robert Waitz riferisce che un malato affetto da nefrite cronica e destinato alla camera a gas viene risparmiato dopo aver dato 100 dollari allo *Sanitätsdienstgrad* di Monowitz, Gerhard Neubert.[111] Secondo Jan Trajster, lo stesso Neubert accetta di cancellare dalla lista dei selezionati un deportato ebreo francese, tale Zawadzki, per 50 dollari e un litro di schnaps. E a Monowitz Léon Stasiak riesce a salvare un deportato offrendo 10 dollari a un membro delle SS.

[104] Robert Jay Lifton, *op. cit.*

[105] Il medico SS avrà in seguito dei rimorsi? È impossibile dirlo, anche se Igor Bistric racconta: «Dopo di ciò, Klein non osava neanche più guardarmi in faccia».

[106] Hermann Langbein, *op. cit.*

[107] Ivi.

[108] http://www.wollheim-memorial.de/en/julius_paltiel_19242008#cite_a

[109] Mala Zimetbaum è una giovane ebrea belga arrestata il 2 luglio 1942 e poi deportata il 15 settembre dello stesso anno con il convoglio partito da Malines. Evade dal campo di Auschwitz-Birkenau con Edziu Galinksi ma viene catturata nuovamente e giustiziata il 15 settembre 1944.

[110] Marek Halter, *Les Révoltés de la Shoah, témoignages et récits*, Omnibus, Paris 2010.

[111] Hermann Langbein, *op. cit.*

Un esempio di rispetto dell'etica: Adélaïde Hautval

La dottoressa Adélaïde Hautval si distingue per il comportamento esemplare nel corso dei mesi trascorsi ad Auschwitz. Viene assegnata come medico al blocco 10 nel marzo 1943 dal medico capo delle SS (*SS-Standortarzt*) Eduard Wirths ed è una dei principali testimoni degli esperimenti dei medici delle SS di Auschwitz.[112] Adélaïde Hautval dimostra un coraggio notevole e un comportamento del tutto adeguato alla sua etica; è nota per il rifiuto di partecipare agli esperimenti compiuti dal dottor Wirths. Ritiene che gli interventi di quest'ultimo siano «opera di un macellaio» e gli rimprovera di svolgere gli esperimenti con un «completo disprezzo del rispetto dell'uomo».[113] Si rende conto gradualmente dell'altissima frequenza di emorragie postoperatorie prolungate nei soggetti degli esperimenti, emorragie che li indeboliscono in maniera considerevole, aumentando così il rischio che siano mandati alla camera a gas.[114] Non accetta quindi di eseguire anestesie durante gli interventi del dottor Samuel, né di asportare larga parte della cervice quando basterebbe una semplice biopsia. In seguito rifiuta di proseguire l'attività in un contesto così particolare: «Ho deciso. Non posso più prestarmi a eseguire gli ordini». Quando il dottor Wirths le chiede spiegazioni, si giustifica dicendo: «Va contro le mie convinzioni».[115] La sua reticenza sorprende il medico che si stupisce che «un medico psichiatra [si opponga] a un metodo di selezione destinato a proteggere la razza». Al che lei risponde: «Non abbiamo il diritto di disporre della vita e della sorte altrui». E quando Wirths le chiede: «Quindi non vede che questa gente [gli ebrei] è diversa

[112] Ne parla per la prima volta nel 1946 nella tesi di Medicina di André Lettich, poi nel 1964 quando viene sentita come testimone nel processo per diffamazione intentato contro Leon Uris (autore del romanzo *Exodus*) e infine in un'opera scritta nel 1946 e pubblicata dopo la sua morte: *Médecine et crimes contre l'humanité* (Éditions du Félin, Paris 1991).

[113] Adélaïde Hautval, *op. cit.*

[114] André Lettich, *op. cit.*

[115] Bruno Halioua e Georges Hauptmann, «Adélaïde Hautval (1906-1988): Une personnalité médicale exemplaire», in *La Presse médicale*, 44, n. 12P1, dicembre 2015.

da lei?», replica: «Non ho potuto fare a meno di rispondere che in quel campo molta gente era diversa da me, come lui per esempio».

In occasione del processo Dering a Londra, il giudice Lawton ritiene che questa risposta, definita fulminante, rimarrà impressa per molti anni nella memoria dei giurati. L'atteggiamento di Adélaïde Hautval contrasta con quello di altri medici deportati che considerano preferibile adottare un atteggiamento di compromesso. Tuttavia aggiunge: «Ammetto che essendo stata messa di fronte a tale scelta a più riprese, è stato sempre più difficile dare una risposta netta di rifiuto, sentendomi una che racconta storie. Ma la diplomazia non è il mio forte. Inoltre, il rifiuto è efficace solo se è di massa».

Come rappresaglia per aver rifiutato di obbedire a un medico delle SS, Adélaïde Hautval viene rimandata al campo di Birkenau. La sanzione avrebbe potuto essere più severa, cosa che non manca di stupirla: «Con mio grande stupore, il dottor Wirths non reagì nonostante la presenza di testimoni suoi inferiori gerarchici». Saprà in seguito di avere beneficiato dell'aiuto della resistenza clandestina del campo di Auschwitz e in particolare di Orli Reichert-Wald, *Lagerälteste* («responsabile») del *Revier* avvisata da una *Schreiberin* («segretaria») della Gestapo del campo, che le evita il trasferimento nel blocco 11 dove si svolgono le esecuzioni. Adélaïde Hautval si chiederà in seguito come abbia potuto scampare al blocco 11 e se sia stata salvata al posto di un'altra deportata: «Orly [Orli] non mi ha dato spiegazioni sul modo in cui aveva "organizzato" la questione. E se qualcun altro fosse stato portato al blocco 11 al posto mio e giustiziato? Non gliel'ho chiesto».

Durante la permanenza ad Auschwitz, Adélaïde Hautval si distingue anche opponendosi a Mengele. Quando gli chiede: «Quest'ordine è definitivo?», lui risponde: «I miei ordini sono sempre definitivi». Ciononostante lei rifiuta e sembra che Mengele abbia reagito così: «Non posso costringerla a fare ciò che non vuole».[116]

[116] Adélaïde Hautval, *op. cit.*

TERZA PARTE
LA ZONA GRIGIA

9 · COSTRETTI A COLLABORARE

«Prima di discutere partitamente i motivi che hanno spinto alcuni prigionieri a collaborare in varia misura con l'autorità dei *Lager* [...] deve essere chiaro che la massima colpa pesa sul sistema, sulla struttura stessa dello Stato totalitario; il concorso alla colpa da parte dei singoli collaboratori grandi e piccoli (mai simpatici, mai trasparenti!) è sempre difficile da valutare.»

Primo Levi[1]

I medici deportati sono consapevoli della fragilità della loro posizione all'interno della gerarchia del campo; non si fanno nessuna illusione sulla propria situazione. Sanno che il medico delle SS da cui dipendono dispone del potere di vita e di morte, e che nessuno è al riparo dai suoi capricci... Per conservare il posto e salvare delle vite, i medici deportati devono quindi fingere di collaborare attivamente con i medici nazisti, cosa che li porta ad assumere dei comportamenti che possono dare adito a confusione e sembrare ambigui. Inoltre, medici delle SS e deportati hanno alcune cose in comune: hanno praticamente la stessa età, hanno compiuto gli stessi studi e prestato obbedienza al giuramento di Ippocrate. Tuttavia i medici delle SS hanno una concezione radicalmente diversa della pratica medica: il loro scopo è uccidere, mentre i medici deportati cercano di salvare delle vite.[2]

1 Primo Levi, *I sommersi e i salvati*, *cit.*

2 Robert Jay Lifton, *op. cit.*

UNA COLLABORAZIONE OBBLIGATA CON I MEDICI DELLE SS

A partire dal 1943, il coinvolgimento dei medici deportati nell'organizzazione medica di Auschwitz ha una conseguenza di rilievo: un cambiamento radicale nel loro rapporto con i medici nazisti. Questi ultimi non sono abbastanza numerosi (non saranno mai più di sette o otto, come abbiamo visto) neanche aggiungendovi quelli che compiono esperimenti medici o che lavorano alle dipendenze dell'Istituto d'igiene delle *Waffen-SS* (come il laboratorio Rajsko). Pertanto i medici deportati si dimostrano indispensabili. Ma come possono esercitare il proprio mestiere conservando integrità ed etica mentre affiancano i medici delle SS?

Il senso di colpa dei medici privilegiati

Integrando il *Revier*, i medici si rendono conto di non fare più parte della stragrande maggioranza dei deportati condannati a morire in tempi più o meno brevi. Louis Micheels spiega che diventare medico deportato dà anche la sensazione di appartenere «alle fasce più elevate dell'alta borghesia del campo».[3] Inoltre, come abbiamo visto, godono anche di numerosi vantaggi (migliore igiene, migliore alimentazione ecc.). I medici si uniscono quindi con completa cognizione di causa a quella frangia che collabora con le autorità SS per garantire il buon funzionamento del campo. Ella Lingens è perfettamente consapevole della situazione ambigua: «Perché io avevo una funzione che costituiva una parte dell'apparato costruito dalle SS affinché il *Lager* non precipitasse nel caos e per evitare che di lì non riuscisse più a ricavare alcun servizio».[4] Primo Levi ha descritto magistralmente la posizione particolare, occupata da un certo numero di deportati all'interno del *Lager*, con la «classe ibrida dei prigionieri-funzionari [che] ne costituisce l'ossatura, e insieme l'elemento più inquietante. È una zona grigia, dai contorni mal definiti, che insieme separa e congiunge i due campi dei padroni e dei servi».[5]

[3] Louis J. Micheels, *op. cit.*

[4] Hermann Langbein, *op. cit.*

[5] Primo Levi, *I sommersi e i salvati*, *cit.*

L'accesso a quelle posizioni ambite non ha un carattere definitivo, cosa che spiega in gran parte la docilità e la sottomissione all'ordine stabilito dimostrate da molti. In effetti i candidati ai posti di *Prominenten* sono numerosi, ma gli eletti pochi. Quanti medici deportati non hanno potuto integrare i *Reviere* e hanno dovuto continuare a lavorare in *Kommandos* massacranti? Quanti, al contrario, li hanno integrati ma non hanno saputo conservare il posto e ne hanno pagato il prezzo? Un medico deportato ebreo racconta di come un giorno è riuscito a entrare all'Istituto di igiene di Rajsko dopo avere svolto un esame che consisteva nel realizzare un grafico accurato a partire dai dati numerici di un lavoro di laboratorio per il medico delle SS Bruno Weber. A posteriori proverà un senso di colpa nei confronti di un collega francese morto perché il suo grafico non era preciso e mostrava tracce di cancellatura.[6]

«Uno sconosciuto è morto al mio posto»

L'impressione di essere sopravvissuti ottenendo una posizione al posto di un altro viene ricordata di rado dagli ex deportati. Eppure questa delicata questione suscita un sentimento amaro in molti sopravvissuti, come Elie Wiesel, che in seguito ricorderà: «Io vivo, dunque sono colpevole. Io sono ancora qui perché un amico, un camerata, uno sconosciuto è morto al mio posto».[7] Per alcuni medici deportati il senso di colpa sarà persistente, come per esempio per Ella Lingens, che è uno dei pochi medici ad aver osato parlare di questa problematica: «E ciascuno di noi che è ritornato non va forse in giro con un senso di colpa che invece i nostri sbirri avvertono così di rado e che deriva dal dubbio: "io sono vivo perché gli altri sono morti al posto mio? Perché io avevo un letto con due coperte solo per me benché sapessi che alcune donne dormivano in quattro in una sola branda e con una sola coperta, senza mai poter prendere sonno? Perché io potevo mangiare una doppia razione di pane dato che era stata richiesta per il blocco la parte di quelli ammalati che, ormai privi

[6] Robert Jay Lifton, *op. cit.*
[7] Hermann Langbein, *op. cit.*

di conoscenza, non potessero più mangiarla? Perché una paziente che lavorava nel magazzino degli effetti personali, mi aveva procurato in segno di gratitudine un paio di caldi stivali di feltro mentre la gran massa delle internate si piagava i piedi gelati negli zoccoli di legno?».[8]

Anche Primo Levi ha riflettuto a lungo sulla fortuna che ha avuto nell'ottenere un posto da chimico con i vantaggi materiali che ciò comportava: «Hai vergogna perché sei vivo al posto di un altro? [...] ti esamini, passi in rassegna i tuoi ricordi, sperando di ritrovarli tutti, e che nessuno di loro si sia mascherato o travestito; no, non trovi trasgressioni palesi, non hai soppiantato nessuno, non hai picchiato (ma ne avresti avuto la forza?), non hai accettato cariche (ma non ti sono state offerte...), non hai rubato il pane di nessuno; tuttavia non lo puoi escludere. È solo una supposizione, anzi, l'ombra di un sospetto: che ognuno sia il Caino di suo fratello, che ognuno di noi (ma questa volta dico "noi" in un senso molto ampio, anzi universale) abbia soppiantato il suo prossimo, e viva in vece sua. È una supposizione, ma rode; si è annidata profonda, come un tarlo; non si vede dal di fuori, ma rode e stride».[9]

Odiato dagli altri

L'accesso a un posto di medico deportato offre dei vantaggi e permette di consolidare una rete di relazioni con gli altri *Prominenten*. Questa posizione invidiabile ha tuttavia un inconveniente: suscita enormi gelosie e odio, come si rende conto Myriam David, una dottoressa deportata ebrea francese: «Il medico sul posto diventava per le internate un personaggio potente che poteva salvarle, almeno così credevano, o ributtarle nel campo. Il medico passava nel campo delle detenute al potere: la *Blockälteste*, i *Kapos*, in pratica tutti quei piccoli o grandi capi che sappiamo furono investiti dell'odio delle altre detenute che arrivavano a dimenticare o addirittura preferire le SS che, da parte loro, non intervenivano direttamente».[10] A volte

[8] Ivi.

[9] Primo Levi, *I sommersi e i salvati*, *cit.*

[10] Christian Bernadac, *op. cit.*

il loro atteggiamento è frainteso dalle altre deportate (in particolare da quelle che curano), che dopo la guerra formuleranno nei loro confronti delle critiche estremamente violente.

L'istituzione di una gerarchia concentrazionaria volta a mettere i deportati gli uni contro gli altri è parte di una strategia deliberata da parte delle autorità del campo. Il sistema favorisce coloro che hanno una matricola vecchia e sono sopravvissuti al primo periodo di Auschwitz, assegnandoli in maniera privilegiata a dei lavori meno sfiancanti o a dei posti di *Prominenten*. Nei loro confronti viene manifestato un grande rispetto, dovuto alla capacità di resistenza fisica e alla scaltrezza di cui hanno dato prova per sopportare le sofferenze. Secondo Louis Micheels, l'«anziano» gode di una «certa ammirazione» perché è considerato «qualcuno che [ha] dell'esperienza: [è] una certa forma di distinzione».[11] Al contrario, le matricole recenti con i numeri più elevati sono a volte oggetto di sarcasmo e scherno, come sottolinea Primo Levi.[12] Gli «anziani» godono allora di vantaggi a spese degli *Zugänge*: un'impostazione che contribuisce ad aggravare le discriminazioni e le persecuzioni per la stragrande maggioranza dei deportati. Questa situazione permette di evitare ogni manifestazione di solidarietà e, di conseguenza, lo sviluppo di qualunque spirito di resistenza. Il comandante di Auschwitz Rudolf Höss ha ben compreso l'interesse di quel metodo, come racconterà dopo la guerra: «Nessuna direzione di *Lager*, per quanto forte ed energica, sarebbe riuscita a tenere imbrigliate e a dirigere migliaia di internati se i contrasti interni dei vari gruppi non fossero stati strumentalizzati a questo fine».[13]

RAPPORTI TRA COLLEGHI DELLE SS E DEPORTATI

A poco a poco ad Auschwitz tra alcuni medici delle SS e alcuni medici deportati si instaura una vera e propria relazione di dipendenza, e a volte anche di familiarità. La situazione sembra

[11] Louis J. Micheels, *op. cit.*

[12] Primo Levi, *I sommersi e i salvati*, *cit.*

[13] Hermann Langbein, *op. cit.*

paradossale se analizzata a posteriori. A tal proposito il sociologo austriaco Michael Pollak ricorda che i medici delle SS proteggono gelosamente il *Revier* di cui sono responsabili da ogni ingerenza esterna.[14] Non esitano a dedicarsi a una vera e propria difesa del «loro» personale, il cui destino dipende dalla loro buona volontà. In questa logica esigono per esempio che i medici deportati che lavorano direttamente ai loro ordini abbiano i capelli corti ma non rasati, per poterli differenziare in maniera evidente dagli *Untermenschen*.[15] Tutto ciò non impedisce loro di esprimere un certo disprezzo verso i medici deportati, come è il caso di Friedrich Entress che li ignora completamente, come se si trattasse di «non-esseri».[16]

La doppiezza dei medici delle SS

Tuttavia alcuni medici delle SS cercano di far credere ai medici deportati di essere interessati ai prigionieri ricoverati nei *Reviere*. Come si può spiegare quest'atteggiamento ambivalente? Sembra che alcuni medici nazisti siano del tutto consapevoli della sconfitta a più o meno lungo termine del Terzo Reich e dell'immensità dei crimini compiuti all'interno del campo di Auschwitz-Birkenau. Probabilmente cercano di garantirsi delle testimonianze favorevoli tra i medici deportati. Si può anche pensare che i medici delle SS conservino una curiosità di ordine medico che li spinga a interessarsi alle malattie presentate dai deportati. È il caso, in particolare, di Josef Mengele. Secondo il dottor Aron Bejlin, durante le visite al *Revier* capita che Mengele discuta con i medici deportati delle diagnosi che hanno considerato.[17] Evidentemente sta cercando di dare l'impressione di non essere un assassino quanto invece un medico curioso e scrupoloso. Alcuni medici deportati vengono peraltro ingannati da questo comportamento. Ciò spiega alcune testimonianze relativa-

[14] Michael Pollak, *op. cit.*

[15] Ivi.

[16] Robert Jay Lifton, *op. cit.*

[17] Deposizione di Aron Bejlin, il 28 agosto 1962, Procedura Auschwitz, 4 Js 1031/61 OstA Ffm, f. 13358 *sq.*; citata in Ernst Klee, *Auschwitz, die NS-Medizin und ihre Opfer*, *cit.*

mente favorevoli a suo riguardo, come quella di Michel Schekter:[18] «Era un uomo tra i trenta e i quarant'anni, bruno, magro, gran lavoratore, che aveva compiuto gli studi in Inghilterra e che si comportava nei nostri confronti con molta correttezza. Quando parlavamo con lui avevamo l'impressione di un vero uomo di mondo».[19] Per Sigismond Hirsch, Mengele è «molto intelligente» e ha «anche delle conoscenze mediche notevoli per un medico generalista».[20] Ma altri medici non sono ingenui e sono particolarmente diffidenti nei suoi confronti. La dottoressa Ella Lingens lo considera «un uomo molto intelligente e colto, cinico e freddo».[21] Anche Rudolf Vitek lo giudica estremamente brillante ma «fanatico nazista».[22] E per Adélaïde Hautval è «uno squilibrato, un uomo pericoloso. È senza scrupoli, gioca con le vite umane come un gatto coi topi».[23] Michel Schekter, assegnato il 5 giugno 1944 al campo degli zingari sotto gli ordini di Josef Mengele, è testimone della doppiezza di quest'ultimo, che dà prova in maniera sorprendente di una certa empatia nei confronti degli zingari. Di fronte ai medici deportati commisera la loro sorte e non esita a rimproverarli severamente accusandoli di fornire una cattiva assistenza medica.[24] Mengele vuole anche dare l'impressione di interessarsi al benessere dei bambini zingari. Consente l'apertura di un *Kindergarten* (una sorta di asilo) e di una scuola materna per accogliere i bambini con meno di sei anni. Numerosi deportati testimoniano delle attenzioni che ha per loro, cosa che gli vale una certa popolarità e il soprannome di «papà», o «zio».[25] L'SS porta

[18] Medico ebreo francese di origine rumena (nato il 14 novembre 1898 a Galatz), deportato ad Auschwitz il 23 settembre 1942 con il convoglio n. 36 partito da Drancy.

[19] Verbale dell'udienza di Michel Sheckter, *doc. cit.*

[20] Jean-Raphaël Hirsch, *op. cit.*

[21] Deposizione di Ella Lingens-Reiner, il 22 febbraio 1962, Procedura Auschwitz, 4 Js 1031/61 OstA Ffm, f. 13358 *sq.*; citata in Ernst Klee, *Auschwitz, die NS-Medizin und ihre Opfer, cit.*

[22] Hermann Langbein, *op. cit.*

[23] Adélaïde Hautval, *op. cit.*

[24] Verbale dell'udienza di Michel Sheckter, *doc. cit.*

[25] Deposizione di Czeław Głowacki, il 13 aprile 1972, Procedura Mengele, 10, f. 155; citata in Ernst Klee, *Auschwitz, die NS-Medizin und ihre Opfer, cit.*

loro anche dei giocattoli, presi ai bambini ebrei che ha mandato alla camera a gas, si preoccupa della loro alimentazione e distribuisce caramelle. Lucie Adelsberger racconta: «Per questo, appena arrivava il medico del *Lager* i bambini erano raggianti. Una caramella e dimenticavano le loro sofferenze».[26]

Mengele e i medici deportati

La presunta benevolenza di Mengele verso alcuni detenuti (ma soprattutto la sua reale sete di conoscenza) lo porta a opporsi ad alcuni medici deportati e alle loro diagnosi, come raccontato dal medico ebreo ceco Rudolf Vitek. Quest'ultimo descrive la partenza in macchina con Mengele dei gemelli zingari Dieter e Hans Schmidt, di tre anni e mezzo. Al ritorno Mengele tratta il medico deportato Benno Heller da «pessimo tirocinante» perché ha segnato un esame polmonare normale mentre l'autopsia condotta ha evidenziato delle anomalie in Dieter. In questo modo il cinismo e il machiavellismo di Mengele lo portano a far uccidere due bambini solo per comparare i loro organi e confermare una diagnosi.[27] Anche il dottor Michel Schekter si è fatto riprendere severamente da Mengele dopo un'autopsia per non avere menzionato nelle cartelle mediche che due bambini erano affetti da tubercolosi polmonare: «Merita degli schiaffi, ma il suo viso è troppo sporco per le mie mani».[28] A partire da maggio 1944, Josef Mengele raggruppa in una baracca del campo femminile le gemelle che ha selezionato per i suoi esperimenti. Per realizzare le sue ricerche ha creato una squadra con i migliori specialisti nel campo di Birkenau. Tra lui e i medici deportati che partecipano ai suoi lavori si instaurano perfino dei rapporti stretti, cosa che può sembrare sorprendente nel campo di Auschwitz. Tuttavia è comprensibile se si considera che Mengele è consapevole di come le competenze dei colleghi deportati possano permettergli di progredire molto nelle ricerche.

[26] Hermann Langbein, *op. cit.*

[27] Ivi.

[28] Verbale dell'udienza di Michel Sheckter, *doc. cit.*

Organizza quindi delle specie di seminari in cui i medici alle sue dipendenze espongono i risultati degli esami eseguiti. Ciò gli dà l'illusione di dirigere un organismo di ricerca. Tuttavia, come spiegato da Sigismond Hirsch: «Il lavoro che svolgevamo non era sufficiente per delle ricerche scientifiche. Invece di fondare le osservazioni su basi solide voleva solo confermare le sue idee preconcette».[29]

Inoltre Josef Mengele è conscio di sfruttare le conoscenze scientifiche del dottor Nyiszli, incaricato di eseguire le autopsie. Si instaura allora automaticamente una certa cooperazione tra loro: «Passo un lungo pomeriggio a discutere con il dottor Mengele per chiarire alcuni problemi oscuri. Nella sala autopsie e nel laboratorio non sono più l'umile prigioniero del KZ, ma sostengo e spiego il mio punto di vista come in un collegio medico dove sarei trattato da pari a pari. Contraddico il dottor Mengele se non sono d'accordo con una delle sue ipotesi».[30] Nyiszli non si fa nessuna illusione sulla natura eccezionale dei rapporti che intrattiene con colui che è stato soprannominato l'«angelo della morte»: «Conosco bene gli uomini. Mi sembra che un atteggiamento fermo, frasi misurate e silenzi prolungati siano le qualità con cui sono arrivato a farmi offrire, nel corso di una discussione animata, una sigaretta dal dottor Mengele e a farmi salutare prima di andare via». Nyiszli sottolinea anche quanto Mengele sia esigente nei confronti dei medici che partecipano alle ricerche. Riporta per esempio la sua reazione quando si accorge di una macchia di grasso su una delle cartelle mediche create nell'ambito dello studio sulla gemellarità: «Il dottor Mengele mi lancia uno sguardo di rimprovero e mi dice, con la massima serietà: "Come può agire in modo così noncurante con delle cartelle che ho raccolto con così tanto amore!". La parola "amore" è appena uscita dalle labbra del dottor Mengele. Sono così stupito che non riesco a pronunciare una sola parola per rispondergli».[31]

Nondimeno, nella sua testimonianza, Sigismond Hirsch insiste sul rispetto dei principi etici da parte dei medici impiegati

[29] Jean-Raphaël Hirsch, *op. cit.*
[30] Miklós Nyiszli, *op. cit.*
[31] Ivi.

da Mengele: «Testimonio di non aver mai visto nessun collega reclutato da Mengele commettere davanti a me atti reprensibili o di collaborazione con quel folle assassino, atti che avrebbero potuto nuocere a uno dei nostri compagni. Anzi, al contrario, a volte ci assumevamo dei rischi estremi per cercare di salvarli».[32]

Presunti sentimenti di fraternità

Alcuni medici delle SS sembrano tuttavia rispettare davvero lo status di medici dei colleghi deportati, cosa che lascia pensare che tra le SS e i deportati avrebbero potuto esistere delle relazioni di fraternità se non si fossero incontrati in un campo di sterminio. Ma la maggior parte dei medici deportati offre una considerazione «di facciata», per loro la fraternità sembra impossibile considerato l'odio che nutrono verso i medici delle SS, che hanno centinaia se non migliaia di omicidi sulla coscienza. Come riporta Léon Greif, i medici deportati non si fanno ingannare dall'atteggiamento ipocrita del dottor Fritz Klein quando annuncia loro che devono considerarlo «come un collega e non come un nemico».[33] Perché si comporta in quel modo? Si ricorda di avere a che fare con medici come lui? Forse. In ogni caso Olga Lengyel, che ciononostante lo considera come «uno dei ferventi zeloti» tra i nazisti, riferisce che è capitato la proteggesse di fronte ad altre SS e che le portasse dei farmaci per i suoi pazienti, anche se in loro vedeva solamente «degli esseri di forma umana ma senza qualità umane» e «dei potenziali inquinatori della razza germanica».[34] Anche il dottor Franz von Bodmann si distingue dimostrando benevolenza verso i colleghi detenuti.[35]

Il dottor Hans Münch, da parte sua, sembra essere irreprensibile nei confronti dei medici deportati, come riferisce Marc Klein: «Verso gli internati era relativamente cordiale, cosa che era rara anche

[32] Jean-Raphaël Hirsch, *op. cit.*
[33] Verbale dell'udienza di Léon Greif, *doc. cit.*
[34] Olga Lengyel, *op. cit.*
[35] Frediano Sessi, *op. cit.*

se non proprio unica».[36] Il dottor Rudolf Horstmann[37] è, secondo il dottor Wolken, uno dei pochi medici delle SS a interessarsi allo stato di salute dei deportati: «[Era] straordinariamente interessato alla medicina, si faceva presentare i casi uno dopo l'altro in occasione della visita e si pronunciava sui singoli casi, un modo del tutto nuovo di affrontare le cose, per presentarli in occasione della riunione settimanale dei medici. A quelle riunioni erano invitati anche i medici, uomini e donne, degli altri settori del campo e perfino i medici detenuti».[38]

Anche il dottor Franz Lucas ha un comportamento corretto, come attestato dal dottor Władysław Fejkiel, dal professor Berthold Epstein (di Praga) e soprattutto dal dottor Tadeusz Śnieszko. Quest'ultimo si ricorderà di quanto dichiarato da Franz Lucas un giorno, dopo avere riunito i medici del campo degli zingari: «Disse che gli era chiaro che noi eravamo in una situazione difficile che egli non poteva però cambiare. Egli era convinto che noi non fossimo affatto dei delinquenti; come medico ci riteneva suoi colleghi e aveva intenzione di fare tutto quello che era in suo potere per aiutare gli ammalati e il personale d'assistenza. E in effetti egli poi fece tutto quello che poté».[39] Infine, un *Sanitätsdienstgefreiter*, il *SS-Rottenführer* Walter Flagge, si distingue per la gentilezza nei confronti delle donne deportate. Fa arrivare loro delle razioni supplementari e le dispensa dal lavoro quando soffrono per il ciclo. Questo infermiere, che le prigioniere chiamano «papà», sarebbe rimasto nelle SS per aiutare le vittime.[40] Il caso del dottor Werner Rohde è invece particolare, perché Rohde è stato collega della dottoressa deportata Ella Lingens all'Università di Marburgo.[41] La salva anche quando contrae

36 Hermann Langbein, *op. cit.*

37 *Hauptsturmführer* nato a Berlino nel 1913. Viene assegnato al campo di Auschwitz-Birkenau a partire dal 1944, dopo avere prestato servizio a Sachsenhausen.

38 Deposizione di Otto Wolken, il 14 novembre 1960, Procedura Auschwitz; citata in Ernst Klee, *Auschwitz, die NS-Medizin und ihre Opfer*, *cit.*

39 Hermann Langbein, *op. cit.*

40 Yves Ternon e Socrate Helman, *op. cit.*

41 Ivi.

il tifo, dicendole: «Non posso lasciarti sfiorire in questo schifo».[42] Gode di una buona reputazione tra i colleghi di sventura.[43]

PARTECIPARE ALLE SELEZIONI NEL REVIER

I principi etici che si rispettano come esseri umani e, a maggior ragione, come medici, si possono ancora applicare quando ci si trova a confrontarsi con problemi mai incontrati prima? E quando si vive una situazione che sembra senza uscita e di fronte alla quale si è completamente impotenti? In questi casi, il rischio è proprio quello di rinunciare a qualunque forma di morale.[44]

Bisogna accettare di indicare i malati?

La selezione nei blocchi medici è uno dei principali dilemmi con cui i medici deportati devono confrontarsi: questi ultimi si sforzano disperatamente di salvare i malati mentre i medici delle SS cercano di coinvolgerli nella loro morte. I medici deportati devono forse fare finta di collaborare, cosa che potrebbe consentire loro di disporre di un certo margine di manovra per salvare alcuni prigionieri? O devono rifiutare ogni collaborazione, con la conseguente totale incapacità di influire sul processo decisionale?

Il coinvolgimento nella selezione è perfettamente illustrato dal modo in cui si svolge nel *Revier* di Monowitz. Come riferito dal professor Robert Waitz, in genere il medico delle SS chiede semplicemente che gli siano «presentati i malati». Il medico deportato svolge così indirettamente un ruolo importante nel processo di selezione, perché è incaricato di mostrare al collega i malati il cui rendimento futuro rischia di essere insufficiente, in particolare coloro che devono rimanere ricoverati tre o quattro settimane, come gli AK (*Allgemeine Körperschwäche*), sarebbe a dire chi si trova in uno stato di declino fisico abbastanza pronunciato e chi è affetto

[42] Dieter Schlesak, *Il farmacista di Auschwitz*, Garzanti, Milano 2011. Traduzione di Tomaso Cavallo.
[43] Yves Ternon e Socrate Helman, *op. cit.*
[44] Ivi.

da malattie infettive gravi.[45] Naturalmente i medici deportati non si fanno ingannare: sanno perfettamente che i detenuti giudicati troppo deboli per lavorare rischiano di essere mandati alla camera a gas dalle SS.

D'altro canto i medici deportati capiscono presto che i colleghi delle SS vogliono che prendano parte in maniera attiva alle selezioni. Devono quindi accettare o no? Durante una selezione al blocco 27, la prima domenica di ottobre 1942, mentre è in corso un'epidemia di tifo nel campo femminile di Birkenau, le infermiere si rifiutano categoricamente di indicare le 55 malate più gravi, che devono, come è stato detto loro, essere mandate in un altro campo per essere curate. Di fronte al rifiuto di obbedire, il medico delle SS sceglie lui stesso 55 malate e indica inoltre alcune infermiere che dovranno formare una catena per impedirne la fuga e aiutare quelle incapaci di muoversi a salire sui camion che le porteranno alla camera a gas.[46] La maggior parte del tempo, le autorità esigono che i membri del personale del *Revier* riuniscano nei camion il numero esatto di deportati selezionati, minacciandoli nel mentre di prendere tra di loro il numero di persone mancante.[47] Così, Eddy de Wind ritiene che «ribellarsi o semplicemente mostrare compassione sarebbe un suicidio».[48] Riporta inoltre il caso di un infermiere che ha osato protestare ed è stato mandato alla camera a gas con i malati per punizione.

La testimonianza del dottor Otto Wolken trasmette la portata del dilemma e mostra fino a che punto possano essere gravi le conseguenze di una scelta sbagliata. Un giorno l'*SS-Arzt* Erwin von Helmersen esige che Wolken gli dia una lista di deportati inabili al lavoro. Quest'ultimo, avendo capito che tutti i deportati di cui farà il nome saranno condannati a essere uccisi, si limita a dargli una

45 Robert Waitz, «Auschwitz III: Monowitz», in *De l'université aux camps de concentration..., cit.*

46 Testimonianza di B. Falk, in *Témoignages sur Auschwitz, cit.*

47 Hermann Langbein, *op. cit.*

48 Eddy de Wind, *Ultima fermata Auschwitz: come sono sopravvissuto all'orrore 1943-1945*, Rizzoli, Milano 2020.

lista di 40 persone in fin di vita e di detenuti non ebrei esenti dalla condanna alla camera a gas. Di fronte a questa manifesta mancanza di collaborazione, Helmersen seleziona autonomamente 300 vittime. Ciò vale a Otto Wolken aspri rimproveri da parte dei colleghi poiché essi ritengono che avrebbe potuto evitare la morte di 200 persone dando una lista di 100 nomi. Otto Wolken si giustifica così: «In quella discussione ho dichiarato esplicitamente che, da parte mia, non riuscivo ad accettare l'idea di mandare a morte della gente con piena cognizione di causa».[49] Non avendo scelta, medici deportati e infermieri le cui vite sono minacciate partecipano quindi spesso all'invio alla camera a gas di altri detenuti.

Nel «corridoio della morte»

Una volta terminata la selezione, le liste dei deportati sono mandate alla *Politische Abteilung*.[50] La sofferenza morale dei deportati «condannati a morte»[51] è molto grave perché loro spesso sono consapevoli che moriranno. Questo periodo può durare diversi giorni, fino all'arrivo dei camion adibiti a condurli verso «il loro tragico destino».[52] Sima Vaisman parla dell'orribile situazione delle donne immerse in una «vita strana, irreale nella sua mostruosità», con il proliferare dei casi di follia: «Una grida, l'altra urla, si morde le braccia; una parla dolcemente».[53] Anche Joseph-Désiré Hafner parla dello stato d'animo dei deportati che aspettano in baracche separate per tre giorni: «Non sarà mai possibile descrivere la sofferenza degli uomini che sanno di stare per morire, che sanno quale morte li aspetta. Ogni apertura della porta, ogni rumore di automobile provoca un brivido, un'emozione violenta. Devono vivere in questa tensione nervosa e nell'incertezza intere giornate, senza sapere l'ora dell'esecuzione, sperando in un miracolo, augurandosi la morte.

49 Ernst Klee, *Auschwitz, die NS-Medizin und ihre Opfer*, *cit.*

50 Verbale dell'udienza di Henri Goldstein, *doc. cit.*

51 Sima Vaisman, *op. cit.*

52 Anne Martinet, *op. cit.*

53 Sima Vaisman, *op. cit.*

A volte scrivono lettere agli amici per pregarli di intervenire, di salvarli».[54] È un momento terribilmente doloroso e colpevolizzante per i medici. Olga Lengyel non dimenticherà mai le parole rivolte al personale medico dai deportati selezionati: «Anche voi!».[55]

COME SCEGLIERE QUALI DEPORTATI AIUTARE?

I medici deportati hanno quindi la possibilità di salvare le vite di una manciata di compagni. Questa situazione li mette in grande difficoltà perché possono scegliere solo poche persone nella massa dei deportati malati o che necessitano di un aiuto. Devono affrontare scelte difficili e soggettive essendo consapevoli che la posta in gioco è la vita o la morte.

Proteggere se stessi o salvare gli altri

Numerosi medici deportati ritengono che dare un aiuto materiale o morale agli altri prigionieri sia della più alta importanza. Per loro, il ruolo di medici e lo status di esseri umani lo richiedono. Louis Micheels spiega: «Il passo che separava l'umanità dalla ferocia animale era molto breve. Eppure, quelli che erano incapaci di evitare una metamorfosi simile a volte non sopravvivevano. Per questo un'amicizia molto stretta che consentiva di preservare qualità e valori umani in un'enclave così ristretta aveva un'enorme importanza. Un legame simile era assolutamente essenziale per proteggersi dal rischio di perdere ogni traccia di comportamento civilizzato e con essa qualunque speranza o ragione per sopravvivere».[56] Per Marc Klein, chi dispone di un surplus di cibo, dolcetti o tabacco ha il «dovere imperativo» di aiutare i compagni di sventura, in particolare i convalescenti, affinché possano «recuperare un peso compatibile con la salute e la ripresa del lavoro».[57]

[54] Joseph-Désiré Hafner, *op. cit.*

[55] Hermann Langbein, *op. cit.*

[56] Louis J. Micheels, *op. cit.*

[57] Marc Klein, «Auschwitz I Stammlager», in *De l'université aux camps de concentration…*, *cit.*

Tuttavia, come segnala Robert Waitz, distribuire una razione alimentare aggiuntiva a qualcun altro richiede molta abnegazione: «Non bisogna nascondere che è necessaria una grande forza di carattere per non mangiare l'intero litro di zuppa supplementare che ci si riesce a volte a procurare e darne metà a un compagno».[58] Il giovane deportato Maurice Cling, incaricato della distribuzione del cibo ai malati del *Revier* di Auschwitz I, prova del malessere quando deve distribuire il supplemento di zuppa: «Per via della mia educazione, fatico ad abituarmi al potere legato al mio mestolo per la zuppa che mi rende, per qualche minuto, una specie di autorità [...] e sento una specie di disagio, di senso di colpa, come se avessi usurpato quel posto, come se peccassi gravemente contro l'ordine del mondo».[59] Ma chi aiutare tra la massa di detenuti? Questo è il dilemma di molti medici.

Aiutare innanzitutto chi si conosce

Georges Wellers ricorda una certa forma di gerarchizzazione: «Era la situazione normale per chiunque fosse "privilegiato" nei confronti dei propri amici: stabilire un ordine di urgenza nell'aiuto. In questa gerarchia difficilissima da fissare, ci si comporta al meglio secondo la propria coscienza».[60] Una dottoressa deportata ebrea francese riassume bene la difficile situazione in cui si trova nella sua pratica medica quotidiana: «Di fronte alla massa che si presentava e che in ogni caso si doveva respingere quasi totalmente, si aveva la tentazione di scegliere l'amica, propria o di qualcun'altra, la compatriota, quella con cui si poteva parlare, insomma quella che usciva dall'anonimato. Viceversa, quanto era difficile rifiutare loro l'accesso al *Revier*. E non sapendo più come fare con queste scelte impossibili, medici e infermieri reagivano spesso in maniera aggressiva, con brutalità, di fronte all'orda di supplici che si presentava».[61]

[58] Robert Waitz, «Auschwitz III: Monowitz», in *De l'université aux camps de concentration..., cit.*

[59] Maurice Cling, *Un enfant à Auschwitz*, Éditions de l'Atelier, Paris 2008.

[60] Georges Wellers, *L'Étoile jaune à l'heure de Vichy, cit.*

[61] Christian Bernadac, *op. cit.*

Alcuni medici aiutano in modo particolare i propri colleghi. Così, Fred Sedel riceve l'aiuto di Serge Golse, che gli dà sistematicamente una ciotola di zuppa supplementare ogni giorno: «Mi porge il piatto in verticale e devo prenderlo al volo; sa che sono un medico francese, si sbaglia quasi tutti i giorni per favorirmi, mi tende una seconda ciotola e io nascondo la precedente prima di prendere la seconda. Questo supplemento di zuppa liquida è il benvenuto e il viavai degli infermieri è così rapido che è difficile controllare, fortunatamente per noi, perché sarebbe molto pericoloso essere scoperti dal momento che ogni "atto di sabotaggio" è punito severamente».[62] Dando più zuppa a un altro medico, il dottor Golse probabilmente lede un altro deportato; questa è la dura legge del *Lager*. Miklós Nyiszli, dal canto suo, aiuta i colleghi della baracca-ospedale n. 12 portando loro farmaci e sigarette, che fumano «con gioia».[63]

Altri concedono invece il loro aiuto ai connazionali. Per esempio, un medico ebreo olandese racconta di avere scelto di dare venti compresse di sulfamidici a qualcuno della sua stessa nazionalità che soffre di erisipele, cosa che gli permette di salvarlo: «Certo, era olandese. Era più facile per lui e per me. Potevamo parlarci e ci capivamo. Se fosse stato polacco non lo so».[64] E Suzanne Birnbaum beneficia dell'aiuto delle dottoresse deportate francesi durante il ricovero nel *Revier* di Birkenau: «Per nostra fortuna i dottori francesi vengono a trovarci spesso, ci ridanno coraggio e di tanto in tanto ci passano sottobanco una compressa o una pillola per curarci coi miseri mezzi di cui dispongono».[65]

Alcuni favoriscono gli amici, come Louis Micheels. Quest'ultimo si comporta così perché si sente «privilegiato per aver trovato un lavoro migliore e una specie di rifugio in un mondo così spietato».[66]

[62] Fred Sedel, *op. cit.*

[63] Miklós Nyiszli, *op. cit.*

[64] Robert Jay Lifton, *op. cit.*

[65] Suzanne Birnbaum, *Une Française juive est revenue*, Édition du Livre français, Paris 1945.

[66] Louis J. Micheels, *op. cit.*

Odette Abadi si reca al blocco 31 per aiutare le compagne francesi perché esse rappresentano il suo «ultimo legame» con quella che chiama la «vita vera». Zina Morhange aiuta un'amica ricoverandola nel padiglione degli infettivi e dandole un po' di zuppa.[67]

Infine, alcuni medici deportati aiutano quelli con cui condividono le stesse idee politiche. Per esempio, un'organizzazione clandestina francese creata a Monowitz si dedica ad aiutare ogni nuovo arrivato.[68] Fa in modo di offrirgli una razione supplementare di zuppa, di trovargli «dei vestiti caldi, delle scarpe di cuoio, un *Kommando* meno pesante».[69]

D'altro canto c'è chi non fa nessuna differenza quando prodiga le proprie cure, come il medico deportato greco Leo Cuenca che, secondo Yaacov Handeli, «non risparmiava nessuno sforzo, non arretrava di fronte ad alcun pericolo per aiutare un prigioniero malato e non per forza un tessalonicese o un ebreo».[70]

A volte l'aiuto fornito dai medici deportati suscita dei rancori. Il deportato ebreo francese Joseph Bialot si mostra amareggiato nei confronti del dottor K., originario di Anversa, che favorisce sistematicamente gli amici a discapito degli altri deportati: «K. è un sant'uomo. Cura. Ma ha anche dei protetti e degli interessi da difendere. Quindi, sotto la sua egida, ogni pagnotta dà cinque razioni invece di quattro. Il pane risparmiato rimane di proprietà del medico e della sua corte!».[71] Viktor Frankl non riceve nessun aiuto particolare da parte dei *Prominenten*. Ma non porta rancore nei confronti di quelli che favoriscono i propri cari: «Non voglio, tuttavia, condannare i prigionieri che favorirono in ogni occasione il loro gruppo. Chi potrebbe lanciare la prima pietra su uomini che cercarono d'aiutare gli amici, ben sapendo che presto o tardi si sarebbe prospettata l'alternativa fra la vita e la morte? Nessuno dovrebbe

[67] Michael Pollak, *op. cit.*

[68] Robert Waitz, «Auschwitz III: Monowitz», in *De l'université aux camps de concentration...*, *cit.*

[69] Ivi.

[70] Yaacov Jack Handeli, *op. cit.*

[71] Joseph Bialot, *op. cit.*

raccogliere la pietra prima di essersi chiesto, con assoluta onestà, se in quella situazione si sarebbe comportato diversamente».[72]

PARTECIPARE AGLI ESPERIMENTI MEDICI DEL BLOCCO 10

I medici delle SS non si fanno alcuno scrupolo nell'usare le competenze dei medici deportati per farsi aiutare. Adélaïde Hautval nella sua testimonianza insiste sulla loro disonestà intellettuale, ricordando che «in quel modo sono state fatte molte tesi. Uso imprevisto dei campi di concentramento».[73] Inoltre, i medici deportati e i tecnici che aiutano i medici delle SS negli esperimenti medici sono considerati dei privilegiati, cosa che non li mette al riparo da un ribaltamento della situazione. Così il deportato ceco Stanislav Slezák, incaricato dell'installazione e del funzionamento dell'apparecchiatura per l'irradiamento, intrattiene stretti rapporti con il dottor Horst Schumann. Ciò non gli impedirà di essere fucilato insieme ad altri come «custode dei segreti» (*Geheimnisträger*), malgrado le promesse di Schumann, dopo il suo trasferimento a Mauthausen nel gennaio 1945.[74]

Sostenere moralmente, innanzitutto

In queste condizioni, che cosa possono fare i medici deportati? Aiutano e sostengono gli *Häftlinge für Versuchszwecke* («cavie per gli esperimenti»), in particolare le donne che vivono nel blocco 10[75] situato ad Auschwitz I.[76] Queste ultime sono destinate a essere utilizzate negli esperimenti medici di quattro dottori: Horst Schumann, Carl Clauberg, Eduard Wirths e Bruno Weber. Si tratta di 100 deportate ebree arrivate da Salonicco nel marzo 1943, di 100 deportate ebree belghe arrivate nell'aprile 1943, di 50 francesi arrivate nel luglio e nell'agosto 1943. Altre 100 sono arrivate nel settembre 1943 e 12

[72] Viktor Frankl, *op. cit.*
[73] Adélaïde Hautval, *op. cit.*
[74] Hermann Langbein, *op. cit.*
[75] Il blocco 10 è il luogo in cui gli uomini e le donne sono utilizzati come soggetti nelle sperimentazioni.
[76] Verbale dell'udienza di Samuel Steinberg, *doc. cit.*

polacche vengono da Będzin.[77,78] Secondo Steinberg, il loro numero varia tra le 350 e le 400, e secondo Hautval può arrivare a 500.

Le dottoresse deportate forniscono sostegno alle donne, che ignorano la natura degli esperimenti che subiscono.[79] La situazione contribuisce d'altra parte a creare un clima deleterio «di angoscia e paura»[80] nel blocco 10. A volte alcune di loro hanno degli attacchi di panico, con «crisi di nervi e pianto», in occasione di semplici prelievi del sangue perché, come spiega bene Adélaïde Hautval, «il terrore è ancor più grande perché non sanno di cosa si tratta e non capiscono il significato delle operazioni che vedono compiere». Una sopravvissuta, Génia Obœuf, paragonerà il blocco 10 alla «nave dei folli».[81] Di conseguenza, come spiega Adélaïde Hautval, «bisogna calmare, rassicurare, spiegare ciò che non è spiegabile».[82] Anche Alina Brewda prova a confortare le giovani deportate greche: «Ancora un po', piccola mia, finirà».[83]

Salvarne qualcuno

Alcuni medici deportati ricorrono a diversi stratagemmi per aiutare gli *Häftlinge für Versuchszwecke*. Nella sua testimonianza, Adélaïde Hautval racconta di come sia riuscita a evitare ad alcune donne di diventare vittime di esperimenti applicando delle fiale di Protonsil (un sulfamidico dal colore rosso) su degli assorbenti, perché le donne indisposte non sono oggetto di esperimenti

77 Clauberg le compra dall'amministrazione del campo e paga un marco a settimana per ognuna.

78 Claude Romney, «Jewish Medical Resistance in block 10, Auschwitz», in Michael A. Grodin (a cura di), *Jewish Medical Resistance in the Holocaust*, Berghahn Books, New York 2014.

79 Dora Kleinova, «Communication de Mme le docteur Kleinova de Prague sur son séjour au block 10 à Auschwitz», estratto della tesi di André Lettich, *op. cit.*

80 Adélaïde Hautval, *op. cit.*

81 Claude Romney, «Jewish Medical Resistance in block 10, Auschwitz», in Michael A. Grodin (a cura di), *op. cit.*

82 Adélaïde Hautval, *op. cit.*

83 «Witness Statement Eleonora Cohen. Evidence Tenth Day, 24 april 1964, Uris vs Dering», Harry Ransom Research Library; *cit.* in Ruth Jolanda Weinberger, *op. cit.*

mentre hanno le mestruazioni. Tuttavia è consapevole dei rischi che corre: «Il "professore" ci casca, almeno in apparenza… ma la prossima volta?».[84] Il professor Maximilian Samuel e la dottoressa Alina Brewda, medici capo del blocco 10, riescono a salvare la vita a diverse donne la cui gravidanza è passata inosservata grazie ad aborti clandestini. In questo modo non sono mandate alla camera a gas, cosa che avviene sistematicamente con tutte le donne ebree incinte.[85] Dopo la guerra, due deportate ebree olandesi, Marie Van Aalst e Marianne Van de Kar (che è incinta di sei mesi all'arrivo ad Auschwitz), testimonieranno di dovere la propria sopravvivenza agli aborti eseguiti dalla dottoressa Alina Brewda.[86]

Il giovane deportato greco Yaacov Handeli (di sedici anni) è invece destinato a essere castrato dopo avere subito l'irradiazione degli organi genitali nell'ambito degli esperimenti del dottor Schumann. Mentre attende il proprio turno con diverse centinaia di giovani greci della sua età convocati al blocco degli esperimenti, un deportato di cui non saprà mai la posizione né l'identità gli sussurra in greco: «"Va' ai gabinetti e masturbati". Non capivo cosa stesse dicendo. Non riuscivo ad afferrare cosa volesse dire. Mi sforzavo di capire: a cosa alludeva? C'erano ancora molti ragazzi prima di me. Uscii dalla fila, entrai nei gabinetti e feci quello che aveva detto. Per un ragazzo della mia età non era molto difficile. Tornai e mi rimisi in fila. Alla fine arrivò il mio turno ed entrai nell'infermeria. Mi ritrovai di fronte a tre dottori. Mi fecero abbassare i pantaloni e iniziarono a giocare con i miei organi. Siccome mi ero appena masturbato ai gabinetti, quello che si aspettavano non succedeva. Uno di loro iniziò a perdere la pazienza e disse in tedesco: "Non fa per noi. Fuori!". E mi buttarono fuori. Ancora oggi ignoro perché quel ragazzo abbia deciso di salvare me tra tanti altri».[87] Essendosi masturbato, Yaacov Handeli non è in grado di avere un'erezione,

[84] Adélaïde Hautval, *op. cit.*
[85] Ruth Jolanda Weinberger, *op. cit.*
[86] Ivi.
[87] Yaacov Jack Handeli, *op. cit.*

cosa che non consente di includerlo tra i soggetti degli esperimenti destinati a essere castrati.

Dorota Lorska riferisce anche del coraggio esemplare di uno studente di Medicina ceco, Jan Bandler, che lavora come segretario nel blocco 21. Eduard Wirths gli chiede di portare due deportati per sottoporli a un esperimento. Bandler torna e dice al medico delle SS di averne potuto trovare uno solo. «"Dov'è?", chiese Wirths. "Quel detenuto sono io", rispose Bandler. Wirths lo schiaffeggiò ma, per fortuna, la questione non ebbe altre conseguenze».[88]

[88] Testimonianza di Dorota Lorska, in Vladimir Pozner, *op. cit.*

10 · MEDICI OBBLIGATI A PARTECIPARE ATTIVAMENTE AGLI OMICIDI

«"Se non lo fate voi, altri lo faranno al vostro posto e sarà sicuramente peggio". Quanto vale esattamente questa scusa? Non è forse, nella maggior parte dei casi, un inganno volto a mascherare il desiderio di sfuggire a una decisione che vi costerebbe molto?»

Adélaïde Hautval[1]

I medici deportati hanno affrontato la peggiore delle situazioni: dover partecipare agli omicidi di uomini e donne. Uno degli aspetti più spregevoli della medicina praticata dalle SS è il coinvolgimento dei medici deportati nei loro crimini.

CONDANNARE UN DEPORTATO AL POSTO DI UN ALTRO

Se i medici deportati usano degli stratagemmi per evitare l'invio alla camera a gas dei detenuti non in grado di lavorare, i medici delle SS cercano invece di garantire l'equilibrio tra i flussi in entrata e in uscita. Di conseguenza, i primi sono a volte obbligati a sostituire un malato con un altro le cui possibilità di sopravvivenza sono limitate.

[1] Adélaïde Hautval, *op. cit.*

Diventare «strumento degli assassini»

La dottoressa Ella Lingens ricorda l'atteggiamento della collega Ella Klein, che preferisce suggerire lei stessa al medico delle SS le deportate da selezionare per salvare quelle che lei ritiene abbiano maggiori possibilità di sopravvivenza: «Quando c'era una selezione nel suo blocco, portava lei stessa il medico dalle pazienti per cui non c'era più nessuna speranza. Avrebbe preso quelle meno gravi, ancora in grado di riprendersi. Le altre sarebbero morte in ogni caso e così il numero delle perdite sarebbe stato il doppio».[2] Quest'atteggiamento viene criticato dalle colleghe:[3] «Le si rimproverava di cooperare di sua sponte alle selezioni».[4] In occasione di una selezione, l'ebrea ungherese Margit Teitelbaum viene salvata dalla polacca Maria Nowaczek, sua *Blockälteste* all'HKB, che sostituisce le selezionate con altre deportate morenti, dando l'impressione di collaborare attivamente con il medico delle SS «fino a diventare uno strumento degli assassini».[5] Dopo la guerra, Adélaïde Hautval[6] ricorderà in maniera chiarissima i problemi etici che ha dovuto affrontare, come le sue colleghe: «Sono convinta che tutti gli eventi terribili nel mondo inizino con semplici atti di codardia. Ad Auschwitz, in particolare, noi medici prigionieri dovevamo affrontare la terribile questione delle selezioni: le SS ci chiedevano di decidere quali deportati erano troppo malati o troppo deboli per riuscire a lavorare correttamente e se selezionavamo queste persone sapevamo perfettamente che sarebbero state subito spedite alle camere a gas [...]. Mi sono rifiutata di scrivere "inabile al lavoro" su qualunque rapporto medico. Ed è successo che un altro medico prigioniero lo facesse al posto mio, in modo che non dovessi portarne io il fardello [...]. Alcuni medici

[2] Hermann Langbein, *op. cit.*

[3] Per questo comportamento sarà processata da un tribunale dopo la guerra.

[4] Yves Ternon e Socrate Helman, *op. cit.*

[5] Hermann Langbein, *op. cit.*

[6] Il giudice Lawton dichiarerà a proposito di Adélaïde Hautval: «Ecco una delle donne più notevoli e coraggiose che sia mai comparsa di fronte a un tribunale in questo Paese». (Lord Justice Lawton, «Summing up, first day, 5 May 1964, Uris vs Dering», Harry Ransom Research Library, citato da Ruth Jolanda Weinberger, *op. cit.*).

prigionieri si sentivano costretti a compiere la selezione nonostante tutto, per essere certi che fossero scelti solo quelli che erano sicuramente destinati a morire».[7] Un giorno, tuttavia, quando le viene chiesto di stilare una lista di quindici malate affette da tubercolosi, dopo molte esitazioni dà quattordici nomi. Rimpiazza il quindicesimo, quello di una connazionale, con un altro. Questa decisione la turba profondamente: si chiede allora con quale diritto dispone in quel modo della vita dei pazienti e per un momento pensa addirittura di spostarsi in un *Kommando* di lavoro.

Ucciderne alcuni per permettere ad altri di vivere

Anche al di fuori delle selezioni, alcuni medici deportati sono costretti a sacrificare dei pazienti per permettere ad altri di sopravvivere. È il caso del dottor Elie Cohen, responsabile di un reparto situato al blocco 9, ad Auschwitz I (*Stammlager*), in cui sono ricoverati i malati affetti da disturbi psichiatrici. Il reparto diventa il bersaglio delle autorità dopo che uno dei suoi pazienti che ha causato problemi[8] è evaso. Quando affronta la questione[9] con un collega (il dottor Erwin Valentin), quest'ultimo dichiara che è inutile «sacrificare seicento persone per un pazzo!». Di conseguenza, i due medici prendono la difficile decisione di ucciderlo iniettandogli una dose di insulina. In seguito Elie Cohen commenta: «In quell'occasione ho... sì, ho trasgredito la legge morale secondo cui un medico non deve uccidere le persone ma provare a tenerle in vita, curarle e aiutarle».[10] Confessa di averlo rifatto con meno scrupoli, secondo le sue stesse parole, perché «è sempre la prima volta che conta».[11] Si giustifica così nella prefazione dell'opera che scriverà dopo la guerra: «Chi

[7] Maryvonne Braunschweig, «Adélaïde Hautval – Matricule 31802», Cercle d'étude de la déportation et de la Shoah, Petit Cahier, n. 21, 2014.

[8] In generale, il personale medico e i pazienti corrono il rischio di essere mandati alla camera a gas se non riescono a mantenere la calma nel reparto.

[9] Elie Aron Cohen, *The Abyss: a Confession*, *cit.*, e *Human Behaviour in the Concentration Camps*, W. W. Norton, New York 1975.

[10] Robert Jay Lifton, *op. cit.*

[11] Elie Aron Cohen, *Human Behaviour in the Concentration Camps*, *cit.*

mi condannerebbe deve rendersi conto che solo chi ha percorso lo stesso cammino, o quasi, è qualificato per farlo. Chi non ha conosciuto la sofferenza inimmaginabile nei campi di concentramento tedeschi, chi non ha mai saputo che cosa vuol dire essere sporco, soffrire di pidocchi, essere ferito, umiliato e affamato, chi non ha vissuto nel "regno dei morti" non ha il diritto di giudicare».[12] È uno dei pochi medici di Auschwitz a confessare di avere commesso degli omicidi per salvare la vita di altri deportati.

PARTECIPARE AGLI OMICIDI CON INIEZIONI INTRACARDIACHE DI FENOLO

Come abbiamo visto, a partire dall'estate 1941 i medici e gli infermieri delle SS cominciano a uccidere coloro che sono ritenuti non idonei al lavoro con iniezioni intracardiache di fenolo. Alcuni deportati politici partecipano alle esecuzioni: è il caso del tedesco Peter Welsch, *Blockältester* all'HKB, o dei polacchi Mieczysław Pańszczyk, Janusz Młynarski e Jerzy Szymkowiak.[13] Anche alcuni medici deportati ebrei che lavorano nei *Reviere* sono obbligati ad assistere i medici delle SS in questo compito. Si tratta dei dottori Samuel Steinberg, Iancu Vexler, Michel Schekter e Léon Landau.[14] Qual è il ruolo esatto di questi medici deportati ebrei nelle esecuzioni? Con la loro presenza permettono di rassicurare le vittime che non sospettano di essere giustiziate? Sono incaricati di immobilizzare quelli che si apprestano a uccidere?

«Farete le iniezioni dall'alto in basso»

La testimonianza del dottor Samuel Steinberg suggerisce che egli si sia limitato a bloccare i deportati nel momento in cui subiscono l'iniezione mortale: «Dicevamo loro che avrebbero fatto una doccia prima di entrare per farli spogliare. In realtà, li facevamo entrare in

[12] Elie Aron Cohen, *The Abyss: a Confession*, *cit.*

[13] Hermann Langbein, *op. cit.*

[14] Arlette Chabrol, *Les Vexler. Une famille juive déchirée par la guerre*, Éditions Terroirs, Saint-Cyr-sur-Morin 2012; Robert Jay Lifton, *op. cit.*

una camera speciale e sedere su una sedia: un infermiere prendeva il braccio del detenuto, un altro gli chiudeva gli occhi con il palmo della mano e un tale P., polacco, gli faceva un'iniezione intracardiaca con 4 centimetri cubi di fenolo. L'uomo moriva in pochi secondi. Si stima che 25.000 detenuti abbiano subito queste iniezioni. Ho visto io stesso un chirurgo a capo dell'ospedale Marmottan ucciso con un'iniezione intracardiaca di fenolo».[15]

La descrizione dello svolgimento dell'omicidio di un deportato da parte del dottor Josef Klehr, incaricato delle esecuzioni, suggerisce fortemente una collaborazione indiretta (la cui natura non è nota) del dottor Léon Landau: «L'*Oberscharführer* Klehr riempie la siringa Rekord con 5 centimetri cubi di acido fenico, si posiziona di fronte alla vittima, affonda l'ago da 10 centimetri nel terzo spazio intercostale sinistro, qualche volta, raramente, si sbaglia e l'ago penetra allora nel canale toracico; la maggior parte delle volte affonda direttamente nel cuore. Il sangue affluisce nella siringa. Klehr spinge lestamente il pistone... Un attacco di tosse scuote la sfortunata vittima. La testa ricade sul fianco destro».[16] Diversi deportati, tra cui Stanisław Kłodziński, André Lettich, Claudette Bloch-Kennedy e Imre Gönczi, confermano che il dottor Léon Landau avrebbe eseguito delle iniezioni intracardiache.[17]

Il dottor Iancu Vexler racconta: «Portarono un malato nudo e gli dissero di sedersi sullo sgabello. Io dovevo mettermi alle sue spalle e alzargli le braccia, in modo da tenergli gli avambracci incrociati davanti agli occhi. L'SS riempì la siringa di fenolo, affondò l'ago nel torace all'altezza del cuore [...] e iniettò il contenuto della siringa. Il malato emise un rantolo e si accasciò. [...] La stessa operazione

[15] Dottor Steinberg, in Betty Truck e Robert-Paul Truck, *op. cit.*

[16] Testimonianza di Léon Landau, in Vladimir Pozner, *op. cit.*

[17] Claude Romney, «Ethical problems encountered by Auschwitz prisoner doctors», in John K. Roth e Elisabeth Maxwell (a cura di), *op. cit.*; deposizione del dottor Stanislas Klodzinski, il 25 luglio 1962, Procedura Auschwitz, f. 131117; deposizione di Stanisław Głowa, il 21 novembre 1960, Procedura Auschwitz, f. 7058; Verdict Auschwitz, p. 677; citato da Ernst Klee, *Auschwitz, die NS-Medizin und ihre Opfer*, *cit.*.;.; Hermann Langbein, *op. cit.*

fu ripetuta venticinque o trenta volte. La maggior parte dei malati chiedevano che cosa sarebbe stato fatto loro. La risposta era sempre la stessa, gioviale, data dal compagno: "Un vaccino", "Molto bene!". Morivano rassicurati…».[18]

Nella sua testimonianza, il dottor Michel Schekter, deportato da Drancy ad Auschwitz nel settembre 1942, spiega di essere stato obbligato a partecipare a questi omicidi su ordine dell'*Oberscharführer* Klehr dopo avere detto di essere in grado di vaccinare: «Alla mia risposta positiva, un medico in camice bianco di cui ignoro la nazionalità venne a dirmi: "Le mostro cosa dovrà fare. Ecco una siringa da 5 centimetri cubi di questo liquido. Faccia attenzione a non mandarselo nell'occhio perché una goccia sarebbe sufficiente a fargliela perdere". Si trattava di fenolo. Accompagnò le parole con il gesto, riempiendo la siringa, poi fece entrare due detenuti nudi che avevano tenuto la cintura e del pane in mano. Il medico mi disse anche: "Guardi. Prenda le misure, metterà l'indice della mano sinistra sul capezzolo e il medio sul bordo sinistro dello sterno ed effettuerà l'iniezione dall'alto verso il basso e da sinistra a destra perché, al contrario di quanto pensa, il cuore è a destra. Aspirerà un po' di sangue per rendersi conto di essere correttamente nella cavità cardiaca e inietterà questo liquido". Unì l'azione alle parole e l'uomo seduto sulla sedia cadde morto stecchito».[19]

Essere costretti a uccidere la propria famiglia

Una delle testimonianze più toccanti è quella del deportato ebreo Jan Weiss, incaricato di immobilizzare la vittima affinché Josef Klehr possa eseguire l'iniezione. Si rende rapidamente conto che si tratta del padre. «Si è aperta la porta ed è entrato mio padre con un altro prigioniero. Klehr ha detto a mio padre […]: "Ti faremo un'iniezione contro il tifo". Poi ho pianto e ho dovuto sostenere io stesso mio padre. Klehr era di fretta.».[20] Davanti alla giustizia di Francoforte,

[18] Arlette Chabrol, *op. cit.*

[19] Michel Scheckter, in *Documents pour servir à l'histoire de la guerre, IV, Camps de concentration*, Service d'information des crimes de guerre, 1945.

[20] Testimonianza di Jean Weiss al processo di Francoforte, in Vladimir Pozner, *op. cit.*

Weiss spiega: «Non avevo detto a Klehr che quello era mio padre perché avevo paura che lui mi dicesse che anch'io dovevo sedermi al suo fianco.»».[21]

Non è possibile giudicare l'atteggiamento di questi medici deportati che rischiano la condanna a morte in caso di rifiuto. Ma il medico deportato ebreo slovacco Mikulas Korn si distingue rifiutando di obbedire allo SDG (*Sanitätsdienstgrad*) Emil Hantl quando gli ordina di rimpiazzare Mieczysław Pańszczyk; non subisce nessuna sanzione e sopravvive.[22] E un medico intervistato dallo psichiatra americano Robert Lifton spiegherà di essere riuscito a evitare di partecipare a quegli omicidi evidenziando la propria mancanza di competenza, che era l'unico modo per rifiutare un ordine: «Non so come fare… e ciò che non so come fare non posso farlo».[23]

SACRIFICARE LA VITA DI UN NEONATO PER SALVARE LA MADRE

All'arrivo dei convogli ad Auschwitz, i medici delle SS mandano alla camera a gas tutte le deportate ebree in evidente stato di gravidanza. Il dottor Josef Mengele chiede regolarmente in caso di dubbio: «*Sind sie schwanger?*» («Sei incinta?»). Lo scopo è quello di assicurarsi che nel campo non nasca nessun bambino ebreo. La situazione è radicalmente diversa per le deportate non ebree, che vengono giustiziate dopo il parto con i loro neonati perché sono considerate inadatte al lavoro. Nella maggior parte dei casi vengono uccise con un'iniezione intracardiaca di fenolo nel *Revier* del campo. L'iniezione è fatta dai medici delle SS o dai *Sanitätsdienstgrade* e in particolare da Hans Nierzwicki. A volte queste donne vengono raggruppate con le malate dell'ospedale selezionate per essere mandate alle camere a gas.[24] In un secondo tempo, a partire dal 1943, le deportate non ebree hanno la possibilità di partorire, ma i neonati

[21] Hermann Langbein, *op. cit.*

[22] Citato da Claude Romney, «Ethical problems encountered by Auschwitz prisoner doctors», in John K. Roth e Elisabeth Maxwell (a cura di), *op. cit.*

[23] Robert Jay Lifton, *op. cit.*

[24] Hélène Kubica, «Les enfants et les adolescents au camp de concentration d'Auschwitz», in *Auschwitz 1940-1945*, t. 2, *Les détenus. La vie et le travail*, *cit.*

vengono immediatamente uccisi mentre le donne sono rimandate ai *Kommandos* di lavoro.[25]

Essere incinta ad Auschwitz quando si è ebrea

Alcune deportate ebree incinte vengono fatte entrare al campo nonostante l'attenta selezione dei medici delle SS all'arrivo, o perché la gravidanza non è molto avanzata, o perché sono riuscite a camuffarla sotto i vestiti.[26, 27] La maggior parte di loro è mandata alle camere a gas una volta scoperto l'inganno, tuttavia un certo numero di deportate ebree riesce a portare avanti la gravidanza fino al termine, in gran segreto e con la complicità delle altre deportate. In molte si aggrappano all'idea che saranno liberate prima del parto, in particolare durante il secondo semestre del 1944, perché sanno che l'avanzata delle truppe sovietiche è molto rapida. La deportata ebrea italiana Liana Millu si mostra particolarmente stupita della sua compagna Maria che le parla «di speranza e di attesa» e che trova nella propria gravidanza la forza per sopravvivere, convinta che i russi libereranno il campo a breve.[28] La volontà di proseguire a qualunque costo la gravidanza solleva d'altra parte l'indignazione di Liana Millu, che considera invece egoista e assurdo pensare di dare la vita a un bambino a pochi metri dai forni crematori e dall'ignobile ciminiera. Al contrario Giuliana Tedeschi testimonia di avere tratto lei stessa conforto e serenità a fianco di una donna incinta che ha

[25] Il dottor Eduard Wirths si oppone all'*Untersturmführer* Maximilian Grabner, capo dell'Ufficio politico del campo, che vuole che le deportate polacche incinte vengano giustiziate: è l'occasione di un conflitto serio tra i due uomini, come testimoniato dal giudice delle SS Konrad Morgen, incaricato dall'Ufficio per la sicurezza del Reich (che finisce col dare ragione al dottor Wirths).

[26] Secondo Lucie Adelsberger, alcune donne ebree incinte provenienti da coppie miste sono autorizzate a entrare nel campo.

[27] Lucie Adelsberger, *Auschwitz: a Doctor's Story*, Northeastern University Press, Boston 1995.

[28] Liana Millu, *Il fumo di Birkenau*, Giuntina, Firenze 2008; citato in Sophie Nezri-Dufour, «La condition des déportées italiennes dans les camps de concentration nazis», in *Italies*, Université de Provence, n. 3, 1999.

«quella calma fiduciosa che dà la gravidanza».[29] Il parto delle donne che hanno nascosto la gravidanza avviene a volte inaspettatamente. Olga Lengyel riporta il caso di una donna che lancia all'improvviso un «grido lancinante» al momento dell'appello perché sente i primi dolori del travaglio.[30] Alcune testimonianze di deportate riferiscono di parti nel blocco, come quello a cui assiste Liana Millu, sotto lo sguardo affascinato delle altre donne. Lei lo descrive come un momento singolare nel quadro del *Lager* perché ricorda come la vita sia più forte della morte.[31]

Nascondere le gravidanze

Per proteggere le donne incinte dai medici delle SS, i medici deportati non possono fare altro che certificare che non sono incinte. Olga Lengyel spiega che mentire così spudoratamente significa agire «con sprezzo del pericolo». Sottolinea in particolare il comportamento coraggioso della dottoressa Gizi, che lo fa di fronte a Mengele mentre lo stato delle donne che esamina non lascia dubbi.[32]

In ogni caso il numero incredibilmente basso di donne incinte suscita delle perplessità nei medici delle SS, che non si lasciano ingannare. Di conseguenza, mettono a punto un subdolo stratagemma per individuarle. Nel settembre 1944 fanno credere di avere deciso di interrompere lo sterminio delle donne incinte e che queste ultime godranno di misure favorevoli, come una razione alimentare supplementare e l'internamento in un «blocco speciale loro riservato».[33] Olga Lengyel spiegherà che avrebbe dovuto diffidare del dottor Mengele che, un giorno, aveva dichiarato con cinismo: «Il campo non è un reparto maternità».[34] In effetti molte deportate cadono nella trappola: Mengele prende all'improvviso la decisione

[29] Giuliana Tedeschi, *C'è un punto della terra...... Una donna nel lager di Birkenau*, Giuntina, Firenze 1988; citato in Sophie Nezri-Dufour, *art. cit.*

[30] Olga Lengyel, *op. cit.*

[31] Liana Millu, *op. cit.*

[32] Olga Lengyel, *op. cit.*

[33] Ivi.

[34] Ivi.

di sterminarle. Le 292 donne incinte nel reparto della dottoressa ebrea ungherese Gisella Perl[35] vengono addirittura gettate vive nei forni crematori.[36]

Un giorno una deportata ebrea francese incinta viene notata da una SS durante un appello in cui tutte le deportate devono rimanere nude. «Le ha detto: "Sai, se sei incinta avrai un trattamento di favore. Mangerai meglio".»[37] Lei non crede a questa menzogna e risponde negativamente, salvandosi: «Guardi, la donna davanti ha la pancia come me! È non mangiare che la fa venire, lo sanno tutti!».

Uccidere i bimbi alla nascita

Dal momento che dopo il parto le donne non ebree sono mandate alla camera a gas con i loro neonati e che vengono risparmiate solamente quelle i cui figli non sono vitali o sono nati morti,[38] le dottoresse deportate prendono presto la decisione di uccidere i neonati per salvare le madri.[39]

Certo, non è una decisione facile da prendere. Non hanno mai affrontato una situazione simile prima di allora; commettono un atto che rifiutano e condannano formalmente. Olga Lengyel ritiene che queste uccisioni siano il «problema umano più straziante»[40] che abbia dovuto affrontare. Ha preso la decisione in maniera collegiale con altre quattro dottoresse al termine di una lunga riflessione: «Sentivamo tutte e cinque che questa conclusione sfidava tutte le leggi umane e morali e aveva qualcosa di mostruoso. Non aveva neanche senso da un punto di vista puramente medico. Quante notti siamo rimaste sveglie a soppesare e rivoltare questo tragico dilemma. E il mattino, madri e neonati andavano incontro alla morte. Così un giorno abbiamo preso una decisione. Bisognava salvare almeno

[35] Questa ginecologa ebrea nata nel 1907 esercita a Sighet, in Transilvania. Viene deportata con il marito e il figlio ad Auschwitz nel marzo 1944.

[36] Gisella Perl, *op. cit.*

[37] Julie Picatier, «Édith, rescapée d'Auschwitz», in *La Croix*, 21 gennaio 2005.

[38] Olga Lengyel, *op. cit.*

[39] Michael Pollak, *op. cit.*

[40] Olga Lengyel, *op. cit.*

la madre».[41] La pediatra berlinese Lucie Adelsberger racconta che una madre dà l'esempio: strangola con le sue stesse mani il proprio neonato perché vuole ostinatamente sopravvivere per ritrovare i tre figli piccoli che sono nascosti in Polonia.[42]

Ma bisogna anche prendere grandi precauzioni affinché i medici delle SS non possano provare il coinvolgimento dei colleghi deportati nella morte dei neonati. Di conseguenza, come riportato da Olga Lengyel, lei somministra ai neonati una dose letale di un prodotto tossico per bocca. Non ricorre a iniezioni di farmaci che «sarebbero state forse più rapide ma avrebbero lasciato tracce e bisognava prima di tutto evitare che i tedeschi potessero sospettare la verità».[43] Da parte sua, Gisella Perl si incarica di strangolare lei stessa un bimbo alla nascita: «Presi quel corpicino caldo nelle mie mani, baciai il volto liscio, carezzai i lunghi capelli poi lo strangolai e sotterrai il corpo sotto una montagna di cadaveri destinati a essere cremati».[44] L'addome della madre viene quindi fasciato affinché possa recarsi il giorno seguente al lavoro. Quando è possibile, viene ricoverata con il pretesto di una polmonite... Non si può sapere il numero esatto di neonati uccisi da medici deportati ma una confidenza di Lucie Adelsberger lascia intendere che fossero numerosi. Questi omicidi monopolizzano addirittura l'intera dotazione di morfina di cui dispone: «Non ne avevamo mai abbastanza».[45]

La parte più difficile è convincere le madri della necessità di uccidere i figli. Hermann Langbein riporta il caso di un'ebrea ceca di ventun anni arrivata incinta al campo. Viene informata da Mengele che il giorno seguente sarà mandata in un altro posto con il suo bimbo di otto giorni; lei sa cosa vuole dire. Ma quando nella sua baracca immersa nell'oscurità le si avvicina una sconosciuta e le sussurra: «Falla al tuo bambino, è una forte dose di morfina e il bambino mo-

41 Ivi.
42 Lucie Adelsberger, *op. cit.*
43 Olga Lengyel, *op. cit.*
44 Gisella Perl, *op. cit.*
45 Lucie Adelsberger, *op. cit.*

rirà», reagisce così: «"Ma io non posso diventare l'assassina di mio figlio!". "Devi farlo. Io sono medico e devo salvare una vita umana. Il tuo bambino non è in grado di vivere [...]. Io devo salvare te, tu sei giovane"». Dopo due ore di resistenza, la giovane prosegue così: «Ero talmente snervata che lo feci. Il mio bambino morì lentamente, molto lentamente, accanto a me». Il giorno seguente, Mengele, informato della morte del neonato, le ordina di rimettersi a lavorare. La giovane madre alla fine sopravviverà al campo.[46]

In occasione del suo parto avvenuto il 24 dicembre 1944, la deportata ebrea francese Édith Davidovici riceve le cure della dottoressa Gisella Perl. Quest'ultima le spiega: «Ascolta, ma ascoltami bene. Tuo figlio non sopravviverà in nessun caso, le SS non lo lasceranno vivere, se non per gli "esperimenti" che faranno su di lui, e tu stessa non hai di che nutrirlo. Tutto quello che otterrai è di finire al forno crematorio con lui dopo diversi "esperimenti" su voi due. Credimi, so di cosa parlo. Sfortunatamente ce ne sono state altre prima di te e non sono più qui per testimoniarlo. Tu sei giovane, hai vent'anni e con l'aiuto di Dio ne avrai altri, altri figli, se te la cavi. Forse ti lascerà vivere, te lo auguro di tutto cuore e farò tutto ciò che è in mio potere, che però è limitato. Allora pensaci».[47] La giovane deportata ebrea francese Charlotte Zucker, che partorisce il 2 novembre 1944, riferisce quello che ha provato quando una dottoressa ebrea ungherese le sottrae la figlia per ucciderla. «E do la bimba. L'ho data. Non sapevo che cosa ne avrebbero fatto ma lo sospettavo. Perché erano le madri stesse a dover uccidere i propri figli. Era così. Non era una cosa triste, era inevitabile. Ho dato la bimba. Dopo ho visto ripassare la dottoressa con un pacco di stracci. Sembrava ci fosse un coniglio dentro. Un coniglio ucciso come in campagna. Non ho visto la bimba, ma era lei. Provavo un senso di liberazione perché sapevo che avrei vissuto. Non sapevo che sarebbe stato solo sopravvivere...»[48]

[46] Hermann Langbein, *op. cit.*

[47] Édith Davidovici, *Vivre après la Shoah*, É. Davidovici, Paris 1999.

[48] Charlotte e Henri Zucker, *Les Balcons fleuris d'Auschwitz*, Éditions du Colombier, Champrond-en-Gâtine 2001.

Parla di un luogo dove sono deposti i neonati uccisi, che le fanno pensare a dei «bambolotti di celluloide».

L'etica del «male minore»

Le testimonianze delle dottoresse deportate[49] mostrano fino a che punto esse siano rimaste segnate da quei dilemmi etici anche a distanza di molti anni dalla fine della Seconda guerra mondiale, testimonianze che tornano spesso sugli infanticidi che le dottoresse hanno dovuto commettere secondo quella che Olga Lengyel chiama l'etica del «male minore».[50] «Nessuno potrà mai capire che cosa significasse per me uccidere quei neonati» spiega Gisella Perl. «Dopo anni e anni di pratica medica, il parto è per me ancora il più bello e più grande miracolo della natura. Ho amato quei neonati non come medico, ma come madre, e continuo a pensare di aver ucciso un figlio per salvare la vita di una donna... Se non avessi agito in quel modo sarebbero stati uccisi crudelmente sia la madre che il figlio.»[51] La dottoressa Lucie Adelsberger ricorda: «L'etica medica prescrive che, se durante il travaglio la madre e il figlio sono in pericolo, la priorità è salvare la vita della madre. Noi medici dei prigionieri abbiamo agito serenamente, in linea con questa regola. Il figlio doveva morire affinché la vita della madre potesse essere salvata».[52]

Dal canto suo, Olga Lengyel esprime un forte risentimento nei confronti dei medici delle SS che le hanno costrette a tale scelta: «Quindi, in quel modo, i tedeschi erano riusciti a fare di noi degli assassini. Il ricordo di tutti quei neonati uccisi continua a perseguitarmi ancora oggi. Quale sarebbe stato il destino di tutte quelle piccole creature distrutte alla soglia della vita? Chissà, forse abbiamo ucciso un Pasteur, un Mozart o un Einstein? Ma anche se questi bimbi fossero stati destinati solamente a un'esistenza senza lustro, la nostra responsabilità non sarebbe stata meno terribile. Il pensiero di aver salvato le

[49] Adélaïde Hautval, *op. cit.*
[50] Olga Lengyel, *op. cit.*
[51] Gisella Perl, *op. cit.*
[52] Lucie Adelsberger, *op. cit.*

madri è solo una magra consolazione. Probabilmente senza il nostro intervento avrebbero affrontato le peggiori sofferenze, venendo gettate vive nel forno crematorio. Credo che un sentimento elementare di umanità avrebbe dettato a qualunque altra persona al nostro posto la stessa soluzione, per quanto potesse sembrare mostruosa, ed eppure chiedo invano alla mia coscienza di assolvermi pienamente».[53]

Gli aborti clandestini

Il pericolo che incombe sulle donne incinte spinge le dottoresse a eseguire degli aborti clandestini:[54] «Bisognava salvare la vita delle madri e il solo modo era quello di distruggere la vita dei figli che dovevano ancora nascere».[55] Di conseguenza, Gisella Perl si reca in ogni blocco del campo C per convincere una per una le donne incinte ad abortire. Le fa ricoverare nel blocco 15 del campo di Birkenau con il pretesto che siano affette da polmonite ed esegue gli aborti clandestinamente, di notte nei bagni: «Al buio, sempre di fretta, in mezzo al lerciume e alla sporcizia», in condizioni estremamente precarie, fonti di rischio di complicazioni di cui bisognerà occuparsi. «Ogni volta, in ginocchio nel fango con la sporcizia e gli escrementi umani che ricoprono il suolo della baracca per compiere quel gesto senza strumenti, senz'acqua, senza il rispetto delle più elementari regole di igiene, pregavo Dio di aiutarmi a salvare la madre. [...] E se non l'avessi fatto, madre e figlio sarebbero stati assassinati crudelmente. Dio mi è stato favorevole. Per miracolo [...] tutte quelle donne hanno potuto guarire ed essere in grado di lavorare, cosa che, almeno per un certo tempo, ha permesso di salvare loro la vita.»[56]

[53] Olga Lengyel, *op. cit.*

[54] Come visto in precedenza, alcuni medici deportati sono costretti anche a eseguire aborti clandestini su richiesta delle stesse SS. Alina Brewda effettua l'aborto di Nora Hodys, che lavora al deposito degli effetti personali, su ordine di Rudolf Höss in persona, di cui è l'amante. (Si veda Rubeigh James Minney, *I Shall Fear No Evil. The Story of Dr. Alina Brewda*, William Kimber, Londra 1966).

[55] Gisella Perl, *op. cit.*

[56] Ivi.

Anche Lucie Adelsberger[57] esegue aborti clandestini per salvare le madri nella primavera e nell'estate del 1944, nonostante il rischio di una condanna a morte per non avere denunciato le donne incinte. L'operato di alcune dottoresse deportate, in condizioni fisiche e morali spaventose, permette in questo modo di salvare molte donne.

AIUTARE ALCUNI DEPORTATI A MORIRE

A volte i medici del campo vengono messi di fronte ad alcune richieste particolari, quelle dei colleghi o dei deportati che desiderano che gli sia somministrata una dose letale di veleno nel caso in cui siano selezionati per la camera a gas.

«Non l'ho fatto»

Adélaïde Hautval afferma di avere sempre rifiutato di farlo, con il pretesto che «il diritto di vita o di morte non ci appartiene». Ritiene che «fino all'ultimo momento può accadere un evento inaspettato. Tante volte affrontiamo problemi simili e per risolverli siamo soli con noi stessi, perché l'assoluto sembra non esistere più».[58]

Elie Cohen invece rimpiangerà sempre di non avere accolto la richiesta del suo professore, incontrato al *Revier*, che lo ha supplicato di procurargli dei narcotici per mettere fine alla propria vita e non morire nella camera a gas. «Perché non ho dato i farmaci al professore? È senza dubbio un punto terribilmente doloroso per me. Perché avevo paura! Perché non volevo mettere inutilmente in pericolo la mia vita. Sarebbe morto in ogni caso [...]. Avrei rischiato la vita per qualcuno che era già stato condannato, sì, condannato a morte, che sarebbe morto, che sarebbe stato semplicemente mandato alla camera a gas? Avrei potuto ottenere quei narcotici, certamente, anche se ne avevamo un rifornimento limitato, avevamo una quantità abbastanza ragionevole di Luminal. Ma non l'ho fatto. Non l'ho fatto.»[59]

57 Lucie Adelsberger, *op. cit.*

58 Adélaïde Hautval, *op. cit.*

59 Elie Aron Cohen, *The Abyss: a Confession*, *cit.*

Il caso particolare del *Sonderkommando*

A partire dalla primavera del 1943, diversi medici vengono designati per curare i membri del *Sonderkommando* («unità speciale»)[60] malati o che si sono feriti sul lavoro. Vivono in una zona separata del campo, in modo da non poter divulgare agli altri deportati il segreto sulle loro attività. Come ha ben spiegato Primo Levi, il modo in cui i deportati ebrei sono scelti per compiere questo lavoro orribile è ponderato con attenzione e cinismo: «Si rimane attoniti davanti a questo parossismo di perfidia e di odio: dovevano essere gli ebrei a mettere nei forni gli ebrei, si doveva dimostrare che gli ebrei, sotto-razza, sotto-uomini, si piegano ad ogni umiliazione, perfino a distruggere sé stessi. [...] Aver concepito e organizzato le Squadre è stato il crimine più demoniaco del nazionalsocialismo. [...] Attraverso questa istituzione, si tentava di spostare su altri, e precisamente sulle vittime, il peso della colpa».[61]

Uno dei suoi membri, il giovane ebreo greco Shlomo Venezia, precisa: «Gli uomini del *Sonderkommando* non potevano andare all'ospedale come gli altri».[62] I medici di quell'unità esercitano all'interno di un dispensario (*Krankenrevier*) e di un'unità con 20 posti letto per il ricovero.[63] La speranza di vita per i membri del *Sonderkommando* è quindi limitata, a maggior ragione poiché le autorità del campo procedono regolarmente alla loro esecuzione. A ogni ondata di deportazione[64] vengono costituiti dei nuovi *Sonderkommandos*, secondo le necessità. Il lavoro disumano che queste squadre devono compiere causa in molti di loro una sofferenza psichica. La testimonianza di Filip Müller fa luce sul loro stato d'animo: «Si vi-

60 Ricordiamo che il *Sonderkommando* è composto principalmente da deportati ebrei obbligati a lavorare nelle camere a gas e nei forni crematori.

61 Primo Levi, *I sommersi e i salvati*, *cit.*

62 Shlomo Venezia, *Sonderkommando Auschwitz*, BUR, Milano 2013. Traduzione di Maddalena Carli.

63 Georges Bensoussan, *Des voix sous la cendre...*, *cit.*

64 Durante la fine della primavera e l'inizio dell'estate 1944, al momento dell'arrivo massiccio di convogli dall'Ungheria, il numero degli effettivi del *Sonderkommando* raggiunge circa i 900 deportati, ripartiti nei quattro crematori.

veva in una situazione al limite nel *Sonderkommando*. Ogni giorno, sotto i nostri occhi, migliaia e migliaia di innocenti sparivano nei forni... uomini, donne, bambini, tutti innocenti... improvvisamente sparivano e il mondo restava muto. Ci sentivamo abbandonati dal mondo e dall'umanità».[65] Così sono in molti a volersi suicidare. Il dottor Joseph-Désiré Hafner raccoglie la testimonianza di un deportato ebreo francese membro del *Sonderkommando* che in seguito metterà fine ai propri giorni: «Dottore, siamo qui da due anni e sappiamo tutto quello che succede. Ma c'è una grande differenza tra sapere, sentire, parlare e vedere quelle cose. Vedere quei neonati a cui si rompe il cranio contro un muro, vedere migliaia di uomini che aspettano il proprio turno per la camera a gas, che vengono picchiati, spinti. Sentire le grida, le urla di donne e bambini, i colpi delle SS, l'abbaiare dei cani. E poi entrare in quelle stanze per trovare migliaia di cadaveri contratti e distorti dalla sofferenza, sporcati dalle loro materie. Vedere madri che da morte tengono ancora stretti al seno i figli. Tirarli fuori con i tridenti, gettarli nelle fiamme e continuare a lavorare sotto le percosse in quel calore, in quell'odore, di fianco alle fiamme dove le ossa si spezzano, dove la carne umana sfrigola, com'è possibile descrivere tutto questo?».[66]

Un membro del *Sonderkommando*, Dov Paisikovic, originario dell'Ucraina subcarpatica, ricorda numerosi suicidi tra quegli uomini: «Quel lavoro orribile non aveva un effetto nocivo solo sulla psiche, modificava anche l'aspetto fisico. La continua permanenza in mezzo ai morti, l'obbligo di esporsi alle fiamme, la sensazione di svilimento, tutto ciò si rifletteva nei volti che sembravano grotteschi, ripugnanti. Gli altri li vedevano in questo modo, ma quegli sventurati si sentivano loro stessi sfigurati».[67] Il deportato ebreo greco del *Sonderkommando* Yakov Gabbay ricorda il suicidio del suo amico Menahem Lichi, di cui erano stati uccisi moglie e due figli: «Un giorno mi dice: "Yakov, questo lavoro è insopportabile,

[65] Frediano Sessi, *op. cit.*

[66] Joseph-Désiré Hafner, *op. cit.*

[67] Ber Mark, *op. cit.*

non possiamo buttare la gente nel fuoco, non voglio più vivere". Io gli ho detto di aspettare ancora due, tre giorni, con pazienza. "All'inizio tutto è difficile, tutto passa. Sarebbe un vero peccato se tu perdessi la vita." Ha aspettato due giorni e il terzo, quando ha visto che nessuno lo guardava, mentre buttavamo i corpi nel *Bunker*, Menahem si è buttato nel fuoco con il corpo che trascinava, volendo mettere fine ai propri giorni in quel braciere. Un sergente tedesco di nome Grinberg lo uccise sparandogli un colpo per evitargli di soffrire. Era il 18 marzo 1944».[68]

Alcuni chiedono aiuto al personale medico per mettere fine ai propri giorni. Per esempio, il dottor Miklós Nyiszli viene sollecitato a più riprese da membri del *Sonderkommando* affinché procuri loro «un veleno sicuro e rapido»[69] per abbreviarne le vite. Egli rifiuta le richieste perché sono contrarie alla sua concezione di etica medica. Nella sua testimonianza scritta dopo la guerra spiega che il proprio rifiuto lo tormenta ancora perché la maggior parte di quelle persone è stata in seguito uccisa dalle SS: «Oggi rimpiango di essermi comportato in quel modo».[70] Un giorno i membri del *Sonderkommando* intervengono «con gentilezza e rassegnazione» mentre Nyiszli sta cercando di rianimare un deportato che ha tentato il suicidio affinché interrompa le cure. «Perché ridandogli la vita non avrei fatto altro che prolungare la sofferenza morale da cui aveva voluto fuggire.» Svolge il suo lavoro di medico, ma questo gli attira severi rimproveri da parte degli amici di colui che aveva tentato il suicidio. «Ora che sono lontano dal suo letto e che il suo volto sofferente non richiama il "medico" in me, la mia personalità da "uomo" dà pienamente ragione ai compagni del capitano. Avrei dovuto "lasciarlo andare per la sua strada", non davanti al cannone grigio e freddo delle mitragliatrici, ma nella narcosi priva di dolori morali e sofferenze fisiche.»

[68] Georges Bensoussan, *Des voix sous la cendre…, cit.*

[69] Miklós Nyiszli, *op. cit.*

[70] Ivi.

I COLLABORATORI VOLONTARI

A fianco dei medici che fanno tutto il possibile per salvare delle vite, alcuni medici deportati polacchi, in particolare i dottori Roman Zenkteller e Stefan Budziaszek (profondamente antisemiti, come abbiamo visto), partecipano attivamente alle selezioni.

Secondo Oszkar Betlen, Stefan Budziaszek, medico capo dell'HKB di Monowitz, è un «nazionalista polacco» e «gli internati ebrei e quelli appartenenti ad altre nazioni furono da lui trattati male».[71] Come testimoniato dal suo collega francese Simon Lubicz,[72] deportato ad Auschwitz nel settembre 1942, Budziaszek partecipa alle selezioni all'ospedale di Monowitz.[73] Secondo Robert Waitz, supera addirittura le richieste tedesche: «Il dottor Fischer ha detto un giorno a Budziaszek che gli avevano presentato seicento detenuti nudi per la camera a gas mentre lui aveva bisogno solo di trecento. Ma Budziaszek ha insistito con il medico delle SS, il dottor Fischer, perché prendesse i seicento. Quest'ultimo non ha ceduto alla richiesta di Budziaszek».[74] Il dottor Salomon Samuelidis riporta che durante la selezione Budziaszek si mostra addirittura più duro dell'infermiere SDG Gerhard Neubert, che gli risponde spesso: «Lascialo dov'è».[75] Samuelidis rifiuta di trovargli alcuna giustificazione perché: «Nessun essere umano e nessun medico ha il diritto di partecipare alle selezioni».

Numerosi deportati, medici e non,[76] come Czesław Mordowicz, Mendel Eisenbach, Adolf Weiss e Alfred Wetzler,[77] sottolineano lo

71 Hermann Langbein, *op. cit.*

72 Medico ebreo francese di origine russa, nato il 26 giugno 1912 a Grodno, deportato con il convoglio n. 36 il 23 settembre 1942.

73 Deposizione di Simon Lubicz, il 4 novembre 1971, Procedura Auschwitz, 4 Js 798/64 OstA Ffm., f. 934; citato in Ernst Klee, *Auschwitz, die NS-Medizin und ihre Opfer*, *cit.*

74 Deposizione del professore Robert Waitz, il 26 giugno 1962, Procedura Auschwitz, f. 12793; citata in Ernst Klee, *Auschwitz, die NS-Medizin und ihre Opfer*, *cit.*

75 Deposizione di Salomon Samuelidis, il 29 giugno 1971; citata in Ernst Klee, *Auschwitz, die NS-Medizin und ihre Opfer*, *cit.*

76 Danuta Czech, «Le rôle du camp d'hôpital pour les hommes au KL Auschwitz II», in *Contribution à l'histoire du KL Auschwitz*, *cit.*

77 Hermann Langbein, *op. cit.*

zelo inopportuno del dottor Roman Zenkteller.[78] André Lettich lo descrive come «l'uomo più potente dell'ospedale e l'uomo di fiducia delle SS», che all'inizio ha la tendenza a mandare i malati al blocco 7, da dove vengono condotti direttamente verso le camere a gas. Facilita il compito dei colleghi nazisti: «Il dottor Zenkteller aveva trovato un metodo semplice, se non ingegnoso. Designava in anticipo le vittime, scriveva sulle loro schede di ammissione al blocco 7 (perché i tedeschi ci obbligavano a stilare delle schede) la terribile lettera *L* (*Leiche*: cadavere) e gliela faceva tatuare sul braccio sinistro, davanti al numero di matricola. Ed è così che i condannati a morte sapevano diversi giorni in anticipo la sorte che li aspettava».[79] In seguito, secondo Aron Bejlin, Zenkteller seleziona chi ha una febbre superiore ai 38 °C con il pretesto di combattere «contro le epidemie».[80] Quando viene incaricato di garantire la selezione dei deportati malati provenienti dal campo satellite di Jaworzno, «[assassina] molto più spesso di quanto non [curi]»,[81] racconta Fred Sedel. E, secondo un deportato, «assisteva all'esame dei prigionieri malati che arrivavano in ambulanza o li esaminava lui stesso. Di norma era lui a decidere se i prigionieri dovevano essere mandati nel campo ospedaliero del BIIf. Le sue decisioni erano formalmente confermate dal *Lagerarzt* di servizio».[82]

Maximilian Samuel: traditore o eroe?

Il medico deportato Maximilian Samuel,[83] che ricopre la funzione di medico capo del blocco 10 agli ordini di Horst Schumann

[78] Arrivato ad Auschwitz il 5 settembre 1941, viene nominato *Lagerältester* del corpo ospedaliero BIId da marzo a novembre 1944, dopo essere stato successivamente *Leitender Arzt* nelle ambulanze dei campi maschili BIb e BIIa (campo di quarantena). Esercita la propria autorità su tutti i medici prigionieri nei campi BIIa, BIId e BIIf.

[79] André Lettich, *op. cit.*

[80] Deposizione di Aron Bejlin, il 28 agosto 1962, Procedura Auschwitz, 4 Js 1031/61 OstA Ffm, f. 13358 *sq.*; citato in Ernst Klee, *Auschwitz, die NS-Medizin und ihre Opfer, cit.*

[81] Fred Sedel, *op. cit.*

[82] Danuta Czech, «Le rôle du camp d'hôpital pour les hommes au KL Auschwitz II», in *Contribution à l'histoire du KL Auschwitz, cit.*

[83] Hermann Langbein, *op. cit.*

ed Eduard Wirths prima di essere destituito a vantaggio di Alina Brewda, svolge un ruolo molto importante negli esperimenti. Questo ex-eroe dell'esercito tedesco di sessantadue anni, insignito della croce di ferro e professore di ginecologia a Colonia, è stato deportato dalla Francia nell'agosto 1942 ed è stato miracolosamente risparmiato a causa del suo stato di servizio.

Un certo numero di testimonianze di medici deportati sottolinea il carattere abietto di Maximilian Samuel. Secondo la dottoressa Dorota Lorska, Samuel lavora «dimostrando uno zelo particolarmente attivo»,[84] mentre il dottor Eduard de Wind ricorda il «forte entusiasmo».[85] La deportata Sara Spanjaard Van Esso, oggetto di esperimenti medici, lo descrive come «un uomo particolarmente detestabile» e anche «molto zelante».[86] Il dottor Dering lo disprezza e lo giudica «vecchio, inutile e coperto di eczema».[87] Adélaïde Hautval ne sottolinea l'abiezione: «Era dominato dalla paura e dal desiderio di piacere "a loro". Lo trasudava»;[88] Mama cerca di spiegarne l'atteggiamento: «Come ebreo, la sua situazione era più pericolosa della mia. Inoltre, si diceva che la figlia fosse nel campo. Probabilmente pensava che obbedendo ciecamente ai padroni avrebbe potuto salvarla». Il dottor Samuel viene fucilato nel luglio 1944 a causa, secondo Steinberg, di una disputa con Eduard Wirths, che ha omesso di menzionare il suo nome nei risultati dei propri lavori.[89] Ma sembra che la vera ragione dell'esecuzione sia stata che «sapeva troppo», come suggerito dalla dottoressa Dorota Lorska.[90]

[84] Dora Kleinova, «Communication de Mme le docteur Kleinova de Prague sur son séjour au block 10 à Auschwitz», estratto della tesi di André Lettich, *op. cit.*

[85] Dichiarazione non datata di Eduard de Wind, Js 18/67 GstA Ffm; citata in Ernst Klee, *Auschwitz, die NS-Medizin und ihre Opfer*, *cit.*

[86] Hermann Langbein, *op. cit.*

[87] Mavis Hill e L. Norman Williams, *Auschwitz in England: a record of a libel action*, MacGibbon & Kee, London 1965.

[88] Adélaïde Hautval, *op. cit.*

[89] Testimonianza del dottor Sternberg, estratto dalla tesi di André Lettich, *op. cit.*

[90] Mavis Hill e L. Norman Williams, *op. cit.*

Dopo la guerra, nonostante la sua reputazione fino a quel punto particolarmente cattiva, ne viene in parte riabilitata la memoria grazie a diverse testimonianze di *Häftlinge für Versuchszwecke* («cavie per gli esperimenti») che ne ricordano gentilezza ed empatia. Soprattutto, Samuel ha l'audacia di disobbedire agli ordini di Schumann a più riprese. Per esempio Aliza Barouch, un'ebrea greca di appena quindici anni selezionata per un'isterectomia totale, si renderà conto soltanto dopo la guerra, rimanendo incinta, che Samuel le aveva tolto solo un'ovaia e non entrambe, e solo una parte dell'utero. All'epoca non le aveva detto niente, probabilmente per il pericolo che incombeva su di lui, ma le aveva unicamente assicurato che una volta terminata l'operazione sarebbe stata «come le altre» o, in parole diverse, che avrebbe potuto avere dei bambini.

Il dottor Dering, collaboratore zelante

Anche il chirurgo polacco Władysław Dering si distingue per la collaborazione attiva negli esperimenti medici. Il suo zelo nei confronti delle autorità del campo gli vale il soprannome di *Lagerältester* (sarebbe a dire di responsabile dell'ospedale di Auschwitz) da parte dello *Standortarzt* Eduard Wirths a partire dalla fine di agosto 1943.[91]

Eppure all'inizio questo deportato politico polacco ha una reputazione eccellente grazie all'aiuto che presta ai compatrioti, ma questa cambia gradualmente, in particolare da quando comincia a partecipare attivamente agli esperimenti sulla messa a punto di metodi di sterilizzazione dei dottori Clauberg e Schumann. Secondo Hermann Langbein, grazie alla sua posizione Dering potrebbe rifiutarsi di partecipare ma decide di accettare perché è violentemente antisemita e perché sa che quei metodi di sterilizzazione sono testati su cavie ebree. Nei loro confronti dimostra brutalità, cattiveria e una totale mancanza di empatia.

Viene incaricato delle castrazioni dal dottor Schumann. Ci si può rendere conto dello zelo attivo da lui dimostrato leggendo il

[91] Dora Kleinova, «Communication de Mme le docteur Kleinova de Prague sur son séjour au block 10 à Auschwitz», estratto della tesi di André Lettich, *op. cit.*

registro della sala operatoria del blocco 21, che riporta 89 castrazioni eseguite tra il 16 settembre e il 15 dicembre 1943. André Lettich fornisce una testimonianza sul suo metodo di lavoro: «Quel chirurgo operava con grande brutalità. I pazienti ricevevano un'anestesia locale sommaria, le loro grida erano spaventose da sentire. Spesso i due testicoli venivano rimossi immediatamente. I decorsi operatori erano catastrofici: emorragie, setticemie, atonie delle ferite che finivano per non richiudersi. Molti di questi sventurati morivano rapidamente per i postumi delle operazioni».[92] La mancanza di riguardo per le persone a cui aveva rimosso gli organi genitali gli vale il soprannome di «energumeno col coltello».[93] A un uomo che protesta quando si appresta a castrarlo dice: «Smettila di guaire come un cane, devi comunque morire!».[94] Hermann Langbein rimane disgustato il giorno in cui Dering gli mostra con fierezza un sacchetto per il tabacco confezionato con lo scroto di una delle sue vittime.

Dorota Lorska non trova nessuna circostanza attenuante per Władysław Dering: «Il comportamento del dottor Dering e di altri suoi simili non potrebbe essere giustificato in nessun modo: nessuna considerazione, neanche la paura di morire, avrebbe dovuto far abbassare un medico a eseguire con zelo gli ordini delle SS».[95]

[92] Hermann Langbein, *op. cit.*
[93] André Lettich, *op. cit.*
[94] Hermann Langbein, *op. cit.*
[95] Christian Bernadac, *op. cit.*

CONCLUSIONE

Di fronte all'avanzata dell'Armata Rossa in seguito all'operazione Bagration, le autorità SS iniziano a evacuare parte dei deportati di Auschwitz verso i campi situati più a ovest a partire dall'estate 1944. Tra l'inizio di luglio e la fine di novembre 1944 vengono trasferiti circa 97.000 deportati. Ciò non impedisce ai nazisti di proseguire lo sterminio degli ebrei, che continuano ad arrivare da tutta Europa. I lavori di costruzione vengono fermati all'inizio del mese di ottobre del 1944, mentre i centri di sterminio sono messi fuori servizio il mese successivo.[1] L'evacuazione definitiva del campo inizia il 17 gennaio 1945. Le strutture destinate alle uccisioni vengono fatte saltare in aria. Circa 60.000 deportati del campo partono a piedi verso ovest, una «marcia della morte» che ucciderà quasi 15.000 di loro.

Il 27 gennaio 1945 le prime unità di soldati sovietici entrano nel recinto del campo di Auschwitz-Birkenau. Quel giorno scoprono il più letale dei campi di sterminio del sistema industriale nazista che ha permesso l'attuazione della «Soluzione finale della questione ebraica». Sul posto restano solo 7000 prigionieri malati o morenti che non possono più camminare. Tra di loro ci sono Primo Levi e il suo amico, il dottor Leonardo De Benedetti. Le autorità sovietiche chiedono loro di redigere un rapporto dettagliato sulle condizioni sanitarie ad Auschwitz mentre si trovano al campo di Katowice. Si

[1] Soltanto il crematorio V è ancora in attività e vi si effettuano occasionalmente delle esecuzioni.

tratta di uno dei primi rapporti sui campi di sterminio e preannuncia i futuri lavori di Primo Levi. Da parte sua, un giovane medico deportato olandese incaricato di prestare assistenza ai malati consegna rapidamente, su di un «grande quaderno» che si è procurato, la propria testimonianza sotto lo pseudonimo di Hans Van Dam: «Sentivo in maniera imperativa il dovere di far sapere al mondo quello che era successo qui» spiegherà in seguito Eddy de Wind. «Se ora metto tutto questo per iscritto e il mondo viene a saperlo, non potrà mai più succedere.»[2]

La maggior parte degli altri medici deportati saranno liberati solo alcuni mesi dopo, al termine di un calvario durante il quale dovranno affrontare l'orrore degli ultimi momenti del Terzo Reich. Molti di loro hanno redatto le proprie testimonianze in libri, tesi in Medicina e articoli di giornale, ma le testimonianze dei medici deportati non suscitano grande interesse nel dopoguerra.

I crimini dei medici delle SS vengono menzionati nel corso del processo dei dignitari nazisti di Norimberga, tenutosi dal 20 novembre 1945 al 1° ottobre 1946. In quell'occasione sono citati alcuni esperimenti medici realizzati nel campo di Auschwitz. Ma è soprattutto durante il processo ai medici di Norimberga, svoltosi tra il dicembre 1946 e l'agosto 1947, che il mondo intero viene a conoscenza dell'impatto considerevole del nazismo sulla medicina tedesca nel suo complesso. Gli esperimenti medici realizzati nei campi di concentramento e ad Auschwitz sono stati particolarmente atroci, da una parte perché il corpo medico tedesco era impregnato dell'ideologia nazionalsocialista e dall'altra perché il potere centralizzato e totalitario ne aveva incoraggiato lo svolgimento su larga scala con il pretesto di apportare benefici all'umanità.

Il processo di Norimberga ai medici porta alla redazione del «codice di Norimberga», volto a controllare le future sperimentazioni terapeutiche compiute su esseri umani e oggi considerato il punto di partenza dell'etica medica moderna.[3] Il medico tedesco Alexan-

[2] Eddy de Wind, *op. cit.*

[3] Bruno Halioua, *op. cit.*

der Mitscherlich, che assiste al processo, scriverà a ragione che i 23 accusati del processo ai medici di Norimberga erano «solamente la punta dell'iceberg», perché il male si era «esteso a tutto il corpo medico».[4] Purtroppo i medici nazisti del campo di Auschwitz costituiscono la punta più alta di quell'iceberg diabolico... Ecco perché il professor Robert Waitz, nel discorso pronunciato il 16 aprile 1967 in occasione dell'inaugurazione del Monumento internazionale di Auschwitz, esprime il timore che questi crimini vengano dimenticati dalle generazioni future. «Non dimenticate mai, voi giovani di oggi, a cosa portano la guerra, il totalitarismo, la negazione dell'essere umano, lo scatenarsi dell'odio razziale, del sadismo e di tutti gli istinti più bassi. Combattete senza tregua queste forze del male. Perché in ogni momento riappaiono il neonazismo, il razzismo e l'antisemitismo. Siate vigili, perché migliaia di criminali di guerra restano impuniti.»[5]

4 Ivi.

5 «1945-1965 – XXe anniversaire de la libération d'Auschwitz», in *Après Auschwitz, bulletin périodique de l'Amicale des anciens déportés d'Auschwitz*, Paris, gennaio-febbraio 1965.

APPENDICI

APPENDICE A
CHE COSA NE È STATO DI LORO

Gli alti dignitari nazisti

Otto Ambros: Dirigente di I.G. Farben, visita il sito di Auschwitz il 6 gennaio 1941 e propone di costruirvi un gigantesco complesso industriale; viene condannato nel processo di Norimberga a otto anni di prigione. Liberato nel 1952, in seguito lavora in diverse aziende tedesche (Grünenthal, Feldmühle, Hibernia e Telefunken). Viene nominato presidente del Consiglio di amministrazione di Knoll A.G., una società controllata di BASF, tra il 1960 e il 1975. Muore il 23 luglio 1990, all'età di ottantanove anni.

Karl Fritzsch: *SS-Hauptsturmführer*, il 3 settembre 1941 ordina il primo sterminio con lo Zyklon B di 600 prigionieri sovietici e di 250 deportati malati nel blocco 11. Si suicida a Berlino il 2 maggio 1945.

Heinrich Himmler: *Reichsführer* delle *Schutzstaffel* dal 1929, comandante della polizia dal 1936 e delle forze di sicurezza del Terzo Reich (*Reichssicherheitshauptamt*) dal 1939. Catturato il 23 maggio 1945 dalle forze britanniche, si suicida durante l'interrogatorio ingoiando una capsula di cianuro.

Rudolf Höss: Dopo la partenza da Auschwitz, lavora nei servizi dello SS-WVHA ed è promosso ispettore dei campi. A partire da aprile 1945 e fino al suo arresto, l'11 marzo 1946, si nasconde in una fattoria nei dintorni di Flensburg sotto il nome di Franz Lang con documenti falsi forniti da Heinrich Himmler. Consegnato alle autorità polacche e incarcerato a Cracovia, viene condannato a morte dal tribunale nazionale polacco (sentenza del 2 aprile 1947); la condanna viene eseguita per impiccagione al campo di Auschwitz (tra il KI e la sua villa) il 16 aprile 1947.

Enno Lolling: Medico capo dell'*Amtsgruppe D III Sanitätswesen und Lagerhygiene* («dipartimento III responsabile della salute e dell'igiene dei campi») del WVHA, dell'organizzazione dei medici, degli ospedali e delle infermerie, come anche degli esperimenti medici condotti in tutti i campi, alla fine del 1942 dà l'ordine di uccidere tutti i deportati inadatti al lavoro e più precisamente i malati giudicati incapaci di rimettersi dopo un periodo di quattro settimane. Si suicida all'ospedale di Flensburg il 27 maggio 1945.

I medici delle SS

Adolph Benno: Medico del campo degli zingari dal 27 marzo al 27 aprile 1943, vi contrae la scarlattina, che gli vale l'inabilità al lavoro fino a novembre 1943,[1] dopodiché viene assegnato a Buchenwald, Flossenbürg, Mauthausen e Bergen-Belsen. Nel 1953 si installa in Germania Est, poi a partire dal 1958 esercita come medico in diverse cliniche della Germania Ovest,[2] in particolare alla Lungenklinik di Hemer.[3] Mai processato, muore nel 1967 per cause naturali a Iserlohn, nella Renania Settentrionale-Vestfalia.

[1] Hans-Walter Schmuhl, *op. cit.*

[2] Ernst Klee, *Auschwitz, die NS-Medizin und ihre Opfer, cit.*

[3] Ernst Klee, *Das Personenlexikon zum Dritten Reich: Wer war was vor und nach 1945*, S. Fischer Verlag, Frankfurt am Main 2003.

Otto Blaschke: L'ex *Lagerarzt* di Auschwitz apre, dopo la guerra, uno studio a Ludwigsburg.[4] Muore il 7 ottobre 1982 ad Asperg, all'età di settantaquattro anni.[5]

Franz von Bodmann: *Lagerarzt* ad Auschwitz, pratica iniezioni endovenose di fenolo. In particolare vieta le cure a una giovane ebrea slovacca ferita gravemente all'addome e al petto, lasciandola morire con atroci sofferenze. In seguito è trasferito al campo di Majdanek, poi nominato medico capo di tutti i campi dell'Estonia. Muore il 25 maggio 1945 all'ospedale militare di Sankt Johann im Pongau, in Austria.

Victor Capesius: Responsabile della farmacia di Auschwitz dal febbraio 1944 al gennaio 1945, partecipa a diverse selezioni sulla rampa. Arrestato dalle autorità britanniche, viene liberato nel giugno 1946. Si installa inizialmente a Stoccarda ma è nuovamente arrestato dalle autorità americane, che lo incarcerano nella prigione di Monaco, poi a Dachau e Ludwigsburg, prima di liberarlo a loro volta nell'agosto 1947. Si stabilisce in seguito come farmacista a Göppingen, nel Baden-Württemberg. Arrestato ancora una volta nel dicembre 1959, rimane in detenzione fino al processo di Francoforte, dove è condannato a nove anni di prigione. Liberato nel 1968, muore nel 1985, all'età di settantotto anni.

Carl Clauberg: Medico responsabile di esperimenti di sterilizzazione sulle deportate ebree, è fatto prigioniero dopo la guerra e consegnato alle autorità sovietiche, che lo processano e condannano a 25 anni di detenzione. Liberato nel 1955, all'uscita dalla prigione si distingue in un'intervista concessa alla televisione tedesca in cui, presentandosi come un martire, esprime il proprio desiderio di trovare una segretaria per continuare i suoi «lavori

4 Ernst Klee, *Auschwitz, die NS-Medizin und ihre Opfer, cit.*

5 Ernst Klee, *Auschwitz. Täter, Gehilfen, Opfer und was aus ihnen wurde. Ein Personenlexikon*, S. Fischer Verlag, Frankfurt am Main 2013.

scientifici».[6] Arrestato nuovamente e incarcerato nel 1956 in vista di un processo che deve tenersi a Kiel, muore per una crisi cardiaca durante la detenzione preventiva il 9 agosto 1957, all'età di cinquantanove anni.[7]

Hans Delmotte: Medico delle SS belga reticente nel compiere le selezioni ad Auschwitz. Viene trasferito a Dachau alla fine della guerra. Si suicida nel 1945.

Oskar Dientsbach: *Lagerarzt* ad Auschwitz da giugno 1941 a marzo 1942, poi trasferito a Dora, si suicida in prigione il 18 ottobre 1945.

Friedrich Entress: *Lagerarzt* ad Auschwitz da dicembre 1941 a ottobre 1943, mette a punto la tecnica delle iniezioni intracardiache di fenolo, realizza sperimentazioni sull'inoculazione del tifo e impara a eseguire interventi chirurgici allo stomaco sui deportati. Viene trasferito in seguito al campo di Gusen, annesso a quello di Mauthausen, poi assegnato a Gross-Rosen nel luglio 1944. Arrestato il 18 maggio 1945, viene condannato a morte dal tribunale americano durante il processo di Mauthausen a Dachau, il 13 maggio 1946, e impiccato a Landsberg il 28 maggio 1947.

Horst Fischer: *Lagerarzt* a Monowitz a partire dal 6 novembre 1942, poi medico a Birkenau da novembre 1943 a gennaio 1944, pratica cure dell'ernia inguinale ed exeresi (asportazione chirurgica) del gozzo sui deportati per allenarsi prima di essere trasferito a Ravensbrück. Dopo la guerra, esercita come medico per vent'anni in Germania Est senza essere processato. Infine, giudicato nel 1966 a Berlino Est, viene condannato a morte il 25 marzo 1966 e giustiziato nel luglio 1966.

[6] Hermann Langbein, *op. cit.*

[7] Frederick Sweet e Rita Marika Csapó-Sweet, *art. cit.*

Karl-Josef Fischer: Medico ad Auschwitz dal 17 ottobre al 27 novembre 1940,[8] in seguito è trasferito nei campi di Sachsenhausen, Majdanek, Neuengamme e in unità militari da campo. Dopo la guerra torna a vivere a Graz (in Austria), dove muore nel 1993, all'età di ottantanove anni.

Erwin von Helmersen: Assegnato al campo degli zingari di Birkenau (BIIf) dal 21 agosto al 15 dicembre 1943, partecipa a diverse selezioni di malati nei *Reviere* poi occupa un posto amministrativo all'interno dello RSHA (*Reichssicherheitshauptamt*, l'Ufficio centrale di sicurezza del Reich). Giudicato dalle autorità polacche, è condannato il 17 gennaio 1949 alla pena di morte e impiccato a Cracovia il 15 aprile 1949.

Emil Kaschub: Da studente in Medicina realizza esperimenti sulle automutilazioni su richiesta della *Wehrmacht* e il 4 aprile 1945 sostiene la tesi in Medicina all'Università Friedrich-Schiller di Jena, essendo dispensato dall'esame orale abitualmente richiesto. Nel 1963, diventa capo del reparto di chirurgia dell'ospedale Bethanien di Francoforte-sul-Meno. Muore nel 1977 senza mai essere stato indagato.

Bruno Kitt: *Lagerarzt* ad Auschwitz, al crematorio realizza prelievi su cosce e polpacci per ottenere un brodo di coltura batteriologica. In seguito viene trasferito al campo di concentramento di Neuengamme. Condannato a morte nel 1946 da un tribunale militare inglesee, è giustiziato a Hamelin, in Bassa Sassonia, l'8 ottobre 1946.[9]

Fritz Klein: *Lagerarzt* ad Auschwitz dal 15 dicembre 1943 al 15 dicembre 1944, compara gli ebrei a un'appendicite purulenta di cui va eseguita l'asportazione chirurgica, poi viene trasferito al campo di concentramento di Neuengamme fino al 15 marzo 1945, infine a

[8] Ernst Klee, *op. cit.*
[9] Ivi.

quello di Bergen-Belsen fino ad aprile 1945. Arrestato dalle autorità britanniche, viene giudicato dal tribunale militare di Lüneburg. Come difesa, spiega: «Naturalmente non approvavo le camere a gas ma non ho protestato perché non avrebbe avuto nessun senso. Quando si è nell'esercito non si protesta».[10] Condannato a morte al termine del processo di Bergen-Belsen il 17 novembre 1945, viene giustiziato il 13 dicembre 1945 nella prigione di Hamelin, in Bassa Sassonia.[11]

Hans Wilhelm König: Questo medico delle SS che ha imparato a realizzare aborti ad Auschwitz viene dichiarato morto dalla moglie Dagmar nel 1945. In realtà, si è stabilito con il nome di Ernst Peltz nella borgata di Holtorf, comune di Colnrade, in Bassa Sassonia. Dopo che il suo comportamento inizia a incuriosire il vicinato, sparisce senza lasciare traccia. Nessuno ha più avuto sue notizie.

Johann Paul Kremer: Professore di anatomia e *Lagerarzt* ad Auschwitz, partecipa alle selezioni e realizza esperimenti medici. In seguito torna all'Università di Monaco al termine del congedo per le vacanze accademiche per riprendere l'insegnamento di anatomia, senza riuscire a ottenere la cattedra di biologia cui ambiva.[12] Nel giugno 1945 viene arrestato dagli inglesi e consegnato nel 1946 alle autorità polacche, che lo processano e condannano a morte a Cracovia il 22 novembre 1947. La pena viene commutata in detenzione a vita e beneficia di un rilascio anticipato nel gennaio 1958 per buona condotta e per anzianità (settantaquattro anni). Viene ascoltato al processo di Francoforte come testimone il 13 giugno 1964. Muore a Monaco l'8 giugno 1965, all'età di ottantadue anni.

[10] Hermann Langbein, *op. cit.*

[11] Ernst Klee, *Auschwitz. Täter, Gehilfen, Opfer und was aus ihnen wurde. Ein Personenlexikon, cit.*

[12] Hermann Langbein, *op. cit.*

Franz Bernhard Lucas: Inizialmente *Lagerarzt* a Birkenau al campo degli zingari e per le famiglie di Theresienstadt da dicembre 1943 all'estate 1944, dove sostituisce il dottor Thilo, viene in seguito assegnato ai campi di concentramento di Mauthausen, Stutthof, Ravensbrück e Sachsenhausen. Dopo la guerra esercita come ginecologo ostetrico a Elmshorn, nello Schleswig-Holstein. Viene giudicato nel 1963 al processo di Auschwitz a Francoforte, dove viene stabilito che ha realizzato delle selezioni sulla rampa. Partecipando con il team legale a una visita al sito di Auschwitz dichiara che non sarà in grado di riprendersi da ciò che ha visto, precisando: «Ma ancora oggi non vedo come avrei potuto agire diversamente».[13] Viene condannato il 19 agosto 1965 a tre anni e tre mesi di prigione, e liberato il 26 marzo 1968. Un anno dopo, la Corte federale annulla la sentenza. Si tiene un nuovo processo, al termine del quale, l'8 ottobre 1970, viene assolto. Prosegue l'attività medica fino al 30 settembre 1983 e muore il 7 dicembre 1994, all'età di ottantatré anni, a Elmshorn.

Josef Mengele: Soprannominato l'«angelo della morte», è medico ad Auschwitz dal maggio 1943 al gennaio 1945, inizialmente al campo delle famiglie zingare (BIIe) dal 30 maggio 1943 fino ad agosto 1944, poi all'HKB del campo maschile (BIIf), prima di essere trasferito a Gross-Rosen. Dopo la guerra viene arrestato dalle autorità americane sotto una falsa identità e poi rilasciato senza essere stato riconosciuto. Dapprima si nasconde in Germania, poi si reca in Argentina e in diversi Paesi dell'America Latina. Muore annegato il 7 febbraio 1979 sulla spiaggia di Bertioga, in Brasile, all'età di sessantasette anni. La sua tomba viene ritrovata sei anni dopo; l'esame dei resti, in particolare della mascella, permette di identificarlo con certezza. Non è mai stato processato.

Georg Meyer: Medico ad Auschwitz da novembre 1942 a dicembre 1943, poi assegnato al campo di Vught, in Olanda, dopo la

[13] Ivi.

guerra esercita come medico a Vienna fino alla pensione.[14] Muore nel 1981 all'età di sessantaquattro anni.

Hans Münch: Medico all'Istituto di igiene di Rajsko da dicembre 1943 a gennaio 1945, viene giudicato alla liberazione dal tribunale di Cracovia incaricato del processo di Auschwitz. Viene assolto il 22 dicembre 1947 dopo dieci mesi di detenzione preventiva, perché, secondo il tribunale, si è dimostrato «premuroso con i detenuti, li ha aiutati e si [è] messo lui stesso in pericolo».[15] Si stabilisce in Baviera dove lavora come medico di campagna, poi va in pensione in un tranquillo villaggio dell'Allgäu, nel sud della Germania. Nel 1998, durante un incontro con un giornalista dello Spiegel, dichiara di essersi sentito come un «re» ad Auschwitz: «Ci si abitua molto in fretta a vivere tranquillamente in un luogo dove centinaia di migliaia di esseri umani vengono gasati. Non mi è pesato». Muore nel 2001, all'età di novant'anni, a Rosshaupten, in Baviera.

Robert Neumann: Assegnato ad Auschwitz da maggio a ottobre 1940, in seguito è nominato direttore dell'Istituto di patologia dell'Università di Tongji, a Shanghai.[16] Incarcerato dal 1945 al 1948, dopo il rilascio lavora come collaboratore scientifico nell'azienda farmaceutica Stada, a Tubinga. Muore a Tubinga nel 1962, a sessant'anni, senza mai essere stato indagato.

Max Popiersch: *Standortarzt* («medico della guarnigione») dal 22 maggio 1940 al 1° ottobre 1941, poi trasferito a Majdanek, muore di tifo a Lublino, il 21 aprile 1942, all'età di quarantanove anni.

14 Ernst Klee, *Auschwitz. Täter, Gehilfen, Opfer und was aus ihnen wurde. Ein Personenlexikon, cit.*

15 Lorraine Millot, «Médecin d'Auschwitz, sans remord. Hans Münch a confié au Spiegel ses souvenirs du camp d'extermination», in *Libération*, 5 ottobre 1998.

16 Astrid Freyeisen, *Shanghai und die Politik des Dritten Reiches*, Königshausen & Neumann, Würzburg 2000.

Werner Rohde: *Lagerarzt* di Auschwitz I, realizza sperimentazioni farmacologiche sui deportati di Auschwitz dichiarando: «Potete salvare della gente, ma non ebrei». In seguito è assegnato al campo di concentramento di Natzweiler-Struthof, in Alsazia, il 1° luglio 1944. Viene condannato a morte il 1° giugno 1946 dalla corte militare britannica di Wupperal durante il processo di Natzweiler per il coinvolgimento nell'omicidio di donne inglesi. È impiccato nella prigione di Hamelin, in Bassa Sassonia, l'11 ottobre 1946.[17]

Willi Schatz: Dentista delle SS, partecipa alle selezioni sulla rampa nella primavera del 1944, dopo la decisione di Eduard Wirths di impiegarvi farmacisti e dentisti delle SS a causa dell'afflusso di convogli di ebrei provenienti dall'Ungheria. In seguito è trasferito a Neuengamme. Viene fatto prigioniero dagli inglesi alla fine della guerra, poi liberato nel gennaio 1946. Si stabilisce come dentista ad Hannover. Muore nel 1985, all'età di ottant'anni.

Horst Schumann: Medico *SS-Sturmbannführer*, è coinvolto nell'uccisione di pazienti affetti da disturbi psichiatrici nell'ambito del programma *Aktion T4* e realizza esperimenti medici di sterilizzazione sui deportati ad Auschwitz. Dopo la guerra esercita come medico in Germania Ovest con il proprio nome fino al 1951, senza essere indagato. Le autorità tedesche si interessano ai suoi crimini quando chiede un permesso di caccia, per cui è necessario un certificato di buona condotta morale e civile. Schumann allora fugge, per evitare azioni legali. Presta servizio come medico su una nave, poi emigra in Egitto, Sudan e Ghana, dove diventa medico personale del presidente Nkrumah. Estradato in Germania Ovest nel novembre 1966 dopo il rovesciamento del suo protettore, viene processato a partire dal 23 settembre 1970 a Francoforte. Il processo viene sospeso dopo un attacco cardiaco che tutto sembra suggerire fosse simulato. Viene liberato per motivi di salute il 29 luglio 1972.

[17] Ernst Klee, *Auschwitz. Täter, Gehilfen, Opfer und was aus ihnen wurde. Ein Personenlexikon, cit.*

Muore undici anni dopo, nel maggio 1983, a Francoforte, all'età di settant'anni.

Siegfried Schwela: *SS-Hauptsturmführer Standortarzt* ad Auschwitz, muore nel maggio 1942 di tifo.

Heinz Thilo: Medico delle SS, *Lagerarzt* del campo femminile di Birkenau dal 1942 al 1945, si esercita nell'esecuzione di interventi chirurgici per l'ernia sui deportati e dà ad Auschwitz il soprannome di *anus mundi* («l'ano del mondo»). In seguito è trasferito a Gross-Rosen. Si suicida il 13 maggio 1945 a Hohenelbe (Vrchlabí), in Repubblica Ceca.

Alfred Trzebinski: Presente ad Auschwitz dal luglio al novembre 1941, viene in seguito trasferito a Majdanek, poi a Neuengamme. Mentre presta servizio in quel campo, il 21 aprile 1945 è coinvolto nell'omicidio alla scuola Bullenhuser Damm di Amburgo di 20 bambini ebrei selezionati ad Auschwitz come cavie in sperimentazioni sulla tubercolosi. Arrestato e giudicato ad Amburgo nell'ambito del processo del campo di Neuengamme da un tribunale britannico che lo condanna a morte, viene giustiziato per impiccagione l'8 ottobre 1946 nella prigione di Hamelin.

Kurt Uhlenbroock: Medico *SS-Sturmbannführer Standortarzt*, esercita ad Auschwitz dal 17 agosto al 1° settembre 1942. Dopo la guerra si stabilisce come medico ad Amburgo. Lavora all'ospedale protestante di Hirsch Park, a Blankenese, e all'ospedale Helenenstift della Croce Rossa ad Amburgo.[18] Viene citato come testimone della difesa al processo di Auschwitz, a Francoforte, nel 1964. Non è oggetto di azioni legali per l'assenza di testimoni e di prove tangibili contro di lui. Muore nel 1992 ad Amburgo, all'età di ottantaquattro anni.

[18] Ernst Klee, *Auschwitz, die NS-Medizin und ihre Opfer*, *cit.*

Helmut Vetter: Dal 13 ottobre 1942 ad agosto 1944 è medico ad Auschwitz, dove impara a eseguire pneumotoraci e mette in atto sperimentazioni sull'inoculazione del tifo in deportati in buona salute per determinare il tempo di incubazione della malattia. Arrestato e giudicato da un tribunale militare americano, è condannato alla pena di morte e giustiziato nel febbraio 1949 nella prigione di Landsberg.

Bruno Weber: Direttore dell'Istituto di igiene di Rajsko, si reca al crematorio per prelevare delle parti di coscia e di polpaccio per ottenere un brodo di coltura batteriologica. Viene arrestato nel luglio 1946 dalle autorità britanniche, che lo consegnano alla giustizia polacca; è interrogato nell'ottobre 1946 dalla commissione di inchiesta polacca sui crimini di guerra. Non è oggetto di azioni legali. Muore nel 1956, all'età di quarantuno anni.

Eduard Wirths: *Standortarzt* ad Auschwitz (dove realizza sperimentazioni mediche sui deportati) da settembre 1942 all'evacuazione del campo nel gennaio 1945, poi assegnato ai campi di Mittelbau, Bergen-Belsen e Neuengamme, si consegna come prigioniero alle autorità britanniche nell'estate 1945. Scrive alla moglie il 24 maggio 1945: «Ma quali crimini ho commesso quindi? Sinceramente lo ignoro!». Dopo avere tentato di impiccarsi in prigione ed essere stato slegato in tempo, muore di complicazioni polmonari alcuni giorni dopo, il 20 settembre 1945.

I partecipanti agli esperimenti

Adolf Butenandt: Illustre professore di biochimica e vincitore del premio Nobel per la chimica nel 1939, è il capo servizio di Günther Hillmann che realizza esperimenti biochimici su sieri dei deportati di Auschwitz. Membro corrispondente dell'Accademia tedesca di ricerca aeronautica nel 1942, membro del consiglio di amministrazione della Società Max-Planck dal 1949 al 1972, nel

1956 diventa direttore dell'Istituto Max-Planck di biochimica di Monaco, poi presidente della Società Max-Planck dal 1960 al 1972, prima di divenirne presidente onorario. Muore nel 1995 a Monaco, all'età di novantuno anni.

Arnold Dohmen: Medico dell'Istituto Robert-Koch di Berlino, si reca per quattro giorni ad Auschwitz, nel giugno 1943, per selezionare 19 deportati per una sperimentazione sull'epatite. Dopo la guerra, si stabilisce come specialista in Medicina interna nel cantone di Detmold. Nel 1950 pubblica un articolo sullo stato dei suoi lavori sull'epatite, omettendo di ricordare le sperimentazioni su esseri umani.[19] Negli anni Settanta viene avviata una procedura d'inchiesta contro di lui: Dohmen nega di essere stato coinvolto nella selezione di deportati e dichiara di aver ingannato i propri superiori gerarchici dicendo loro che non era pronto per l'inoculazione negli uomini e di avere ritardato la realizzazione di sperimentazioni su bambini con pretesti fallaci come la perdita di ceppi virali a causa di fallimenti nelle sperimentazioni su animali; si difende spiegando di avere realizzato esperimenti su bambini perché pensava in quel modo di poterli salvare da morte certa.[20] La procedura contro di lui è sospesa il 27 febbraio 1975: sulla base delle testimonianze e in assenza di documentazione più precisa non è «possibile confutare l'affermazione dell'accusato secondo cui avrebbe effettuato solamente sperimentazioni fittizie». Ma come si potrebbe non avere dubbi sulle sue affermazioni, così come ne ha Saül Oren-Hornfeld? «Come credergli a tal riguardo quando ha mentito sull'origine di quelle sperimentazioni e sulla scelta delle cavie?» Arnold Dohmen muore il 6 marzo 1980 a Lage, in Renania Settentrionale-Vestfalia.

[19] Arnold Dohmen, «Experimental investigations on the etiology of infectious hepatitis», in *Deutsche Zeitschrift für Verdauungs-und Stoffwechselkrankheiten*, 12 (numero speciale), 1952.
[20] Saül Oren-Hornfeld, *op. cit.*

Hans Grebe: Membro del Partito nazista, il dottor Hans Grebe ha come mentore Otmar von Verschuer, di cui è assistente nello stesso periodo di Josef Mengele. Nell'estate 1945 si stabilisce a Frankenberg, poi diventa professore di genetica all'Università di Marburg dal 1952 al 1972. Si distingue soprattutto nella Medicina sportiva, diventando nel 1955 membro dell'*International Council of Sport Science and Physical Education*, dell'UNESCO, e, due anni dopo, presidente dell'Associazione tedesca di Medicina sportiva (*Deutsche Gesellschaft für Sportmedizin und Prävention*). È anche vice-presidente della commissione medica dell'Associazione internazionale di boxe amatoriale (*International Boxing Association*). Muore nel 1999, all'età di ottantasei anni, a Frankenberg, nel Land di Hesse.

Günther Hillmann: Ingegnere in biochimica, effettua test sui sieri dei deportati di Auschwitz che gli arrivano da Josef Mengele. Docente dopo la guerra, nel 1962 diventa professore associato a Tubinga. È il primo presidente della Società tedesca di biochimica clinica.[21] Muore nel 1975 all'età di cinquantasette anni.

Hans Hinselmann: È condannato da un tribunale militare britannico[22] a tre anni di prigione e al pagamento di un'ammenda di 100.000 marchi per aver eseguito la sterilizzazione forzata di sei donne zingare.[23] La pena detentiva è ridotta per motivi di salute. Dopo avere lasciato il carcere non è autorizzato a esercitare attività ospedaliere ma è invitato in diverse università per tenervi dei corsi. Nominato dottore *honoris causa* all'Università di Rio de Janeiro nel 1957, viene nominato dai brasiliani «benefattore dell'umanità».[24]

21 «In memoriam Günther Hillmann», in *Clinical Chemistry and Laboratory Medicine*, 13 (7), 1975.

22 Ernst Klee, *Auschwitz, die NS-Medizin und ihre Opfer, cit.*

23 John L. Powell, «Biographic Sketch: Powell's Pearls: Hans Peter Hinselmann, MD (1884-1959)», in *Obstetrical and Gynecological Survey*, 59 (10), 2004.

24 J. S. Maclean, «The life of Hans Hinselmann», in *Obstetrical and Gynecological Survey*, 34 (11), 1979.

Hinselmann muore il 18 aprile 1959 ad Amburgo, a settantacinque anni, per un infarto miocardico.[25]

August Hirt: Direttore dell'Istituto di anatomia dell'Università di Strasburgo, vuole raccogliere una collezione di crani di ebrei e fugge a Tubinga all'arrivo degli Alleati, portando via i denti d'oro delle vittime. Si suicida il 2 giugno 1945, a Schluchsee, nel Baden-Württemberg, all'età di quarantasette anni.

Siegfried Liebau: Medico delle SS e antropologo, lavora nel reparto di Otmar von Verschuer e si reca durante il primo trimestre del 1943 al campo di concentramento di Auschwitz-Birkenau, dove realizza delle fotografie di una famiglia zigana che presenta un'eterocromia dell'iride. Dopo la guerra viene incarcerato a Norimberga. All'uscita dal carcere lavora come rappresentante medico omeopatico prima di aprire uno studio di omeopatia ad Hannover. Muore nel 1995, all'età di ottantaquattro anni.

Karin Magnussen: Collega di Josef Mengele, riceve almeno otto paia di occhi di zingari che presentano un'eterocromia per studiarli. Prosegue la sua attività dopo la guerra e riprende i lavori sull'eterocromia dell'iride realizzati a partire dai dati raccolti ad Auschwitz da Mengele in una pubblicazione del 1949.[26] Professoressa di biologia a Brema, va in pensione nel 1970 e muore nel 1997 all'età di ottantanove anni.

Robert Ritter: Psichiatra, predispone per circa 24.000 zingari le perizie antropologiche, genealogiche, mediche e storiche all'origine della politica di sterminio attuata dal regime hitleriano. All'indomani della guerra non viene indagato. Diventa «medico comunale»

[25] John L. Powell, art. *cit.*

[26] Karin Magnussen, «Über die Beziehungen zwischen Irisfarbe, histologischer Pigmentverteilung und Pigmentierung des Bulbus beim menschlichen Auge», in *Zeitschrift für Morphologie und Anthropologie*, 41, 1949.

della città di Francoforte il 1° dicembre 1947, svolgendo anche la funzione di esperto in tribunale.[27] Si occupa del Centro di assistenza ai giovani e del Centro di assistenza per la depressione e l'alcolismo (*Fürsorgestelle für Gemüts- und Nervenkranke sowie der Jugendpsychiatrie*). Il procuratore del distretto di Francoforte apre un'inchiesta nel 1948 sulle sue attività con gli zingari, inchiesta che non ha seguito. Muore il 15 aprile 1951 all'ospedale psichiatrico di Taunus, nel Land di Hesse.

Otmar von Verschuer: Mentore di Josef Mengele, nel 1951 diventa professore di genetica a Monaco,[28] nel 1952 presidente della Società tedesca di antropologia e nel 1954 preside della facoltà di Medicina.[29] Nega formalmente di aver avuto un ruolo nelle sperimentazioni del suo allievo Josef Mengele. Muore a Münster nel 1969, a settantatré anni, onorato da diverse società accademiche: austriache (membro corrispondente dell'*Austrian Academy of Science* e dalla Società Antropologica di Vienna), tedesche, giapponesi (*Japanese Society for Human Genetics*) e italiane (*Italian Society for Medical Genetics*).[30]

Gli infermieri delle SS

Emil Hantl: SDG (*Sanitätsdienstgrad*, «infermiere») assegnato all'HKB, partecipa alle selezioni e agli omicidi mediante iniezione di fenolo. Nella primavera del 1944 è trasferito al campo di Auschwitz III Monowitz, poi al sottocampo di Jaworzno. Viene arrestato nel 1945 dagli americani ma, avendo dissimulato la propria appartenenza alle SS e l'attività ad Auschwitz, viene rilasciato rapidamente.

[27] Ernst Klee, *Auschwitz, die NS-Medizin und ihre Opfer, cit.*
[28] Eric Ehrenreich, «Otmar von Verschuer and the "Scientific" Legitimization of Nazi Anti-Jewish Policy», in *Holocaust Genocide Studies*, 21 (1), 2007.
[29] Ernst Klee, *Auschwitz, die NS-Medizin und ihre Opfer, cit.*
[30] Eric Ehrenreich, *art. cit.*

Nuovamente arrestato nel maggio 1961, viene giudicato al processo di Francoforte e liberato il 19 agosto 1965. Muore nel 1984 a Plochingen, nel Baden-Württemberg, a ottantadue anni.

Josef Klehr: SDG assegnato all'HKB, partecipa alle selezioni e compie diverse migliaia di omicidi con iniezioni di fenolo; fa anche parte del *Kommando* incaricato di versare lo Zyklon B nelle camere a gas. In seguito viene trasferito, nel 1944, al campo di concentramento di Gleiwitz, poi a Gross-Rosen. Al termine della guerra è fatto prigioniero dall'esercito americano e liberato nel 1948. Si stabilisce a Brunswick, dove diventa produttore di mobili. Al processo di Francoforte, nel 1965, viene condannato a 475 ergastoli per altrettanti omicidi commessi «per sua iniziativa con particolare astuzia».[31] Liberato nel 1988 per motivi medici, muore otto mesi più tardi a Leiferde, in Bassa Sassonia, all'età di ottantatré anni.[32]

Gerhard Neubert: SDG presso l'HKB, partecipa alla selezione e all'omicidio di deportati; in seguito viene trasferito a Buchenwald, Nordhausen e Neuengamme. Catturato dall'esercito britannico e poi liberato, vive a Diepholz, dove lavora come carpentiere. Durante il processo di Francoforte viene giudicato incapace di partecipare ai dibattiti a causa di una malattia renale ma è condannato a tre anni e mezzo di detenzione in un altro processo. Viene rilasciato sulla parola nel gennaio 1971 e muore nel 1993 a Diepholz, in Bassa Sassonia, all'età di ottantaquattro anni.

Herbert Scherpe: SDG assegnato all'HKB, partecipa alle selezioni e compie omicidi mediante iniezioni intracardiache di fenolo fino al marzo 1943, prima di essere trasferito a Golleschau, poi a Blechhammer. Dopo la guerra viene internato per un breve periodo nello Schleswig-Holstein. Nuovamente arrestato e giudicato al

[31] Hermann Langbein, *op. cit.*

[32] Katharina von Kellenbach, *The Mark of Cain: Guilt and Denial in the Post-War Lives of Nazi Perpetrators*, Oxford University Press, New York 2013.

processo di Francoforte, viene liberato il 19 agosto 1965. Muore nel 1997 a Mannheim, nel Baden-Württemberg, a novant'anni.

I medici deportati

Odette Abadi: Nel 1951 diventa medico capo presso la Direzione di igiene sociale. Si suicida il 29 luglio 1999. Tramanda i propri ricordi in *Terre de détresse. Birkenau, Bergen-Belsen* (L'Harmattan, Paris 1995).

Aron Bejlin: Dopo la guerra si reca in Israele, dove diventa funzionario del ministero della Salute a Gerusalemme. Testimonia al primo processo di Auschwitz svoltosi nel 1964 a Francoforte.

Aline Brewda: Stabilitasi come ginecologa ostetrica a Londra, muore nel 1988 a ottantatré anni.

Elie Cohen: Al ritorno, si stabilisce come medico di base ad Arnhem, poi diventa medico scolastico e infine psichiatra. Muore il 22 ottobre 1993 ad Arnhem.

Myriam David: Dopo la guerra una borsa di studio le consente, tra il 1946 e il 1950, di studiare psichiatria infantile a Baltimora e poi a Boston. Inizia la propria formazione psicoanalitica personale all'Istituto di psicoanalisi di Boston. In seguito istituisce una consulenza psicoterapeutica all'ospedale pediatrico Necker, nel reparto del professor Robert Debré, poi integra il Centro Alfred-Binet su richiesta di Serge Lebovici.[33] Fonda il *Placement familial* («affidamento familiare») di Soisy-sur-Seine, un'istituzione che fa parte integrante dell'Associazione per la salute mentale del XIII *arrondissement* di Parigi e, a partire dal 1976, crea l'unità per bambini e

[33] Bernard Golse, «Myriam David, pionnière de la santé mentale de la petite enfance», in *Le Monde*, 5 gennaio 2005.

ragazzi nell'ambito della Fondation Rothschild. Muore a Parigi il 28 dicembre 2004 all'età di ottantasette anni.

Leonardo De Benedetti: Dopo la guerra pubblica con Primo Levi, nel numero di luglio-dicembre 1946 della rivista Minerva Medica, una versione accresciuta del rapporto commissionato loro dall'Armata rossa mentre si trovavano nel campo di Katowice nel 1945, subito dopo la loro liberazione da Auschwitz.[34] La moglie Jolinda non è sopravvissuta. Presta servizio come medico nella casa di riposo della comunità ebraica di Torino. Muore il 16 ottobre 1983.

Leo Eitinger: Dopo la guerra riprende la sua attività. Diventa professore di psichiatria all'Università di Oslo nel 1966.[35] È considerato uno dei fondatori della vittimologia, lo studio degli effetti dell'aggressione sulla psiche umana. Nel 1980 definisce con Lars Weisæth la sindrome di Stoccolma.[36] Va in pensione nel 1983 e muore a Oslo nel 1996.

Alfred Fiderkiewicz: Divenuto diplomatico, dirige la Commissione generale per le ricerche sui crimini hitleriani. Muore nel 1972 a Varsavia.

Viktor Frankl: Nel 1945 pubblica *Un psychiatre déporté témoigne*, poi, nel 1948, *Dieu inconscient*, in cui partendo dal proprio vissuto ad Auschwitz sottolinea come avere uno scopo e dare un senso alla propria vita lo avessero considerevolmente aiutato a sopravvivere alle condizioni disumane cui era sottoposto. Questa ricerca di senso porta alla nascita della logoterapia, un approccio che utilizza nella sua pratica psichiatrica. Nel 1950 fonda la Società

[34] Primo Levi e Leonardo De Benedetti, *Rapporto su Auschwitz*, Einaudi, Torino 2013.
[35] Tessa Chelouche, «Leo Eitinger MD, tribute to a Holocaust survivor, humane physician and friend of mankind», in *The Israel Medical Association Journal*, 16 (4), aprile 2014.
[36] Leo Eitinger e Lars Weisæth, «The Stockholm syndrome», in *Tidsskr Nor Laegeforen*, 100 (5), 1980.

medica austriaca per la psicoterapia. È *visiting professor* ad Harvard e presso le università di Pittsburgh, San Diego e Dallas. Ottiene la qualifica di guida alpina dal club alpino Donauland. Oggi tre sentieri di arrampicata impegnativi sulle montagne Rax e Peilstein portano il suo nome. Muore a Vienna il 2 settembre 1997.

Joseph-Désiré Hafner: Stabilitosi come medico di base ad Aubervilliers, vi esercita dal 1948 al 1995. Muore il 13 novembre 1998 a Saint-Denis.

Adélaïde Hautval: Trasferita il 2 agosto 1944 al campo di concentramento di Ravensbrück, poi a quello di Salzgitter-Watenstedt, sceglie, dopo la sua liberazione avvenuta il 30 aprile 1945, di rimanere con Marie-Claude Vaillant-Couturier e Geneviève Leider a Ravensbrück per curare i malati che non possono essere trasportati. Lascia Ravensbrück solamente il 25 giugno 1945, con gli ultimi malati francesi. Dopo la guerra presta servizio come medico presso il servizio di igiene scolastica dell'Accademia di Besançon, poi come medico scolastico a Groslay, in Val-d'Oise. Insignita il 18 maggio 1965 del titolo di «Giusto tra le nazioni», Adélaïde Hautval mette fine ai propri giorni il 12 ottobre 1988 a Groslay, dopo la comparsa dei sintomi del morbo di Parkinson. Poco dopo la sua morte, il 30 ottobre 1988, Moshé Bejski, giudice della Corte suprema di Israele, indirizza questa lettera alla sua famiglia: «Ci ha lasciato una delle donne più ammirevoli che io abbia conosciuto e non esagero dicendo che era una delle personalità più straordinarie che l'umanità abbia conosciuto. Per la sua grande modestia, in pochi erano al corrente del suo straordinario operato a favore dei compatrioti e della nobile dedizione verso tutti gli esseri umani, chiunque fossero. Era sempre pronta ad aiutare gli altri e a sostenere coloro che soffrivano ed erano perseguitati. Questo l'ha portata, durante la Seconda guerra mondiale, a intercedere con i nazisti in favore degli ebrei e l'ha condotta ad Auschwitz. Anche là, in quell'inferno in terra dov'era lei stessa prigioniera, si è dedicata completamente, come medico, alla cura e al benessere delle donne prigioniere, a salvarle, consolarle e incoraggiarle quanto più possibile. Non teneva nessun conto dei rischi che correva se si trattava di alleviare le sofferenze altrui. Affrontando quotidianamente la morte, diceva: "Siamo tutti condannati a morire. Comportiamoci da esseri umani finché viviamo". Gli altri prigionieri la consideravano come una "santa", quale era in effetti… La dottoressa Hautval resterà sempre ai miei occhi una persona nobile la cui immagine dovrebbe servire da esempio per educare le generazioni future in vista di un mondo migliore».[37]

Sigismond Hirsch: Dopo la guerra, come consulente del generale De Gaulle e di Pierre Laroque, il primo direttore generale della Previdenza sociale, svolge un ruolo considerevole nella creazione di un sistema sociale di assistenza medica. Fonda il COSEM (Coordinamento delle opere sociali e mediche), destinato a offrire a quante più persone possibili una medicina convenzionata di qualità. Muore a Massy il 22 gennaio 1990, all'età di ottantaquattro anni.

Émile Igner: Dopo la guerra esercita come medico di base a Rang-du-Fliers, dove oggi gli è stata dedicata una via, nel Pas-de-Calais (Alta Francia), fino alla fine degli anni Settanta. Muore nel 1986 a Berck.

Léon Landau: Dopo la guerra si stabilisce come medico di base a Berck-Plage, dichiarando: «Non sono una star. Ancor meno un eroe. Non cerco né gli onori né la fama. Sono solo un uomo che ha passato tre anni della propria vita in un universo di follia organizzata. Ho assistito a crimini insensati, perpetrati con la copertura di ricerche scientifiche stupide. Migliaia di uomini hanno patito quello che ho patito io. La mia testimonianza è la loro. Non mi appartiene». Nel 1948 Léon Landau presenta una domanda di naturalizzazione che viene respinta per «concorrenza sleale» nei confronti dei medici locali. Muore a Berck-Plage nel 1974.

37 Bruno Halioua e Georges Hauptmann, *art. cit.*

Hermann Langbein: Dopo la guerra torna a Vienna, dove diventa funzionario del Partito comunista austriaco prima di esserne espulso nel 1958 a causa della sua protesta pubblica contro l'esecuzione di Imre Nagy, ex primo ministro ungherese. Fonda il Comitato internazionale di Auschwitz (IAC) di cui è nominato segretario generale e partecipa attivamente alla preparazione del processo di Francoforte. Nominato «Giusto tra le nazioni» da Yad Vashem nel 1967, muore a Vienna nel 1995, all'età di ottantatré anni.

Olga Lengyel: Fuggita durante l'evacuazione del campo, raggiunge l'Ovest e scrive subito dopo la guerra i suoi *Souvenirs de l'au-delà*, pubblicati in Francia nel 1947. Si stabilisce in seguito a New York, per poi vivere a La Havana dal 1954 al 1959 prima di tornare negli Stati Uniti, dove fonda la Memorial Library, una fondazione la cui missione è quella di tramandare la memoria dell'Olocausto. Muore a New York nel 2001, all'età di novantatré anni.

André Lettich: Dedica la tesi di dottorato in Medicina all'esperienza come medico ad Auschwitz. Nell'introduzione esprime la sua paura che si dimentichi la Shoah: «Sfortunatamente va previsto che in cinquant'anni o forse prima, la potenza delle bugie dei tedeschi, la loro tenacia nell'inganno e la loro scienza dialettica avranno annichilito in gran parte il ricordo degli orrori e quello della portata dei crimini che hanno commesso in tutto il mondo tra il 1939 e il 1945. La generazione futura, non essendone stata testimone, ne conserverà solamente un vago ricordo, in gran parte libera dalla repulsione che ispirano oggi tanti abomini metodici». La moglie Édith e il figlio Jean, di cinque anni, sono stati uccisi ad Auschwitz. Si stabilisce come medico a Tours. Muore nel 1985 all'età di settantasette anni.

Dorota Lorska (Kleinova): Arrestata a Praga, viene imprigionata per tre anni durante il processo Slanski come «ebrea sionista, spia e titista».[38] Riabilitata, si sposa una volta uscita di prigione e

[38] Ber Mark, *op. cit.*

vive a Varsavia con il nome di Dorota Lorska. Muore nel 1965 all'età di cinquantadue anni.

Simon Lubicz: Si installa come medico nella regione di Bordeaux nel 1959. Va in pensione nel 1982. Nel 1994 incontra nuovamente il giovane Siman-Tov Mahel (che ha preso il nome di Zvi Michaeli), cui aveva salvato la vita. Muore a Pessac il 18 maggio 2000.

Anne Martinet (nata Rosenberg): Dopo la guerra scrive nella sua tesi un capitolo intitolato «Sulla via del ritorno», in cui racconta: «Oggi, dopo che sono passati alcuni mesi, lontana da quello strano inferno, mi chiedo se non ho avuto un incubo, se è possibile che degli uomini come noi abbiano potuto per anni accanirsi a uccidere in massa altri uomini. Come hanno potuto dei medici ridursi a essere nient'altro che fornitori per dei mostri insaziabili, per i draghi lanciafiamme che delimitavano l'orizzonte del nostro campo».

Louis Micheels: Inizialmente rientrato nei Paesi Bassi, in seguito emigra negli Stati Uniti dove diventa allo stesso tempo medico e professore alla Yale University. Muore nel 2008, all'età di novantuno anni.[39]

Zina Morhange: Dopo la guerra riprende l'attività di otorinolaringoiatria. «Ho l'impressione di non aver mai perso la testa» afferma, «perché volevo assolutamente tornare e volevo anche poter testimoniare. Mi dicevo... bisogna raccontare, si deve sapere, nessuno può immaginare cose simili.» Muore nel 1987, a settantotto anni.

Lazar Moscovici: Al suo ritorno si occupa dei figli del fratello morto durante la deportazione, Liliane e Jean-Claude (che in seguito

[39] Ross W. Halpin, *Essence of Survival, How Jewish Doctors Survived Auschwitz*, Sydney Jewish Museum, Sydney 2014.

rende una testimonianza sconvolgente sulla sua infanzia).[40] Esercita come medico fino al 1979 e muore nel 1988. Nella sua testimonianza dell'agosto 1945, dice: «Noi deportati consideriamo nostro dovere se non dire l'indicibile, almeno far sì che quello che abbiamo da dire sia trasmesso e faccia riflettere. Oggi sappiamo che c'è chi consiglia ai deportati di non fare troppo rumore riguardo ai campi».[41]

Luciana Nissim: Dopo la guerra prosegue gli studi in pediatria all'Università di Torino, poi si stabilisce a Milano, dove inizia a lavorare con lo psicanalista Cesare Musatti. Luciana Nissim è ritenuta una figura di spicco nella ricerca psicoanalitica in Italia. Muore a Milano il 1° dicembre 1998.

Miklós Nyiszli: Dopo la guerra ritorna in Ungheria, dove ritrova moglie e figlia. Pubblica la sua testimonianza in Ungheria nel 1946 (tradotta in italiano con il titolo di *Medico ad Auschwitz*, Longanesi, Milano 1974). Muore nel 1956, all'età di cinquantaquattro anni.

Gisella Perl: Tenta il suicidio alla fine della guerra dopo avere saputo che il marito e il figlio sono stati uccisi. Parte inizialmente per gli Stati Uniti, poi emigra in Israele, dove continua a esercitare la ginecologia ostetrica all'ospedale di Shaare Zedek, a Gerusalemme,[42] dove fa nascere molti bambini. Muore nel 1988 a Gerusalemme, a ottantuno anni. Ricordava sempre che suo marito, quando l'aveva baciata l'ultima volta prima che fossero separati sulla rampa, le aveva detto: «Un giorno ci ritroveremo a Gerusalemme».

Orli Reichert-Wald: Dopo la guerra vive a Berlino. Si sposa nel novembre 1947 con un giornalista, Eduard Wald. Deve essere ricoverata a più riprese in istituti psichiatrici per depressione, in relazione

[40] Jean-Claude Moscovici, *Voyage à Pitchipoï*, L'École des Loisirs, Paris 1995.
[41] Lazar Moscovici, *op. cit.*
[42] Ross W. Halpin, *op. cit.*

alla sua esperienza concentrazionaria. Si suicida il 1° gennaio 1962 in un ospedale psichiatrico di Hannover.

Hadassah Rosensaft: Dopo la guerra si reca a Montreux, in Svizzera, poi si stabilisce a New York nel 1958. Hadassah Rosensaft diventa membro della Commissione sull'Olocausto (*President's Commission on the Holocaust*) istituita da Jimmy Carter nel 1978, poi dello *United States Holocaust Memorial Council* nel 1980. Partecipa alla creazione dello *United States Holocaust Memorial Museum* di Washington. Muore il 3 ottobre 1997.

Fred Sedel: Al suo ritorno riprende la propria attività a Igny, nella periferia parigina. Muore a Parigi il 18 marzo 1991.

Eva Tichauer: Dopo la guerra termina gli studi in Medicina a Parigi. Diventa medico nel dipartimento di igiene scolastica e universitaria creato nell'ambito dell'Istruzione nazionale. Termina la carriera come ispettrice capo onoraria della Sanità. Muore ad Argenteuil il 15 dicembre 2018.

Sima Vaisman: Al suo ritorno si stabilisce a Parigi come dentista. Rifiuterà sempre di tornare in Germania. Dona i risarcimenti ricevuti dalle autorità tedesche agli studenti dell'Università di Tel-Aviv affinché possano studiare all'estero.[43] Muore a Parigi il 31 maggio 1997, all'età di novantacinque anni.

Iancu Vexler: Dopo avere saputo che la moglie Fajga e le due figlie maggiori, Claude-Renée di diciassette anni e Marie-Anne di cinque, sono state sterminate,[44] si stabilisce come medico di base a La Ferté-sous-Jouarre. Va in pensione nel 1972 e muore nel 1990, all'età di ottantatré anni.

[43] Ivi.
[44] Arlette Chabrol, *op. cit.*

Robert Waitz: Di ritorno a Strasburgo nel 1945, riprende le proprie funzioni alla clinica medica della facoltà. Nel 1946 è titolare della cattedra di Idrologia terapeutica e climatologia, poi, nel 1961, ottiene la cattedra di Ematologia. Acquisisce una notevole reputazione nel campo dell'ematologia e delle trasfusioni di sangue e pubblica numerosi lavori e articoli in riviste mediche e scientifiche. Specialista delle malattie del midollo osseo, nel 1961 mette a punto un nuovo trocar per biopsie midollari (trocar di Waitz) per prelevare il midollo osseo. È presidente della Società francese di ematologia e della Società nazionale per le trasfusioni sanguigne, membro corrispondente dell'Accademia di Medicina nel 1967, poi titolare nel 1974. Va in pensione nel 1977, poco prima di morire a Strasburgo il 21 gennaio 1978, a settantotto anni. A lui sono dedicate una piazza a Strasburgo e una via a Neuvy-sur-Barangeon.

Georges Wellers: Dopo la guerra è ricercatore al CNRS (Centro nazionale per la ricerca scientifica) e direttore del laboratorio di ricerca del dipartimento di fisiologia della facoltà di Medicina di Parigi. Partecipa attivamente all'attività del Centro di documentazione ebraica di Parigi. Muore il 3 maggio 1991 a Parigi, a ottantasei anni.

Eddy de Wind: Al ritorno nei Paesi Bassi, Eddy de Wind diventa psichiatra e psicanalista. È uno dei primi a pubblicare articoli sulla «sindrome dei sopravvissuti ai campi di concentramento». Muore nel 1987.

Otto Wolken: Dopo la guerra lavora a Vienna in una struttura di aiuto e sostegno ai deportati, l'*Internationale Komitee für durchreisende jüdische KZ-ler und Flüchtlinge* (IK). È medico capo all'ospedale Rotschild di Vienna. Testimonia al primo processo di Auschwitz che si svolge nel 1964 a Francoforte. Muore nel febbraio del 1975.

I medici deportati collaboratori

Stefan Budziaszek: Nel 1946 riceve un attestato del Partito socialista polacco secondo cui ha salvato la vita di molte persone prima della partenza dei convogli per la camera a gas e ha avuto dei «contatti con l'organizzazione segreta dei detenuti».[45] Presta servizio come medico in marina poi si stabilisce dopo la guerra come medico ad Hannover, con il nome germanizzato di Stefan Buthner. Una procedura di inchiesta contro Budziaszek viene sospesa alla fine del 1974. Muore nel 1994.

Władysław Dering: Viene liberato nel gennaio 1944 dalle autorità del campo e assegnato alla clinica del dottor Clauberg, a Königshütte. Lascia la Polonia nel corso dell'estate 1945 per rifugiarsi prima in Inghilterra, poi nelle colonie africane britanniche. In seguito, stabilitosi a Londra, denuncia per diffamazione Leon Uris per avere scritto nel suo libro *Exodus* di avere realizzato 7000 operazioni senza anestesia durante esperimenti sulla sterilizzazione. Durante il processo che si svolge nella primavera del 1964, Dering è «giudicato moralmente colpevole» ma beneficia di un risarcimento per i danni subiti, dal momento che il suo onore è stato leso in assenza di prove formali sul numero esatto di vittime da lui operate. Muore a Londra nel 1965.[46]

Roman (Zenon) Zenkteller: Trasferito il 12 dicembre 1944 al campo di Buchenwald, viene processato nel 1948 a Cracovia, in Polonia, e assolto da tutti i capi di accusa portati contro di lui.[47] Muore nel 1974.

[45] Ernst Klee, *Auschwitz, die NS-Medizin und ihre Opfer*, *cit.*

[46] Ruth Jolanda Weinberger, *op. cit.*

[47] Danuta Czech, «Le rôle du camp d'hôpital pour les hommes au KL Auschwitz II», in *Contribution à l'histoire du KL Auschwitz, cit.*

APPENDICE B
EQUIVALENZA DEI GRADI MILITARI

ESERCITO ITALIANO	WEHRMACHT	WAFFEN-SS
Generale d'armata	Generaloberst (Gen. Obst.)	Oberstgruppenführer (Ogruf.)
Generale di divisione	Generalleutnant (Gen. Lt.)	Gruppenführer (Gruf.)
Colonnello	Oberst (Obst.)	Standartenführer (Staf.)
Maggiore	Major (Maj.)	Sturmbannführer (Stubaf.)
Capitano	Hauptmann (Hptm.)	Hauptsturmführer (Hstuf.)
Tenente	Oberleutnant (Olt.)	Obersturmführer (Ostuf.)
Sottotenente	Leutnant	Untersturmführer (Ustuf.)
Maresciallo	Feldwebel (Fw.)	Oberscharführer (Oscha.)
Sergente	Unteroffizier (Uffz.)	Unterscharführer (Uscha.)
Caporale	Gefreiter (Gefr.)	Sturmann (Strmm.)

APPENDICE C
GLOSSARIO DEI TERMINI RELATIVI AI CAMPI DI CONCENTRAMENTO

Appellplatz (o Lagerplatz): piazzale su cui viene fatto l'appello. A volte vi si svolgono punizioni ed esecuzioni.

Arbeitsdienstführer: capo delle SS responsabile dei lavori.

Arbeitskommando: gruppo di deportati assegnati a lavori all'esterno o nei servizi del campo.

Aufnahme: accoglienza (o registrazione).

Aufseherin: sorvegliante donna (o guardiana del campo) impiegata dalle SS.

Aufstehen: significa «alzarsi» (o «in piedi!»).

Block: baracca dei detenuti. Nella lingua ufficiale, un *Block* è una sezione del campo che comprende diverse baracche. L'effettivo di una baracca a Birkenau va dai 400 ai 500 detenuti e può arrivare a oltre 1000.

Blockältester: capo del blocco o capo della baracca (anziano). Al plurale *Blockältesteren*. Al femminile *Blockälteste*.

Blockowa: nei campi femminili, *Blockowa* è la forma polacca per indicare la funzione di *Blockälteste*.

Blocksperre: divieto di uscire dalla baracca.

Bunker: prigione del campo in cui vi è un luogo deputato alle esecuzioni.

Coya, coja o coia: letto a tre piani per due o tre persone. La *coya* è dotata di pagliericci riempiti con trucioli di legno e coperte lise.

Häftling: detenuto in un campo.

Kapo: detenuto responsabile di un *Kommando* di lavoro (molto spesso un detenuto per crimini comuni con il triangolo verde o a volte un detenuto politico con il triangolo rosso) che ha diritto di vita e di morte sui deportati.

Kommando: distaccamento di detenuti ripartiti in *Kommando* di lavoro. La parola si scrive con una K per distinguerla dal termine «commando» in gergo militare.

Lager: campo.

Lagerältester: detenuto «anziano» del campo e responsabile della gestione interna del campo. La versione femminile è *Lagerälteste*.

Revier (o Krankenbau, Lazarett, Sanitätlager): queste parole, a seconda dei campi, indicano le infermerie e gli ospedali dei deportati.

SDG (Sanitätsdienstgrad): infermiere delle SS che supervisiona i *Reviere*.

BIBLIOGRAFIA

Biografie di medici deportati

Abadi Odette, *Terre de détresse. Birkenau, Bergen-Belsen*, L'Harmattan, Paris 1995.

Adelsberger Lucie, *Auschwitz: a Doctor's Story*, Northeastern University Press, Boston 1995.

Benbassat David, *Je reviens de Bergen-Belsen*, Gözlem, Istanbul 1992.

Chabrol Arlette, *Les Vexler. Une famille juive déchirée par la guerre*, Éditions Terroirs, Saint-Cyr-sur-Morin 2012.

Cohen Elie Aron, *The Abyss: a Confession*, W. W. Norton, New York 1973.

— , *Human Behaviour in the Concentration Camps*, W. W. Norton, New York 1975.

Viktor Frankl, *L'uomo in cerca di senso. Uno psicologo nei lager e altri scritti inediti*, Angeli, Milano 2017. Traduzione di Nicoletta Schmitz Sipos.

Hautval Adélaïde, *Médecine et crimes contre l'humanité* (testimonianza redatta a mano nel 1946, rivista dall'autrice nel 1987), Actes Sud, Arles 1991.

Lengyel Olga, *Souvenirs de l'au-delà*, Éditions du Bateau ivre, Paris 1946.

Lingens-Reiner Ella, *Prisoners of Fear*, Victor Gollancz, London 1948.

Micheels Louis J., *Doctor 117641: a Holocaust memoir*, Yale University Press, New Haven - London 1989.
Minney Rubeigh James, *I Shall Fear No Evil. The Story of Dr. Alina Brewda*, William Kimber, London 1966.
Moscovici Lazar, *910 jours à Auschwitz*, Éditions du Retour, Paris 2016.
Perl Gisella, *I Was a Doctor in Auschwitz*, International Universities Press, New York 1948.
Rosensaft Hadassah, *Yesterday: My Story*, Yad Vashem, Jerusalem 2005.
Sedel Fred, *Abitare le tenebre*, L'Ornitorinco, Milano 2022.
Tichauer Eva, *J'étais le numéro 20832 à Auschwitz*, L'Harmattan, Paris 1988.
Vaisman Sima, *L'inferno sulla terra: la testimonianza di una dottoressa deportata ad Auschwitz*, Giuntina, Firenze 2004. Traduzione di Vanna Lucattini Vogelman.
Wellers Georges, *De Drancy à Auschwitz*, Éditions du Centre, Paris 1946.
— , *L'Étoile jaune à l'heure de Vichy*, Fayard, Paris 1973.

Biografie di deportati

Bialot Joseph, *C'est en hiver que les jours rallongent*, Seuil, Paris, 2002.
Cling Maurice, *Un enfant à Auschwitz*, Éditions de l'Atelier, Paris 2008.
Dana Philippe e Kolinka Ginette, *Une famille française dans l'Histoire*, Kero, Paris 2016.
Davidovici Édith, *Vivre après la Shoah*, É. Davidovici, Paris 1999.
Handeli Yaacov Jack, *De la tour blanche aux portes d'Auschwitz: un Juif grec de Salonique se souvient*, L'Harmattan, Paris 2001.
Levi Primo, *Se questo è un uomo*, Einaudi, Torino 2014.
— , *I sommersi e i salvati*, Einaudi, Torino 2014.
Millu Liana, *Il fumo di Birkenau*, Giuntina, Firenze 2008.
Müller Filip, *Sonderbehandlung*, Bertelsmann, Gütersloh 1980.
Roth Nicolas, *Avoir 16 ans à Auschwitz. Mémoire d'un Juif hongrois*, Éditions Le Manuscrit, Paris 2011.

Sarcey Paulette e Taieb Karen, *Paula, survivre obstinément*, Tallandier, Paris 2016.
Steinberg Paul, *Un altro mondo*, TEA, Milano 2000. Traduzione di Dolores Musso.
Tedeschi Giuliana, *C'è un punto della terra... Una donna nel lager di Birkenau*, Giuntina, Firenze 1988.
Veil Simone, *Une jeunesse au temps de la Shoah*, LGF/Livre de Poche, Paris 2010.
Venezia Shlomo, *Sonderkommando Auschwitz*, BUR, Milano 2013. Traduzione di Maddalena Carli.
Vrba Rudolf e Bestic Alan, *I cannot forgive*, Bantam Books, New York 1964.
Zámečník Stanislav, *To bylo Dachau*, Paseka, Praha 2003.

Bibliografia generale

Alexander Denis e Numbers Ron (a cura di.), *Biology and Ideology: from Descartes to Dawkins*, University of Chicago Press, Chicago - London 2010.
Anissimov Myriam, *Primo Levi o la tragedia di un ottimista*, Baldini&Castoldi, Milano 2001. Traduzione di Andrea Giardina e Andrea Zucchetti.
Aroneanu Eugène (a cura di), *Inside the Concentration Camps. Eyewitness Accounts of Life in Hitler's Death Camps*, Greenwood Publishing Group, Westport (Connecticut) 1996.
Bayle François, *Croix gammée contre caducée: les expériences humaines en Allemagne pendant la deuxième Guerre mondiale*, Imprimerie nationale, Neustadt 1950.
Bensoussan Georges, *Des voix sous la cendre. Manuscrits des Sonderkommandos d'Auschwitz-Birkenau*, Calmann-Lévy/Mémorial de la Shoah, Paris 2005.
—, *Storia della Shoah*, Giuntina, Firenze 2013. Traduzione di Vanna Lucattini Vogelman.
—, *Traces de l'enfer*, Larousse, Paris 2015.
Bernadac Christian, *Manichini nudi*, Ferni, Ginevra 1976.
Browning Christopher, *Le origini della soluzione finale. L'evoluzione*

della politica antiebraica del nazismo. Settembre 1939-marzo 1942, il Saggiatore, Milano 2008. Traduzione di Enrico Basaglia.

Bruttmann Tal, *Auschwitz*, La Découverte, Paris 2015.

Cardon-Hamet Claudine, *Triangles rouges à Auschwitz. Le convoi politique du 6 juillet 1942*, Éditions Autrement, Paris 2005.

Chapoutot Johann, *La legge del sangue: pensare e agire da nazisti*, Einaudi, Torino 2022. Traduzione di Valeria Zini.

Czech Danuta, *Kalendarium: gli avvenimenti nel campo di concentramento di Auschwitz-Birkenau, 1939-1945*, Mimesis, Milano 2006. Traduzione di Gianluca Piccinini.

Elias Ruth, *La speranza mi ha tenuto in vita: da Theresienstadt e Auschwitz a Israele*, CDE, Milano 1997. Traduzione di Marisa Margara.

Freyeisen Astrid, *Shanghai und die Politik des Dritten Reiches*, Königshausen & Neumann, Würzburg 2000.

Gill Anton, *The Journey Back from Hell: Conversations with Concentration Camp Survivors*, Grafton, London 1988.

Gutman Yisrael e Berenbaum Michael (a cura di), *Anatomy of the Auschwitz Death Camp*, Indiana University Press, Bloomington & Indianapolis 1998.

Halioua Bruno, *Le Procès des médecins de Nuremberg. L'irruption de l'éthique médicale moderne*, Érès, Toulouse 2017.

Halpin Ross W., *Essence of Survival. How Jewish Doctors Survived Auschwitz*, Sydney Jewish Museum, Sydney 2014.

Hesse Hans, *Augen aus Auschwitz. Ein Lehrstück über nationalsozialistischen Rassenwahn und medizinische Forschung. Der Fall Dr. Karin Magnussen*, Klartext Verlag, Essen 2001.

Hilberg Raul, *La distruzione degli ebrei d'Europa*, Einaudi, Torino 2017. Traduzione di Frediano Sessi e Giuliana Guastalla.

Hill Mavis e Williams L. Norman, *Auschwitz in England: a record of a libel action*, MacGibbon & Kee, London 1965.

Himmler Heinrich, *Geheimreden 1933 bis 1945 und andere Ansprachen*, Smith Bradley e Peterson Agnes (a cura di), Propyläen Verlag, Frankfurt am Main 1974.

Höss Rudolf, *Comandante ad Auschwitz*, Einaudi, Torino 2014. Traduzione di Giuseppina Panzieri Saija.

Kater Michael H., *Doctors under Hitler*, University of North Carolina Press, Chapel Hill 1989.

Kellenbach Katharina von, *The Mark of Cain: Guilt and Denial in the Post-War Lives of Nazi Perpetrators*, Oxford University Press, New York 2013.

Klee Ernst, *Auschwitz, die NS-Medizin und ihre Opfer*, Fischer Taschenbuch, Frankfurt am Main 2004.

— , *Das Personenlexikon zum Dritten Reich: Wer war was vor und nach 1945*, S. Fischer Verlag, Frankfurt am Main 2003.

— , *Auschwitz. Täter, Gehilfen, Opfer und was aus ihnen wurde. Ein Personenlexikon*, S. Fischer Verlag, Frankfurt am Main 2013.

Koren Yehuda e Negev Eilat, *Im Herzen waren wir Riesen: die Überlebensgeschichte einer Liliputanerfamilie*, List Taschenbuch, Berlin 2004.

Langbein Hermann, *Uomini ad Auschwitz: storia del più famigerato campo di sterminio nazista*, Mursia, Milano 2013. Traduzione di Daniela Ambroset.

Langeois Christian, *Mineurs de charbon à Auschwitz. Jawischowitz 15 août 1942-18 janvier 1945*, Éditions du Cherche-Midi, Paris 2014.

Lifton Robert Jay, *I medici nazisti: storia degli scienziati che divennero i torturatori di Hitler*, BUR Rizzoli, Milano 2016. Traduzione di Libero Sosia.

Mark Ber, *Des voix dans la nuit*, Plon, Paris 1977.

Mozes Kor Eva, *Surviving the Angel of Death: The True Story of a Mengele Twin in Auschwitz*, Tanglewood Press, Indianapolis 2012.

Müller-Hill Benno, *Todliche Wissenschaft: Die Aussonderung von Juden, Zigeunern und Geisteskranken, 1933-1945*, Rowohlt, Hamburg 1984.

Poliakov Léon, *Le Proces de Jérusalem*, Calmann-Lévy, Paris, 1963.

— , *Auschwitz*, Veutro, Roma 1968.

Pollak Michael, *L'Expérience concentrationnaire: essai sur le maintien de l'identité sociale*, Métailié, Paris 2000.

Posner Gerald e Ware John, *Mengele: The Complete Story*, Cooper Square Press, New York 2000.

Pozner Vladimir, *Descente aux enfers. Récits de déportés et de SS d'Auschwitz*, Julliard, Paris 1980.

Pressac Jean-Claude, *Les Crématoires d'Auschwitz. La machinerie du meurtre de masse*, CNRS Éditions, Paris 1993.

Presser Jacob, *Ashes in the Wind*, Wayne State University Press, Detroit 1988.

Proctor Robert, *The Nazi war on cancer*, Princeton University Press, Princeton 1999.

Quinchon-Caudal Anne, *Hitler et les races. L'anthropologie nationale-socialiste*, Berg International, Paris 2013.

Rees Laurence, *Auschwitz: i nazisti e la soluzione finale*, Mondadori, Milano 2017. Traduzione di Elisa Banfi.

Schlesak Dieter, *Il farmacista di Auschwitz*, Garzanti, Milano 2011. Traduzione di Tomaso Cavallo.

Schmuhl Hans-Walter, *The Kaiser Wilhelm Institute for Anthropology, Human Heredity and Eugenics, 1927-1945. Crossing Boundaries*, Springer, Berlin 2008.

Sessi Frediano, *Auschwitz 1940-1945*, BUR Rizzoli, Milano 2016.

Sofsky Wolfgang, *L'ordine del terrore. Il campo di concentramento*, Laterza, Roma 2021. Traduzione di Nicola Antonacci con la collaborazione di Francesco Saverio Nisio.

Spitz Vivien, *Doctors from Hell: The Horrific Account of Nazi Experiments on Humans*, Sentient Publications, Boulder 2005.

Ternon Yves e Helman Socrate, *Histoire de la médecine SS, ou le Mythe du racisme biologique*, Casterman, Paris 1969.

Todorov Tzvetan, *Di fronte all'estremo*, Garzanti, Milano 2011. Traduzione di Elina Klersy Imberciadori.

Tregenza Michael, *Aktion T4. Le secret d'État des nazis: l'extermination des handicapés physiques et des malades mentaux*, Calmann-Lévy/Mémorial de la Shoah, Paris 2011.

Truck Betty e Truck Robert-Paul, *Médecins de la honte. La vérité sur les expériences médicales pratiquées à Auschwitz*, Presses de la Cité, Paris 1975.

Völklein Ulrich, *Josef Mengele, Der Arzt von Auschwitz*, Steidl Gerhard Verlag, Göttingen 2003.

Wagner Bernd C., *IG Auschwitz. Zwangsarbeit und Vernichtung von Häftlingen des Lagers Monowitz 1941-1945*, Saur, Munich 2000.

Weinberger Ruth Jolanda, *Fertility Experiments in Auschwitz-Birkenau. The Perpetrators and Their Victims, Sarrebruck*, Südwestdeutscher Verlag für Hochschulschriften, Saarbrücken 2009.

Weindling Paul, *Epidemics and Genocide in Eastern Europe, 1890-1945*, Oxford University Press, Oxford 2000.

— , *Vittime e sopravvissuti: gli esperimenti nazisti su cavie umane*, Lemonnier, Firenze 2015. Traduzione di Silvia Fontana.

Weiss Sheila Faith, *The Nazi Symbiosis: Human Genetics and Politics in the Third Reich*, University of Chicago Press, Chicago 2010.

Wittmann Rebecca, *Beyond Justice. The Auschwitz Trial*, Harvard University Press, Cambridge 2005.

Verbali delle udienze del Servizio di ricerca sui crimini di guerra

Verbale dell'udienza di Robert Bloch realizzato il 5 luglio 1945 dal tenente-colonnello Badin, delegato per la regione di Parigi del Servizio di ricerca sui crimini di guerra nemici (Archivi IHTP).

Testimonianza di Paul Citronne [o Czitrom] raccolta dalla signora Wormser il 15 ottobre 1952 (Archivi IHTP).

Testimonianza di Charles Gelbart raccolta dalla signora Wormser il 12 marzo 1952 (Archivi IHTP).

Verbale dell'udienza di Henri Goldstein realizzato il 30 giugno 1945 dalla signorina Cochinard, incaricata di missione presso la direzione del Servizio di ricerca sui crimini di guerra nemici (Archivi IHTP).

Verbale dell'udienza di Léon Greif realizzato il 31 maggio 1945 dalla signorina Chalufour, incaricata di missione presso la direzione del Servizio di ricerca sui crimini di guerra nemici (Archivi IHTP) e testimonianza di Léon-Jacques Graf (Archivi IHTP).

Verbale dell'udienza di Michel Léon-Kindberg realizzato il 2 maggio 1945 dal tenente-colonnello Badin, delegato per la regione di Parigi del Servizio di ricerca sui crimini di guerra nemici (Archivi IHTP).

Testimonianza di Henri Russak raccolta dalla signora Falk (Archivi IHTP).

Verbale dell'udienza di Michel Sheckter realizzato il 1° giugno 1945 dal tenente colonnello Badin, delegato per la regione di Parigi del Servizio di ricerca sui crimini di guerra nemici (Archivi IHTP).

Verbale dell'udienza di Samuel Steinberg realizzato i giorni 4, 6, 9, 13, 17 e 19 luglio 1945 dal tenente colonnello Badin, delegato per la regione di Parigi del Servizio di ricerca sui crimini di guerra nemici (Archivi IHTP).

Relazione del professor Waitz di Strasburgo sulla sua vita ad Auschwitz (Monowitz) al ministero degli Affari dei Veterani il 20 aprile 1945.

Tesi in Medicina

Czitrom Paul, *Le suicide dans les camps de concentration*, tesi di dottorato in Medicina, Paris 1948.

Hafner Joseph-Désiré, *Aspects pathologiques du camp de concentration d'Auschwitz-Birkenau* (tesi in Medicina dell'Università di Parigi, dedicata alle patologie dei detenuti nel campo), Imprimerie Union coopérative, Tours 1946.

Igner Émile, *Un hôpital et le rôle du médecin dans le camp de concentration*, tesi in Medicina, Paris 1945.

Lettich André Abraham David, *Trente-quatre mois dans les camps de concentration. Témoignages sur les crimes «scientifiques» commis par les médecins allemands*, tesi di dottorato in Medicina discussa il 19 luglio 1946, Imprimerie coopérative, Tours 1946.

Martinet Anne (nata Rosenberg), *Ce que j'ai vu en Allemagne*, tesi di dottorato in Medicina, discussa il 27 luglio 1945 a Montpellier.

Testimonianze citate in opere dedicate alla deportazione o al campo di Auschwitz-Birkenau

Bendel Paul, «Les crématoires. Le Sonderkommando», in *Témoignages sur Auschwitz*, Amicale des déportés d'Auschwitz, Paris 1946.

Golse Serge, «L'hôpital», in *Témoignages sur Auschwitz*, Amicale des déportés d'Auschwitz, Paris 1946.

Hafner Joseph-Désiré, «Birkenau», in *Témoignages sur Auschwitz*, Amicale des déportés d'Auschwitz, Paris 1946.

Klein Marc, «Auschwitz I Stammlager», in *De l'université aux camps de concentration. Témoignages strasbourgeois* [1947], Presses universitaires de Strasbourg, Strasbourg 1989.

Lévy Robert, «Auschwitz II: Birkenau», in *De l'université aux camps de concentration. Témoignages strasbourgeois* [1947], Presses universitaires de Strasbourg, Strasbourg 1989.

Pollak Michael, *L'Expérience concentrationnaire: essai sur le maintien de l'identité sociale*, Métailié, Paris 2000.

Waitz Robert, «Auschwitz III: Monowitz», in *De l'université aux camps de concentration. Témoignages strasbourgeois* [1947], Presses universitaires de Strasbourg, Strasbourg 1989.

RINGRAZIAMENTI

Non avrei mai potuto realizzare questo libro senza il sostegno e l'aiuto costante di mia moglie Corinne e dei miei figli Dan, Salomé, Bethsabée e Naomie.

Un grande ringraziamento a Marion Bolingue e a Delphine Wojciek per l'eccellente lavoro di revisione.

Ringrazio anche Tal Bruttmann per la lettura attenta e per la qualità dei nostri scambi, e Stéphanie Dassa per il suo aiuto.

INDICE DEI NOMI

I numeri di pagina contrassegnati con un asterisco si riferiscono alle occorrenze che compaiono nelle note.

C

D

E

F

L

M

N

O

P

R

S

T

U

V

W

Z

L'inferno in terra che è stato Auschwitz-Birkenau, il più famigerato dei lager nazisti, continua a porre domande alle quali è ancora necessario trovare una risposta. Sembra incomprensibile che dei medici abbiano potuto prendere attivamente parte allo sterminio o realizzare sadiche sperimentazioni sui prigionieri. Ed è incredibile che i medici deportati siano riusciti a curare i malati in quella situazione di continui compromessi con i comandanti.

Bruno Halioua, medico e nipote di un ebreo polacco deportato ad Auschwitz, ha raccolto una rassegna di testimonianze che delineano i protagonisti di questa immane tragedia. Da una parte troviamo i medici delle SS, direttamente coinvolti nel processo di selezione e nel massacro di più di un milione di persone; dall'altra, i medici deportati, costretti a collaborare eppure determinati a curare i pazienti, a costo di mentire o di falsificare, nascondere la verità; prima ancora, le vittime, con le loro storie e il loro doloroso vissuto.

Un affresco tanto minuzioso quanto inquietante della psicologia umana, tra follia omicida e dilemmi angosciosi, affrontati nella speranza di sopravvivere senza perdere la dignità.

Bruno Halioua è un medico, docente di Storia della Medicina presso l'Université Paris-Sorbonne, e editorialista di France 5. Membro della Société française de Médecine de Paris, è autore di un centinaio di articoli dedicati alla storia della Medicina. Nipote di un ebreo polacco deportato ad Auschwitz nel 1942, dove trovò la morte a trentasette anni, ha pubblicato numerosi volumi sull'Olocausto, la resistenza del ghetto di Varsavia e il processo di Norimberga.

Made in United States
North Haven, CT
10 November 2026

22091240R00206